Moritz Netenjakob

DER BESTE PAPA DER WELT

Roman

Kiepenheuer & Witsch

MIX
Papier | Fördert gute Waldnutzung
FSC® C014496

1. Auflage 2025

Covergestaltung Barbara Thoben, Köln
Coverabbildung © Mark Long/2agenten
Gesetzt aus der Change und der Futura PT
Satz Buch-Werkstatt GmbH, Bad Aibling
Druck und Bindung GGP Media GmbH, Pößneck
ISBN 978-3-462-00610-0

Kontaktadresse nach EU-Produktsicherheitsverordnung:
produktsicherheit@kiwi-verlag.de

Für Hülya
und für meine verrückte
deutsch-türkische Familie
Ich liebe Euch alle

Es gibt etwas, das uns mit allen anderen Menschen
auf dieser Erde in der Tiefe unserer Seele verbindet –
unabhängig von Hautfarbe, Geschlecht,
Alter, Herkunft, Nationalität, Religion,
sexueller Orientierung und politischer Überzeugung:
Wir sind alle total bescheuert.

1

»Sie sind der perfekte Mann für dieses Projekt, da bin ich mir absolut sicher. Also: Sind Sie an Bord?«

Katharina Lessing krault den Chihuahua auf ihrem Schoß und schaut mich herausfordernd an.

»Um was für ein Projekt handelt es sich denn?«

»Um ein Buch, Herr Hagenberger.«

»Das hatte ich mir schon gedacht. In einem Buchverlag.«

»Also: Sind Sie an Bord?«

»Aber was für ein Buch? Worum soll es gehen?«

»Das kann ich Ihnen leider nicht sagen. Ist topsecret. Aber ein Riesending, das verspreche ich Ihnen.«

»Wie soll ich mich entscheiden, wenn ich nicht weiß, worum es geht?«

»Das heißt, Sie ziehen es in Betracht?«

»Keine Ahnung. Solange ich nicht weiß, worum es geht.«

»Aber wenn Sie mehr wüssten, würden Sie es in Betracht ziehen.«

»Wenn es mich interessieren würde, klar.«

»Gut, dann sage ich dem Verlagsleiter, dass Sie an Bord sind.«

»Moment. Stopp. Ich bin nicht an Bord. Ich muss wissen, worum es geht.«

Die Cheflektorin des Grabosch Verlags ist Mitte fünfzig, trägt dezentes Make-up, eine Perlenkette sowie ein elegantes Business-Kostüm in Dunkelblau mit lachsfarbenem Hemd. Ein herbes Parfüm umweht sie, dazu gesellt sich der Staub der deutschen Literaturgeschichte, die in Buchform sämtliche

Wände des Büros vereinnahmt. Über der Tür hängt schwarz gerahmt ein Zitat von Franz Kafka: »Das Buch muss die Axt sein für das gefrorene Meer in uns.« Alles in diesem Büro vermittelt äußerste Ernsthaftigkeit – sodass ich einigermaßen überrascht bin, als sich Frau Lessing plötzlich mit einer kindlichen Piepsstimme an ihren Chihuahua wendet:

»Er will wissen, worum es geht. Ja, was machen wir denn da, Cinderella? Ja, was machen wir denn da?«

Ich unterdrücke meinen Impuls, laut loszulachen, und setze eine nachdenkliche Miene auf. Da Cinderella zumindest spontan keinen Lösungsvorschlag bereithält, senkt Frau Lessing ihre Stimme um eine Oktave:

»Nun gut, Herr Hagenberger. Dann werfe ich einfach mal einen Begriff in den Raum. Es geht um eine ...«

Sie windet sich scheinbar unter Qualen und zieht in einer Übersprunghandlung Cinderellas Ohren zur Seite, sodass die jetzt aussieht wie eine Fledermaus.

»... eine Biografie.«

»Ah.«

»Aber nageln Sie mich nicht darauf fest, Herr Hagenberger. Es ist eine Biografie. Oder auch nicht.«

»Verstehe.«

»Und wenn wir über eine Biografie sprächen, und ich benutze bewusst den Konjunktiv, dann ... also ... dann ginge es um einen Mann.«

»Okay.«

»Um einen Mann. Oder um eine Frau.«

»Perfekt. Damit hätten wir es auf 99,99 Prozent der Bevölkerung eingegrenzt.«

»Also: Sind Sie an Bord?«

»Es tut mir ehrlich leid, Frau Lessing, aber ich brauche mehr Information.«

»Natürlich. Verstehe ich … Na gut. Ich verrate es Ihnen … Aber Sie müssen mir hoch und heilig versprechen, dass Sie niemandem davon erzählen, nicht einmal Ihrer Frau.«

»Ich verspreche es.«

»Schwören Sie es?«

»Ich schwöre.«

»*(mit Piepsstimme)* Hast du gehört, Cinderella, er hat es geschworen. *(mit normaler Stimme)* Sie müssen mich verstehen: Für einen kleinen Verlag wie unseren ist ein solches Projekt existenziell wichtig, und wenn das zu Rowohlt oder Fischer durchsickert, dann … egal, ich lasse die Katze jetzt aus dem Sack: Es geht um …«

Schweißperlen treten auf die Stirn von Katharina Lessing. Dann schließt sie die Augen und verzieht ihr Gesicht, als litte sie unter Verstopfung. Gut, mit einem Chihuahua auf dem Schoß hätte ich auch Skrupel, eine Katze aus dem Sack zu lassen.

»… nein, tut mir leid, Sie müssen erst eine Erklärung unterschreiben.«

Wenige Minuten später spuckt ein Laserdrucker drei DIN-A4-Seiten aus, begleitet von Cinderellas heiserem Kläffen. Ich überfliege den Text und lese Begriffe wie *absolute Verschwiegenheit, Zuwiderhandlung, Vertragsstrafe, erschießen,* … Moment mal, *erschießen?!* Ach, *erschließen.* Puh. Ich unterschreibe die Vereinbarung ebenso ahnungslos wie die Nutzungs- und Lizenzbedingungen sämtlicher Anbieter und Verbrecher, mit denen ich jemals zu tun hatte. Katharina Lessing schnappt sich die Blätter, heftet sie ab, entspannt sich und genießt den Moment der Enthüllung:

»Also, Herr Hagenberger, jetzt halten Sie sich fest: Sie sollen als Ghostwriter arbeiten … und eine Autobiografie schreiben … und zwar die Autobiografie … des letzten echten Playboys in Deutschland.«

»Sie meinen doch nicht etwa ...«

»Doch, genau den meine ich.«

»Rudolf Prinz?«

»Exakt. Rudolf Prinz.«

»Aber ... wieso ich?«

»Er ist auch mit einer Türkin verheiratet, so wie Sie. Und da habe ich gedacht ... Na ja, ich habe ihm Ihr Buch geschickt, und er fand es gut.«

Ein Adrenalinstoß durchfährt mich. Rudolf Prinz, die Kino-Legende, der Frauenschwarm, der Inbegriff der Männlichkeit ... er hat mein Buch gelesen und will mich als Ghostwriter! Ich kann mein Glück gar nicht fassen.

»Das Buch soll im März erscheinen, zu seinem siebzigsten Geburtstag.«

Ich bin kurz irritiert, weil Frau Lessing mir diese Information mit der Piepsstimme gibt, die eigentlich ihrem Chihuahua vorbehalten ist. War das ein Versehen? Oder war die Info gar nicht für mich, sondern für Cinderella? Egal. Ich hake nach:

»Im März???«

»Ja. Im März.«

»Aber ... das ist gerade mal ein halbes Jahr. Für so ein Projekt würde ich ein ganzes brauchen. Mindestens.«

»Der Text muss natürlich Mitte November stehen – das ist der Vorlauf für Korrekturen, Druck, Werbung und so weiter. Das Geheimnis lüften wir dann mit einem großen Knall.«

»Auf der Leipziger Buchmesse?«

»In der *Helene Fischer Show*.«

»Oh. Tja, äh ... Warum nicht? Das war ja schon immer ein Mekka für Literaten ... Und *Atemlos durch die Nacht* hat die deutsche Gegenwartslyrik zweifellos auf eine neue Stufe gehoben.«

»Rudolf Prinz wird Frau Fischer sein Buch schenken, sie wird sich über alle Maßen darüber freuen, und dann singen die beiden zusammen einen Song, der zufällig genau denselben Titel hat wie das Buch.«

»Und zwar?«

»Wir werden sehen.«

»Der ist gut. Selbstbewusst, optimistisch – und macht neugierig.«

»Nein, ich meinte: Wir haben noch keinen Titel ... Also, Herr Hagenberger, sind Sie an Bord?«

Tief durchatmen, Daniel, jetzt keine Kurzschlussreaktion. Nimm dir Zeit und denk nach ... Fakt ist: Drei Monate sind viel zu kurz. Das kann selbst der beste Autor nicht schaffen, absolut unmöglich. Eine Zusage wäre völlig verrückt und außerdem unprofessionell.

»Natürlich. Es ist mir eine große Ehre.«

2

»Rudolf Prinz? Das ist doch dieser unsympathische Macho, der Frauen danach beurteilt, ob sie farblich zum Sofa passen.«

In meiner Vorstellung hatte meine Frau zunächst einen euphorischen Jubelschrei ausgestoßen, dann Sekt aus dem Kühlschrank geholt und mir schließlich voll wilder Leidenschaft die Kleidung vom Leib gerissen. Stattdessen schaut Aylin mich mit ihrem Schatz-wir-müssen-reden-Blick an:

»Daniel, ist dir klar, dass er neulich gesagt hat: *Wenn der Thermomix Brüste hätte, wäre er die perfekte Ehefrau?*«

»Das war doch nur ein Witz. Der Shitstorm war total überzogen.«

»Und neulich im *Kölner Treff* hat er sich abfällig zum Thema Frauenquote geäußert.«

»Er hat gesagt: *In meinem Bett war ich für 75 Prozent, aber meine Frau hat ein Veto eingelegt* ... Das zeigt doch, dass er die Wünsche seiner Frau respektiert.«

»*Oder* es zeigt, dass zu viel Testosteron das Hirn aufweicht.«

»Jaja, seine Witze sind manchmal ein bisschen daneben ... Aber er ist mit einer Türkin verheiratet.«

»Na und? Mein Exfreund ist auch mit einer Türkin verheiratet. Trotzdem ist er ein Idiot.«

»Gut, äh ... also, es ist so: Der Job ist verdammt gut bezahlt. Nur deshalb habe ich zugesagt.«

»Das ist eine Lüge, Daniel, und du weißt das.«

»Och jo ... sicher, er hat mit Steven Spielberg gedreht, er war mal Bösewicht bei *James Bond* und hatte eine Affäre mit Sharon

Stone … aber der ganze Weltruhm, das alles beeindruckt mich gar nicht. Ich geh ganz cool an die Sache ran.«

»Hihi, du bist so süß.«

Aylin nimmt meinen Kopf in beide Hände und küsst mich zärtlich auf den Mund. Dann geht sie ins Schlafzimmer, um sich für die Nachtschicht in der Geburtsklinik umzuziehen. Als sie merkt, dass ich sie beobachte, springt sie aufs Bett, summt eine orientalische Melodie, zieht sich das Oberteil ihres grauen Jogginganzugs über den Kopf und schmeißt es mir ins Gesicht. Dann lässt sie das Unterteil mit Bauchtanzbewegungen sanft in Richtung Bettlaken gleiten … Ich hatte zwar keine Affäre mit Sharon Stone, aber ich habe etwas viel Besseres: Aylin. Jetzt stellt sie sich an die Bettkante und steckt sich lasziv einen Finger in den Mund:

»Oh mein Gott, das ist so hoch, ich weiß gar nicht, wie ich da runterkomme – Hilfe!«

Ich nehme eine Superhelden-Pose ein und breite meine Arme aus, in die sie sich, einen Ohnmachtsanfall imitierend, fallen lässt. Dann trage ich sie heldenhaft zum Kleiderschrank und rede mit der tiefen rauchigen Bass-Stimme von Rudolf Prinz:

»Lady, das war knapp. Wenn Sie das nächste Mal in Unterwäsche auf den Kilimandscharo klettern, sagen Sie bitte vorher Bescheid.«

Da meldet sich Lara aus dem Kinderzimmer:

»Mama, Papa, ich kann euch hören.«

Aylin und ich lächeln uns ertappt an, dann öffnet meine Frau die Schranktür, holt eine Jeans heraus und ruft zurück:

»Tamam Pamukşekerim. Dişlerin fırçaladın mı? *(Okay, meine Zuckerwatte. Hast du dir die Zähne geputzt?)*«

»Evet *(Ja)*.«

»On dakikan var. *(Du hast zehn Minuten.)*«

Aus dem Kinderzimmer erklingt ein kurzes Protest-Stöhnen, dann scheint Lara sich in ihr Schicksal zu fügen. Aylin, inzwischen in Jeans und T-Shirt, verabschiedet sich von unserer Tochter, und ich muss an meine erste Begegnung mit dem Namen Rudolf Prinz denken:

Ich war sieben Jahre alt und saß mit meinem Vater vor dem Fernseher. An dem Abend lief *Wetten, dass..?* – damals noch von Frank Elstner moderiert. Mein Vater leitete gerade an der Kölner Universität ein Seminar zum Thema *Auswirkungen populärer Fernsehsendungen auf den alltäglichen Sprachgebrauch.* Nun saß er verkrampft mit einem Glas *Château Anniche* im Sessel, Notizblock und Bleistift auf dem Schoß. Meine Mutter tippte derweil im Nebenzimmer einen Artikel für die *Emma* und kam nur einmal zwischendurch ins Wohnzimmer, um sich darüber zu beschweren, dass das *Wette-verloren*-Jingle ein unerträglicher Abklatsch von Chopins Trauermarsch sei.

Mein Vater wiederum kritisierte, dass das Wort *Wettkönig* in die Irre führe, wenn dieser am Ende demokratisch gewählt werde:

»Das bessere Wort wäre Wett*kanzler.*«

Nachdem ein vollbärtiger Südtiroler mit seinem Schaufelbagger ein Feuerzeug angezündet hatte, kündigte Frank Elstner Rudolf Prinz an, den »größten deutschen Schauspieler mit der fantastischsten Karriere, den meisten Preisen und der größten Fangemeinde«. Mein Vater notierte, dass die übermäßige Benutzung des Superlativs ein verkrampfter Versuch sei, Belanglosigkeiten aufzuwerten. Ich dagegen war fasziniert, weil das Publikum einfach nicht aufhören wollte, Rudolf Prinz zu applaudieren. Als Frank Elstner die Leute bat, sich endlich zu beruhigen, bewirkte er das Gegenteil: Die Stadthalle Böblingen stand geschlossen auf, johlend und pfeifend, während Rudolf Prinz immer wieder dankend die Hände faltete, sichtlich gerührt. Ich hatte im Fernsehen schon den Papst, die Queen und den Kaiser gesehen (also Beckenbauer), aber niemand wurde je so bejubelt wie Rudolf Prinz. Ohne Zweifel musste er der wichtigste Mensch der Welt sein. Mein Vater schüttelte mit dem Kopf:

»Das ist Führerkult pur, auf einen durchschnittlichen Populärkünstler projiziert.«

Ich ignorierte die Anmerkung und war verblüfft, als die Ovationen für Prinz selbst dann nicht enden wollten, als er sich neben die blutjunge Nena setzte und sie zum Lachen brachte, indem er ihr irgendwas ins Ohr flüsterte. Als sich das Publikum schließlich einigermaßen beruhigte, sagte Prinz:

»Wahnsinn, Leute – so laut hat noch niemand für mich geschrien. Außer meiner Mutter bei meiner Geburt.«

Das Publikum johlte erneut, und auch ich musste kichern – was mir einen mitleidigen Blick und verbalen Tadel einbrachte:

»Mein Sohn, das war nicht originell, sondern niveaulos. Denk an die *Dadaismus*-Ausstellung neulich in der Kunsthalle. *Das* war komisch.«

Dabei hatte ich gar nicht wegen des Gags gelacht, sondern weil Prinz mit der Stimme von Golo Gorilla sprach, meiner Lieblings-Zeichentrickfigur. Der Vorgang des Synchronisierens war mir damals noch unbekannt. Ich ging davon aus, dass die Ähnlichkeit ein verrückter Zufall war. Dummerweise verpasste ich durch die Anmerkung meines Vaters den nächsten Prinz-Gag, der erneut einen Lachorkan durch Böblingen ziehen ließ.

Frank Elstner kam nun auf den *James-Bond*-Film *Blüten des Todes* zu sprechen. Prinz mimte darin einen osteuropäischen Schurken namens Borislav Ratzjev, der in einer gigantischen Höhle unterhalb des Mount Everest Killer-Bakterien züchtet, um diese später in künstlichen Wolken über Europa und den USA abregnen zu lassen und so die westliche Welt auszulöschen.

James Bond sagte mir gar nichts – meine Lieblings-Geheimagenten waren damals *Bernhard & Bianca – die Mäusepolizei*. Rudolf

Prinz erzählte von den Dreharbeiten in Thailand, dazu wurden Fotos von ihm mit Sean Connery sowie einigen leicht bekleideten Bond-Girls gezeigt. Als Prinz im Anschluss zu Nena sagte, dass sie auch ein exzellentes Bond-Girl abgeben würde, fiel sie ihm lachend um den Hals. Für den Rest der Sendung turtelten die beiden dermaßen offensiv miteinander, dass Tina Turner, die kurz zuvor *What's love got to do with it* performt hatte, ihnen vorschlug, sich besser schnell ein Zimmer zu besorgen. Ich hatte keine Ahnung, was sie damit meinte, lachte aber trotzdem gemeinsam mit der Böblinger Stadthalle, erneut zum Unwillen meines Vaters.

Als Rudolf Prinz schließlich seine Wette verlor und deshalb mit Nena im Duett *99 Luftballons* singen musste, war für meinen Vater der Untergang des Abendlandes besiegelt und für mich der Grundstein gelegt für die heimliche Bewunderung von Rudolf Prinz.

»Jetzt mal im Ernst, Daniel: Findest du diesen Typ etwa gut?«

Aylin schafft es, ein Maximum an Verachtung in das Wort *Typ* zu legen. Ihr Schwiegervater wäre stolz auf sie.

»Wenn ich jetzt *Nein* sage, glaubst du mir sowieso nicht.«

»Sei einfach ehrlich, Daniel.«

»Aşkım *(meine Liebe)*, wir wissen doch beide, dass das eine rhetorische Frage war.«

»War es nicht.«

»Oh wohl. Ich soll jetzt sagen: *Nein, ich finde ihn schrecklich.*«

»Sollst du nicht. Du sollst ehrlich sein.«

»Klar. Aber nur, wenn ich dieselbe Meinung habe wie du.«

»Probier's einfach aus. Was du auch sagst, ich werde antworten: *Okay. Kein Problem.*«

»Ich wette zehn Euro dagegen.«

»Deal.«

Aylin hat bereits ihre schwarzen Haare zu einem Pferdeschwanz gebunden, steht in der Tür und schaut mich provokativ an. Ich habe Angst vor ihr. Das darf sie niemals wissen. Ach, Quatsch, sie weiß es doch längst.

»Na gut, Aylin. Also: Ich finde Rudolf Prinz ... Tut mir leid, aber ich will mich nicht mit dir streiten.«

»Es – ist – für – mich – okay.«

»Na schön ... Ich finde ihn gut.«

Aylin lacht kurz auf. Es folgt ein kurzer verächtlicher Ich-hab's-ja-gewusst-Blick, dann sammelt sie sich und zwingt sich zu einem Lächeln:

»Okay, kein Problem.«

»Moment, du sagst es mit Worten. Aber dein Blick sagt etwas ganz anderes.«

»Zehn Euro bitte.«

»Tut mir leid, das Geld gibt's nur, wenn du es auch so meinst.«

»Ich habe gesagt: Okay, kein Problem. Und ich habe es auch so gemeint.«

»Sicher?«

Aylins Augen funkeln und ihre Nase kräuselt sich. Ich habe das starke Bedürfnis, sie zu küssen, lasse mir aber nichts anmerken. Ihr Lächeln stirbt langsam, aber es stirbt. Dann holt sie mit einem lauten Stoßseufzer ihr Portemonnaie aus der Tasche und schmeißt einen Zehneuroschein in meine Richtung. Er fliegt einen halben Meter weit und kommt dann wie ein Bumerang zu ihr zurück. Sie unterdrückt ein Kichern, zerknüllt den Schein und schleudert ihn an meine rechte Wange.

»Natürlich ist es nicht okay. Das bist doch nicht du. So bist du nicht. Du bist ein warmherziger, sensibler, einfühlsamer Mann. Du liebst Koalabären, Tom Hanks und den Flötenschlumpf ... Aber wenn du so eine Testosteronschleuder gut findest, dann, dann, dann ... wo ist der Mann, den ich geheiratet habe?«

Sie schaut mir einige Sekunden drohend in die Augen. Ich lächle kurz, dann rede ich mit der Stimme von Rudolf Prinz:

»Den Mann, den du geheiratet hast, gibt es nicht mehr. Ich komme aus dem Sternbild des Hornochsen und habe seinen Körper besetzt.«

Aylin muss gegen ihren Willen lachen, dann küsst sie mich:

»Du hast leider voll einen an der Waffel, çılgın Koçum *(mein verrückter Widder)*!«

»Ich liebe dich auch, Aşkım *(meine Liebe)*.«

»Spätestens in fünf Minuten machst du bei Lara das Licht aus. Sie soll sich an den neuen Rhythmus gewöhnen. Ich komme so gegen sechs wieder. Und vergiss nicht: Am Nachmittag kaufen wir bei *Ortloff* die Schultüte.«

»Oh, ich hab noch einen Termin reinbekommen, kannst du die Tüte vielleicht allein besorgen?«

»Was denn für einen Termin?«

»In der Villa von Rudolf Prinz.«

»Oh nein! Das Armageddon hat begonnen.«

3

Fünf Minuten später gibt mir Aylin einen Abschiedskuss und verlässt unser Reihenhaus in Köln-Weiß, das wir gekauft haben, als sie im achten Monat war. Sie winkt mir noch einmal zu, kurz bevor sie um die Ecke in Richtung Bushaltestelle verschwindet. Ich winke zurück und hoffe, dass mich niemand beobachtet. Tief in mir lauert eine seltsame Angst, das Winken ließe mich unmännlich erscheinen – so als würden durch die Winkbewegung sämtliche Y-Chromosomen aus dem Körper geschüttelt.

Dabei habe ich seit vier Jahren ohnehin keine Chance mehr, in diesem Viertel als cooler Typ wahrgenommen zu werden. Um meine zweijährige Tochter zum Lachen zu bringen, stolperte ich absichtlich über die Fußmatte, schlug dann mit der flachen Hand gegen die Haustür und tat so, als hätte ich mir den Kopf gestoßen, um die Fußmatte schließlich mit Donald-Duck-Geschnatter zu beschimpfen. Lara lachte sich schlapp – *hihihihihähähähä* –, was mich dazu animierte, die Aktion mehrfach zu wiederholen. Lara lachte jedes Mal exakt gleich: viermal hi, viermal hä. Damit war der Wissenschaftler in mir geweckt: Wie oft kann ich meine Tochter mit ein und demselben Gag zum Lachen bringen? Ich stolperte wieder und wieder über die Fußmatte, krachte gegen die Tür und schnatterte. Laras Reaktion blieb immer gleich: viermal hi, viermal hä. Einmal knallte ich aus Versehen tatsächlich mit dem Kopf gegen die Tür: viermal hi, viermal hä. Erst nach gut zwanzig Stolperern bemerkte ich, dass mehrere Nachbarinnen, die im Haus gegenüber zum Yoga verabredet waren, mich fassungslos anstarrten. Mein Versuch, daraufhin eine lockere männliche Pose einzunehmen, untertraf in Sachen Würde und Anmut eindeutig das Imitieren von Entengeschnatter. In der folgenden Nacht lag ich zwei Stunden lang wach und überlegte, welcher Satz in dieser Situation besser gewesen wäre als »Ihr macht Yoga, ich stolpere gegen die Tür – Hauptsache, man bewegt sich«.

Als ich jetzt, vier Jahre nach diesem traumatischen Erlebnis, die Tür schließen will, merke ich, dass Christina, die Nachbarin von gegenüber, mich tatsächlich beim Winken beobachtet hat. Sie ruft durch ihr geöffnetes Küchenfenster:

»Hallo Donald, alles klar?«

Den Spitznamen Donald werde ich seit dem Fußmatten-Slapstick nicht mehr los. Ich widerstehe dem Drang zu schnattern:

»Frau arbeitet. Tochter im Bett. Läuft.«

»Na dann ... vergiss nicht, die blaue Tonne ist erst übermorgen dran, weil Montag ja Feiertag war.«

In meinem Gehirn formt sich der Text: *Übrigens, ich treffe morgen Rudolf Prinz – keine große Sache, aber er wollte mich unbedingt als Autor für seine Biografie.* Ich lasse die Worte ungesagt, nicke freundlich, ertappe mich erneut beim Winken und schließe die Tür. Ich gehe über die Holztreppe in den ersten Stock und betrete Laras Zimmer. Meine Tochter sitzt im Bett und spielt mit zwei Barbiepuppen:

»›Hallo Jennifer, herzlich willkommen in meinem Beauty-Salon. Soll ich dir wieder deine Beine enthaaren?‹ – ›Oh ja, und etwas Botox bitte, in die Lippen und in die Stirn.‹«

»Beine enthaaren, Botox? Wo hast du das denn her?«

Lara schenkt mir einen genervten Blick und drückt mir eine dritte Puppe in die Hand. Wie auf Knopfdruck rede ich mit französischem Akzent:

»'allo?! Isch bin Cécile, und isch möschte meine 'aare schneidön lassön.«

»Das stimmt gar nicht. Cécile will sich ihren Busen vergrößern lassen!‹«

»Busen vergrößern? Echt jetzt? Du bist gerade sechs geworden. Was sind denn das für Themen?«

»Na los, Papa, spiel mit.«

»Tut mir leid, Krümeline, aber du musst jetzt schlafen. Keine Diskussion.«

»Jetzt tust du so, als wärst du so streng wie Mama.«

»Nein, ich ... Was? Na gut, das stimmt zwar, aber ... äh ... wenn Mama erfährt, dass du nicht schlafen wolltest, dann wird sie sauer.«

»Du musst es ihr ja nicht erzählen.«

»Aber ich werde es.«

»Wirst du nicht.«

»Werde ich doch.«

Sie schüttelt den Kopf, woraufhin ich es mit wütendem Donald-Duck-Geschnatter versuche:

»Chchchchchchckrrrchchch ...«

»Okay, Papa, das reicht jetzt.«

»Aber du findest das doch lustig ... Oder nicht mehr? ... Okay, kein Problem. Damit kann ich leben.«

Ich überspiele einen kurzen Moment blanken Entsetzens, dann reicht mir Lara erneut die Cécile-Puppe.

»Also, spielst du mit oder nicht?«

»Aber du musst schlafen.«

Lara schenkt mir einen mitleidigen Wir-wissen-doch-beide-dass-ich-dich-in-der-Hand-habe-Blick.

»Na gut, Lara. Ich spiele ein bisschen mit. Aber wir lassen das mit diesem Schönheitswahn ... Vielleicht will Cécile ja rechnen lernen?«

»Na gut. Wenn's sein muss.«

Lara rollt genervt mit den Augen. Ich schnappe mir die Cécile-Puppe:

»'allo Jennifer, isch 'abe ge'ört, du willst reschnen lernen?«

»Ja, denn Enthaarung kostet acht Euro und Botox zehn. Wie viel macht das?«

Eine knappe Stunde später schrecke ich aus dem Schlaf, weil Lara mich am Ärmel zupft.

»Papa, ich hab vergessen, Hamsti-Dampti Gute Nacht zu sagen.«

»Was? Wie? Wie spät ist es?«

»Du hast geschnarcht.«

Kurz darauf sitzen wir vor dem Hamsterkäfig im Wohnzimmer, und Lara streichelt den Goldhamster, der in ihrer Hand sitzt und an einer Möhre mümmelt. Lara wollte eigentlich einen Hund, ich wollte gar kein Haustier, wurde aber nach ihrer dritten Heulattacke schwach und verkaufte ihr den Kompromiss mit dem Satz: ›Hamster sind im Prinzip kleine vegetarisch lebende Hunde.‹

Das Tier trägt denselben Namen wie der Hamster, den ich als Kind hatte. Meine Eltern waren wahnsinnig stolz, dass ich mir den Namen Hamsti-Dampti ausgedacht hatte. Ich kann mich nicht mehr erinnern, ob ich ihn einfach erfunden oder bewusst den Namen *Humpty Dumpty* variiert habe; jedenfalls sahen meine Eltern darin einen Beweis für mein künstlerisches Genie – ebenso wie sie es als satirischen Seitenhieb auf die katholische Kirche interpretierten, als ich sie mit fünf fragte, ob es im Schwimmbad auch ein Weihwasserbecken gibt.

»So, jetzt sag deinem Hamster Gute Nacht, und dann ab in die Heia!«

»Aber Hamsti-Dampti will auch noch nicht schlafen.«

»Natürlich nicht, Hamster sind nachtaktive Tiere.«

»Ich glaube, ich bin auch ein nachtaktives Tier.«

»Krümeline …«

»Ich habe Hunger, ich habe Durst, ich will tanzen und ich will ein Bild malen.«

Es folgen müdes Rumhüpfen, vier Gummibärchen, ein Glas Ayran und ein lustloses Krickelkrakel, bei dem es nur darum geht, das Schlafengehen zu vermeiden. Nachdem Lara knapp fünf Minuten lang braune Kreise gemalt hat, bringe ich trotz meines ererbten Zwangs, alle Werke meiner Tochter genial zu finden, nicht mehr als ›Ich glaube, das Bild ist fertig‹ über die Lippen.

Während Lara leicht beleidigt die Treppe hinaufsteigt, fällt mein Blick auf die Kaffeetasse *Bester Papa der Welt,* die sie mir letztes Jahr zu Weihnachten geschenkt hat und die seitdem wie ein Mahnmal auf dem Küchenregal steht, das mich permanent unter Druck setzt, dem Titel gerecht zu werden. Neulich stand ich im Traum vor einem Spiegel. Ich fragte: ›Bin ich wirklich der beste Papa der Welt?‹, und der Spiegel antwortete: ›Du bist ein hervorragender Vater, Daniel, aber hinter den sieben Waldorfschulen, bei den sieben Sozialpädagogen, da gibt es einen Vater, der noch viel besser ist als du.‹ Da bin ich aufgeschreckt und lag fast zwei Stunden wach, mit wirren Gedanken: Nach welchen objektiven Kriterien wird der Titel *Bester Papa der Welt* überhaupt vergeben? Und müsste ich nicht erst mal deutscher Meister werden, um bei der Papa-WM überhaupt dabei zu sein?

Als ich Lara kurz darauf aus *Jim Knopf* vorlese, ertappe ich mich bei dem absurden Ehrgeiz, brillieren zu wollen. Ich mache dramatische Pausen, versuche, jedem Charakter eine einzigartige Stimme zu verleihen, und imitiere Geräusche. Vielleicht ruft ja morgen der BND an: ›Wir hatten Sie eigentlich wegen Terrorverdachts abgehört, weil bei Ihnen so viele Türken ein und aus gehen. Aber wie Sie Ihrer Tochter aus Jim Knopf vorgelesen haben, das hat uns extrem berührt – das CIA-Team war auch völlig aus dem Häuschen. Also, wir sind uns hier alle einig: Sie sind der beste Vorleser der Welt.‹

Eine ganze Weile später, als ich gerade die Idee habe, den Scheinriesen mit schwäbischem Akzent sprechen zu lassen, fällt mir auf, dass Lara eingeschlafen ist. Obwohl das der eigentliche Zweck der Übung war, kann ich mir nicht helfen, es zumindest ein klein wenig als Kritik an meiner Performance zu deuten. Ich decke sie vorsichtig zu, drücke ihr einen Kuss auf die Stirn, lasse die Tür einen Spalt offen und schleiche hinunter ins Wohnzimmer.

Aus dem Kühlschrank hole ich mir eine Flasche *Baltic Ale,* schnappe mir die Fernbedienung und gebe *Kommissar Kalle Kress* als Suchbegriff in der ZDF-Mediathek ein, denn ich will Rudolf Prinz vor dem morgigen Treffen noch einmal in seiner Paraderolle sehen. Immerhin vier der fünfundzwanzig Kino-Kassenschlager stehen zur Auswahl: *Kalle räumt auf, Leiche im Leuchtturm, Mord in der Luft* und *Kalle gegen das Phantom.*

Ich entscheide mich spontan für *Kalle räumt auf* und starte den Stream. Zunächst erscheint eine Hinweistafel:

Dieser Film stammt aus dem Jahr 1986. Einige Inhalte, insbesondere das Frauenbild, können aus heutiger Sicht als diskriminierend und/oder entwürdigend empfunden werden. Der Film soll aber als Dokument des damaligen Zeitgeistes weiterhin der Öffentlichkeit zugänglich bleiben.

Direkt im Anschluss kommt eine weitere Hinweistafel: *Goldene Leinwand 1986 für über drei Millionen Zuschauer.* Es folgt das von Fanfaren begleitete Logo des Verleihs *Tobis Film,* bei dem zunächst noch das i fehlt, bis mit lautem *Kikerikiii* ein Hahn angeflogen kommt und es rektal ausscheidet.

Nun setzt der Titelsong ein, der musikalisch eine seltsame Mischung aus James Bond, Deutschrock und Schlager bietet und mit kurzen Ausschnitten bebildert ist: Kalle Kress zielt mit einer Pistole und schießt; er liegt mit einer Blondine am Strand und raucht; er verpasst einem Gangster eine saftige Backpfeife und schubst ihn dann in einen Swimmingpool. Dazu singt Rudolf Prinz höchstselbst den Titelsong:

Ich bin Kalle Kress
ich lebe wie ein Cowboy auf dem Mond
Fühl die Schwerkraft nicht so sehr
Und mein Ringfinger bleibt leer
Bin vertraut
Mit jeder Braut
Doch mein Herz bleibt unbewohnt
Hey, ich bin ein Cowboy auf dem Mond

Als ich sechzehn war, erwischten mich meine Eltern einmal dabei, wie ich diesen Song aus dem Radio heimlich auf Kassette aufnahm. Sie sagten nichts, schauten mich aber mit ihrem schlimmsten Wir-sind-sehr-sehr-enttäuscht-von-dir-Blick an. Dieser Blick versetzte mich stets in Panik, weil er mit Liebesentzug einherging. Wenn sie mich wenigstens mit Hausarrest bestraft hätten, das wäre noch eine Form der Zuwendung gewesen. Stattdessen dieses kalte Entsetzen mit dem Subtext: Wer so was hört, ist eigentlich kein Mensch. Wenige Minuten später überspielte ich das Lied unaufgefordert mit Wolf Biermanns *Ballade vom Mann, der sich eigenhändig beide Füße abhackte.* Dennoch musste ich mir zur Strafe später noch das Gesamtwerk von Margarethe von Trotta anschauen und darüber einen Essay schreiben.

Ich spule ein wenig vor, weil bei *Kommissar Kalle Kress* immer zunächst der Fund der Leiche gezeigt wurde. Der erste Auftritt des Kommissars bestand in aller Regel darin, dass entweder kurz vor oder kurz nach dem Geschlechtsakt das Telefon klingelt und er, während er sich in sein hautenges Hemd und seine hautenge Hose zwängt, von dem Mord erfährt. Die jeweilige Geliebte wird dann je nach Stand des Intimkontaktes entweder mit *Das holen wir nach, Puppe* oder *Das wiederholen wir bald mal, Puppe* vertröstet, und Kress stürmt türenknallend aus der Wohnung, während die Frau sich seufzend zurück ins Bett fallen lässt – viel nackte Haut entblößend, aber nicht so viel, dass FSK 16 gefährdet wäre.

Tatsächlich wird dieses Schema in der Folge *Kalle räumt auf* ein klein wenig variiert, weil Kalle diesmal schon beim Knutschen gestört wird. Auf dem Weg zum Tatort weckt er mit dem unfassbaren Anmachspruch *Hey Schnitte, schon belegt?* erotisches Interesse bei der attraktiven Joggerin, die zuvor die Leiche entdeckt hat. Aber Kalle Kress würde Frauen wahrscheinlich sogar mit *Donald-Duck*-Geschnatter rumkriegen.

Säße Aylin neben mir, würde sie mir jetzt einen bösen Blick schicken, weil sie mich für männliches Fehlverhalten jedes Mal in Sippenhaft nimmt. Einmal habe ich leichtsinnigerweise *Eine verhängnisvolle Affäre* mit ihr geschaut. Als Michael Douglas seine Frau betrog, durfte ich mir einiges anhören:

»Na toll. Ganz toll. Und das findest du also gut, ja?!«

»Den Film schon. Aber …«

»Natürlich. Da fährt die Frau übers Wochenende weg – och, was machen wir denn da? Hey, Superidee: Wir schlafen mit der erstbesten Schlampe, die nicht bei drei auf den Bäumen ist.«

»Aylin, ich habe dich nie betrogen. Das ist nur ein Film.«

»Nur ein Film? Das ist ja wohl die billigste Ausrede, die dir einfallen konnte.«

Im weiteren Verlauf der Handlung applaudierte Aylin Glenn Close bei jeder Racheaktion gegen Michael Douglas und schickte mir stets einen warnenden Das-passiert-wenn-man-fremdgeht-Blick.

Wenn wir zusammen im Kino sitzen, habe ich inzwischen schon Angst, wenn ein verheirateter Mann auf eine fremde Frau trifft. Ich flehe ihn innerlich an: ›Bitte lass deine Hose zu, okay? Vielleicht ist deine Ehe nicht so glücklich wie meine, aber tu es einfach mir zuliebe.‹

Während ich mir eine zweite Flasche *Baltic Ale* hole, knöpft Kalle Kress der attraktiven Schwester des Opfers gerade die Bluse auf, und es kommt zu folgendem Dialog:

»Gehöre ich denn nicht mehr zum Kreis der Verdächtigen?«

»Was sich gerade erhärtet hat, ist jedenfalls nicht der Verdacht.«

Das bist nicht du – so bist du nicht ... Wenn du so eine Testosteronschleuder gut findest, wo ist dann der Mann, den ich geheiratet habe? Aylins Sätze klingen in meinem Kopf nach. Aber ... wenn ich nicht so bin, warum will ich dann unbedingt dieses Buch schreiben? Die Biografie eines Mannes, der seinen zehnten *Bambi* mit den Worten entgegennahm: *Ich liebe Rehe – egal, ob aus Gold oder mit Wacholdersoße.*

Als der Abspann läuft, also nachdem Kalle Kress den Mörder mit dem Spruch *Bis du da rauskommst, schrumpeln deine Eier auf Rosinengröße* in den Knast geschickt hat, habe ich zwei Gedanken parallel im Kopf:

Erstens: Der Warnhinweis am Anfang der Folge ist absolut berechtigt.

Zweitens: Ich freue mich wahnsinnig auf das erste Treffen!

4

Wenn man wie ich in Köln lebt, dann hat man ein klares Bild vom *Hahnwald:* ein extravagantes Villenviertel für Millionäre, Bonzen, Promis und Wirtschaftskriminelle. Alles vergittert und eingezäunt, kein Geschäft, kein Restaurant, keine Spur von Leben. Ein Ort, den Kölner aus tiefstem Herzen verachten – so wie ich. Obwohl sie in aller Regel noch nie da waren – so wie ich.

Der Bus 135 biegt in die Straße *Unter den Birken* ein, und ich bin positiv überrascht: Der Eingang zum Hahnwald ist durch und durch grün – und nicht grauschwarz wie in meiner Vorstellung. Als ich an der Haltestelle aussteige, sorgt das Sommersonnenlicht für eine wohlig-warme Atmosphäre; Vögel zwitschern, und bisher sehe ich weder Stacheldraht noch Selbstschussanlagen. Ich laufe die Straße entlang, biege ab, dringe tiefer ins »kölsche Beverly Hills« ein und fühle mich von Minute zu Minute unwohler. Zunächst ist mir nicht klar, warum. Dann hält etwa fünfzig Meter vor mir eine Mercedes-Limousine. Ein Fahrer im schwarzen Anzug steigt aus und öffnet die Tür für eine gut achtzigjährige Dame in violettem Kostüm mit Hütchen. Beide werfen mir den gleichen Was-will-der-denn-hier-Blick zu, bevor der Fahrer der Dame einen Koffer zur Haustür trägt. Ich gehe verunsichert weiter, und in diesem Moment wird mir klar, dass ich der einzige Fußgänger im gesamten Viertel bin.

Offenbar kann es nur zwei Gründe geben, im Hahnwald zu Fuß zu gehen: Entweder man plant einen Einbruch oder ... äh, nein, es gibt doch nur einen Grund. Plötzlich wird mir bewusst, dass meine dunklen Haare und mein dunkler Teint, aufgrund dessen meine türkische Schwiegermutter bei meinem Anblick immer euphorisch *Vallaha, er sieht nicht aus wie ein Deutscher* ruft, in diesem Fall für deutlich weniger Begeisterung sorgt. Die alte Dame bleibt versteinert in der Haustür stehen, als ich an ihrem Grundstück vorbeigehe. Der Fahrer fixiert mich mit dem Blick. Verkrampft versuche ich, einen möglichst wenig kriminellen Eindruck zu machen:

»Guten Tag, schönes Wetter heute und zum Glück nicht so heiß.«

Die alte Dame kneift die Augen zusammen. Ich bin sicher, sie versucht sich mein Gesicht für eine spätere Gegenüberstellung im Polizeirevier einzuprägen. Dann antwortet sie mit leicht rheinischem Tonfall:

»Suchen Sie irgendwas?«

»Äh, nein, ich bin nur ... äh ...«

Ich will nicht sagen *auf dem Weg zu Rudolf Prinz,* weil sie dann sicher wissen will, warum, dann müsste ich sagen, ich soll seine Biografie schreiben, zack, Vertragsbruch, und schon bin ich gefeuert.

»... also, es ist so, äh ...«

Warum fühle ich mich plötzlich wie ein Verbrecher? Ich bin ein ehrlicher Mensch, ich trenne meinen Müll, bin Mitglied der Aktion Fischotterschutz und habe einen Schlafanzug aus recycelter Alpakawolle. Herrgott, ich gehe doch einfach nur spazieren. Genau, das ist es.

»... ich gehe einfach nur spazieren.«

»Und wohin?«

»Äh, na ja ... weiß nicht, einfach nur so, mal gucken. Ich war noch nie im Hahnwald. Tolles Viertel. Schön ruhig.«

»Aha.«

Dieses *Aha* hatte so einen Unterton: *Ha! Erwischt.* Ich nicke verkrampft und gehe weiter, wobei ich bohrende Blicke in meinem Nacken spüre.

Gut einen Kilometer weiter, vorbei an einigen Luxusvillen im viktorianischen Stil, erreiche ich endlich das Grundstück von Rudolf Prinz. Beziehungsweise den Zaun, der das Grundstück von Rudolf Prinz von der Außenwelt abschirmt. Von hier wirkt es so, als wäre es ein eigenes Viertel im Viertel: Der Zaun, dessen Ende ich nicht erkennen kann, hat massive schwarze Stäbe mit goldenen Spitzen – exakt wie am Buckingham Palace. Auch die Anzahl der Überwachungskameras ist auf royalem Niveau. Fast würde man erwarten, durch die Stäbe die King's Guard bei der Wachablösung zu sehen, aber eine dichte Hecke aus gut fünf Meter hohen Nadelbäumen schützt das Grundstück vor neugierigen Blicken.

Im Kopf überlege ich fieberhaft, wie ich Prinz begrüßen soll. Der erste Eindruck ist ja der entscheidende, und laut Cheflektorin hat Prinz schon fünf Autoren nach dem ersten Treffen abgelehnt. Leider konnte sie mir nicht sagen, warum. Ist Prinz jemand, bei dem man sich eher einschmeichelt, oder verliert er dann den Respekt? Haha, ich hab's: Ich sage einfach: *Na, du Hengst – alles fit im Schritt?* So begrüßte Kommissar Kalle Kress stets seinen Chef ... Das wird er mögen.

Ich stehe vor einem hypermodernen Edelstahltor, das zwar dieselbe Höhe hat wie der Zaun, stilistisch aber überhaupt nicht dazu passt. Es ist gut acht Meter breit und beinhaltet eine Tür sowie eine Gegensprechanlage.

Neben der erstaunlich schlichten Klingel steht *Ratzjev* – der Rollenname aus dem *Bond*-Film. Haha, das ist originell. Ich drücke den Knopf und weiß nicht, ob ich in die kleine Kamera neben der Klingel oder die große Kamera über dem Tor schauen soll. Nach knapp zwei Minuten, in denen ich insgesamt viermal die Idee verwerfe, ein zweites Mal zu klingeln, ertönt ein leises Summen in der Gegensprechanlage, gefolgt von einer weiblichen Stimme.

»Ja bitte?«

»Daniel Hagenberger. Ich bin mit Rudolf Prinz verabredet.«

»Ich sehe gar kein Auto.«

»Nein, ich bin zu Fuß gekommen.«

»Oh.«

Abrupt endet das Summen, und ich warte erneut. Eine Minute ... zwei Minuten ... zweieinhalb Minuten ... Hat sie vielleicht die Polizei gerufen? *Polizei Köln, was kann ich für Sie tun? – Ich möchte einen Fußgänger im Hahnwald melden. – Oh mein Gott, verhalten Sie sich ruhig! Ich schicke sofort das SEK!*

Plötzlich ertönt ein *Klick*, und die Tür springt einen Spaltbreit auf. Ich trete ein, und sofort fällt die Tür mit großem Krach zurück ins Schloss.

Vor mir führt eine gut fünfzig Meter lange Kastanienallee in gerader Linie auf einen Prunkbau zu, der mich an das Schloss der Familie Crawley in *Downton Abbey* erinnert. Auf der rechten Seite der Allee befindet sich ein opulenter barocker Rosengarten, links ein Tennisplatz. Ich passiere ein Rondell mit Springbrunnen in der Mitte und steige zehn Stufen hoch zu einer massiven Holztür mit vielen Schnitzereien und Eisenbeschlägen, vor der mich eine vollschlanke Dame Mitte achtzig in schwarz-weißer Bediensteten-Uniform erwartet. Ich dachte, so etwas trägt man in Köln nur an Karneval.

»Das Ehepaar Prinz ist noch zu Tisch. Ich führe Sie schon mal in den weißen Salon.«

Noch bevor ich *Guten Tag* sagen kann, dreht sich die höchstens 1,50 Meter große Frau um und schreitet sehr gemächlich durch die gigantische Eingangshalle mit ausladender Marmortreppe und Empore im ersten Stock. Wir passieren eine Vielzahl von goldenen Deko-Säulen, auf denen nicht nur die zehn *Bambis* thronen, sondern auch mehrere *Goldene Kameras*, *Goldene Leinwände* und *Bravo-Ottos* sowie eine *Goldene Palme*, ein

Deutscher Filmpreis, ein *Goldener Bär* und der *Grimme-Preis.* Sogar die *Goldene Himbeere* als schlechtester Nebendarsteller 1988 wird präsentiert. Ich ziehe innerlich den Hut für die Selbstironie; so viel Humor hätte ich Rudolf Prinz gar nicht zugetraut. Er bekam den Preis für seine allzu klischeehafte Darstellung eines russischen Zuhälters in dem Film *Body for Sale* (Deutscher Titel: *Porsche, Pumps und Puffgeschichten)* – an der Seite von Sharon Stone, deren blutleere Verkörperung einer drogenabhängigen Prostituierten ihr ebenfalls eine *Goldene Himbeere* bescherte.

Wir erreichen einen Flur, dessen dunkelrote Wände mit goldgerahmten *Goldenen Schallplatten* und *Goldenen DVDs* für 250.000, 500.000 oder eine Million verkaufte Exemplare geschmückt sind. Ein Rahmen sticht aus der Masse heraus: größer, opulenter, beeindruckender. Was mag das für eine Auszeichnung sein? Das Bundesverdienstkreuz? Ich trete näher und sehe eine Pergamentrolle mit Siegel, auf der in geschwungener Schrift steht:

»*Hiermit wird Rudolf Prinz feierlich der Titel »Bester Papa der Welt« verliehen. Gez.: Dein Sohn Harald.*«

Es ist wie ein Schlag in die Magengrube: Das ist *mein* Titel! Den kann man doch nicht einfach einem anderen geben! Und dann auch noch so übertrieben protzig …

Die alte Dame öffnet den rechten Teil einer Flügeltür und bittet mich gestisch einzutreten. Der weiße Salon macht seinem Namen alle Ehre: weißer Marmorfußboden mit weißem Flokati; Couchgarnitur mit weißem Ledersofa, zwei weißen Ledersesseln und weißem Marmortisch; weiß lackierte Holzschränke mit weißem Porzellan – und in der Mitte ein weißer Steinway-Flügel. Wahnsinn! Einfach alles in diesem Raum leuchtet in strahlendem Weiß. Mit meinem grünen T-Shirt fühle ich mich wie ein Spinatrest in den Zähnen von Jürgen Klopp.

»Die Herrschaften sind gleich bei Ihnen. Sie können gerne schon Platz nehmen.«

»Okay. Vielen D…«

Das *ank* kann ich mir sparen, weil die Dame die Tür schon wieder geschlossen hat. Ich schaue mich weiter um: Eine geöffnete Flügeltür gibt den Blick frei auf die Terrasse mit einer Pfauenstatue … Immerhin mal was anderes als ein Filmpreis … Moment, die Statue hat sich bewegt. Ooookay, es ist gar keine Statue. Der Pfau hüpft jetzt von der kleinen Steinmauer und bewegt sich über eine Steintreppe in den riesigen englischen Garten mit kleinen Hügeln und wie zufällig, aber wohldurchdacht platzierten exotischen Bäumen. Ich erkenne eine Libanon-Zeder, eine Steineiche, einen weißen Maulbeerbaum und … Moment mal, ist das da ein Hirsch? Das kann doch nicht sein, man kann doch keinen Hirsch im Garten halten. Ich reibe mir die Augen. Doch. Es ist wahr. Da wetzt tatsächlich ein echter Rothirsch sein üppiges Geweih an einer japanischen Schwarzkiefer. So ein Exemplar hatte Oma Bertha früher als Ölgemälde im Esszimmer hängen – Rudolf Prinz hat es aus Fleisch und Blut. Wahnsinn, er besitzt einen Hirsch. Oh, und da ist auch ein Reh. Das ist dann wohl der elfte Bambi.

Da vibriert es in meiner Hosentasche: WhatsApp-Nachrichten. Ich öffne vier Fotos von Schultüten, die mir Aylin geschickt hat, mit dem schlichten Text: *Welche?*

- Einhörner
- Balletttänzerinnen

- Meerjungfrauen
- Fliegende Pferde

Ich würde den Schulstart meiner Tochter zwar lieber mit einem Landschaftsbild von Renoir schmücken. Aber ich spüre die Gefahr, in die Fußstapfen meiner Eltern zu geraten, die es damals wahnsinnig wichtig fanden, meine Schultüte mit *Atomkraft-nein-danke*-Aufklebern zu versehen. Immerhin hatte meine Mutter die erste Idee meines Vaters abgebügelt: das RAF-Fahndungsplakat.

Ich whatsappe Aylin *Nummer 4*. Lara ist zwar von Meerjungfrauen begeistert, aber die Darstellung mit Wespentaille und BH ist mir zuwider. Die Barbie-Manie ist schon schlimm genug – wenigstens zum Schulbeginn sollte sie von magersüchtigen Vorbildern verschont bleiben. Und *ein fliegendes Pferd* ist immerhin eine Novelle von Martin Walser. Ach nee, das war ja ein *fliehendes* Pferd. Egal.

Als ich mein Handy gerade auf Flugmodus stellen will, ruft Aylin an. Ich entscheide mich, den Anruf wegzudrücken. Aber irgendein fest im Stammhirn verankerter Automatismus lässt meinen rechten Zeigefinger auf das grüne Symbol drücken, und ich höre mich sagen:

»Na, du Hengst, alles fit im Schritt?«

»Was?«

»Sorry, Aylin, ich, äh ... so wollte ich gleich Rudolf Prinz begrüßen.«

»Warum?«

»Weil, na ja ... Lange Geschichte. Worum geht's?«

»Du hast dich für die fliegenden Pferde entschieden.«

»Ja.«

»Bist du dir sicher?«

»Bis vor drei Sekunden war ich es. Wieso?«

»Na ja, weil Lara doch Meerjungfrauen so liebt.«

»Ich weiß, aber gibt es denn keine, die mehr als drei Algen pro Tag essen? Ich meine ... Ach, was soll's. Nimm die Meerjungfrauen.«

»Nein. Du willst ja die Pferde.«

»Jetzt nicht mehr.«

»Kann es sein, dass du nur das Gespräch beenden willst?«

»Wenn ich ehrlich bin, ja. Denn Rudolf Prinz könnte jeden Moment ...«

»Daniel, ich stehe schon an der Kasse. Also für welche Tüte sollen wir uns entscheiden?«

»Hast du jetzt beide Tüten in der Hand?«

»Nein, nur die Meerjungfrauen.«

»Warum nicht die fliegenden Pferde?«

»Weil ich sicher war, dass du deine Tochter glücklich machen willst.«

»Also steht die Entscheidung längst fest. Warum schickst du mir dann vier Optionen?«

»Weil wir doch ein Team sind.«

»Aylin, ich liebe dich über alles. Wirklich. Aber dir ist hoffentlich klar, dass du erst dann zufrieden sein wirst, wenn ich dir zugestimmt habe. Deshalb lass uns den Prozess einfach abkürzen. Also: Ich habe mich getäuscht. Jetzt will ich die Meerjungfrauen.«

»Nein, du willst das Gespräch beenden.«

»Das auch. Aber ...«

»Ja, Sie können vor. Ich muss noch schnell was mit meinem Mann klären ... Sorry, Daniel, die Kundin hinter mir wurde unruhig.«

»Da ist sie nicht die Einzige.«

»Also: Ich bin total ergebnisoffen. Ich kann problemlos die Meerjungfrauen wegbringen, die fliegenden Pferde holen und mich wieder ganz nach hinten in die sehr sehr lange Schlange stellen.«

»So. Du nimmst jetzt auf der Stelle die Meerjungfrauen, okay? Denn nicht nur Lara liebt Meerjungfrauen, ich liebe sie genauso – mindestens. Ich wünschte, ich wäre *Aquaman,* dann könnte ich mein ganzes Leben mit denen verbringen. Also kauf bittebitte die Tüte! Am besten besorgst du auch eine Meerjungfrauen-Tapete für unser Schlafzimmer, damit ich jede Nacht von diesen zauberhaften Geschöpfen träumen kann. Und ...«

Ich halte inne, denn plötzlich weht mir ein herber Moschusduft in die Nase ... Oh nein, ist der Hirsch ins Wohnzimmer eingedrungen? Ich drehe mich um und erschrecke – Rudolf Prinz steht direkt vor mir und sagt:

»Ich stehe weniger auf Meerjungfrauen. Die Schwanzflosse ist wahnsinnig unpraktisch, wenn man Tango tanzen will.«

5

Als hätte mich eine Sprungfeder aus dem Sessel katapultiert, lande ich direkt vor dem Helden meiner Jugend. Leider kann ich diesen historischen Moment nicht genießen, denn es fühlt sich an, als hätte mir jemand eine Adrenalinspritze direkt ins Herz gerammt. In Sekundenbruchteilen schießen Gedanken durch meinen Kopf: Oh mein Gott, Rudolf Prinz steht vor mir. Ich muss jetzt etwas sagen. Aber Aylin ist noch am Handy. Soll ich sie einfach wegdrücken? Sie wird es sicher verstehen. Andererseits ist es ein festes Ritual, dass wir uns mit *Ich liebe dich* verabschieden. Nach einer gefühlten Ewigkeit lasse ich das Handy sinken und sage zu Rudolf Prinz:

»Ich liebe Sie.«

»Originell. So hat mich noch niemand begrüßt.«

»Ich meine, ich liebe Ihre Filme. Und Ihre Musik. Und, äh ...«

Wie in Trance nehme ich mein Handy wieder ans Ohr:

»... und dich liebe ich auch, Aylin. Trotzdem lege ich jetzt auf.«

Ich lege auf, will schnell in den Flugmodus schalten und starte dabei versehentlich das Lied *Into My Arms* von Nick Cave, das vom letzten Hören auf dem Startbildschirm verblieben war. Als ich es hektisch wegdrücken will, skippe ich stattdessen auf den nächsten Titel in meiner Playlist: *Piano Man* von Billy Joel. Nach einer gefühlten Ewigkeit, aber immerhin noch vor der zweiten Strophe, gelingt es mir endlich, das Handy herunterzufahren. Prinz beobachtet mich leicht amüsiert. Mein Hals ist so trocken, dass mir das Sprechen schwerfällt:

»Also wegen der Meerjungfrauen, da ging es um die Schultüte für meine Tochter.«

»Meine Frau hat unserer Enkelin damals Blattgold und Strasssteine auf die Tüte geklebt. Im Nachhinein keine gute Idee. Sechsjährige können verdammt neidisch sein …«

Das Timbre in Prinz' Stimme durchdringt den kompletten Körper, wenn man direkt neben ihm steht. Als würde der Boden leicht vibrieren – ein Erdbeben, Stufe eins oder zwei. Ich kann nicht mehr klar denken und strecke Prinz in einer Übersprunghandlung die Hand entgegen.

»Daniel Hagenberger. Sehr …«

Ich kann jetzt nicht *erfreut* sagen, das wird dem Anlass nicht gerecht.

»… freudetrunken.«

Freudetrunken? Echt jetzt?

Prinz ergreift meine Hand. Es fühlt sich an, als wären meine Finger versehentlich in eine Druckerpresse geraten. Dann höre ich laute Knackgeräusche und fühle stechenden Schmerz an der Stelle, wo mein Ehering auf den kleinen Finger trifft. Ich unterdrücke die Schmerztränen, als Prinz endlich loslässt und sagt:

»Tja, ich gehe davon aus, dass Sie meinen Namen schon kennen.«

Rudolf Prinz macht sein berühmtes Zwinkern – das Markenzeichen von Kommissar Kalle Kress: Parallel zum Zwinkern ließ Kress immer einen leichten Knacklaut hören und zeigte lässig mit dem Zeigefinger in Richtung des Angezwinkerten. Hat Prinz das für die Kress-Filme entwickelt oder schon auf der Schauspielschule? *Sein oder Nichtsein* (Zwinkern, Knacklaut, Zeigefinger), *das ist hier die Frage!*

Prinz mustert mich eine Weile mit seinen unfassbar blauen Augen, die von seinem dunkelblauen Designeranzug mit glänzendem hellblauem Hemd betont werden. Dazu ein gut gebräuntes Gesicht mit Dreitagebart, das mit seiner Mischung aus kantiger Männlichkeit und schlichter Perfektion dafür gesorgt hat, dass Prinz jahrelang eine Werbeikone war. Erst die vergangenen Jahre mit vermehrten Diskussionen über toxische Männlichkeit und Diversität haben dafür gesorgt, dass sich einige Firmen von ihm distanziert haben. Und natürlich auch er selbst mit Sätzen wie *Solange ich zwei Beine habe, werde ich bestimmt nicht im Sitzen pinkeln.*

»Sie sind also dieser Autor mit dem erfrischenden Schreibstil?!«

»Nun ja ... Und Sie sind *Golo Gorilla.*«

Habe ich das gerade wirklich gesagt? Eine zweite Adrenalinspritze trifft mein Herz.

»Äh, ich wollte sagen: Sie sind der Held meiner Jugend. Aber nicht nur wegen *Golo Gorilla.* Ich habe das nur gesagt, weil äh ...«

»Hauptsache, Sie haben nicht *Na, du Hengst, alles fit im Schritt* gesagt. Das machen 95 Prozent aller Männer, die mich treffen. Und jeder denkt, er ist der Erste. Was für Idioten.«

»Idioten. Sehe ich genauso.«

Prinz fährt sich mit der Hand durch seine immer noch erstaunlich üppigen silbergrauen Haare, und ein intensiver Schwall des Moschusduftes weht in meine Nase. Ich bin einen Moment benebelt. Dieses Deo scheint mehr Testosteron zu beinhalten als ein Jahrestreffen der kanadischen Holzfällerunion.

Prinz nimmt auf dem Sofa Platz und weist mir den Sessel gegenüber zu.

Die vollschlanke Mittachtzigerin in Bedienstetenuniform, die mich empfangen hat, bringt ein Tablett mit einem edlen Kaffeeservice und Gebäck. Prinz lächelt ihr freundlich zu:

»Na, Frau Friemel, was macht Ihr Liebesleben? Haben Sie sich spontan in Herrn Hagenberger verguckt, oder bin ich noch Ihre Nummer eins?«

»Ach, Herr Prinz, hören Sie doch auf mit Ihren Witzen. Der nächste Mann in meinem Leben wird der Pfarrer, der mich einäschert.«

Prinz lacht und wartet geduldig, als Frau Friemel sich sehr langsam zurück zum Flur bewegt. Ich komme ein wenig zu mir und kann es zum ersten Mal genießen, dass ich einer lebenden Legende gegenübersitze. Ich verspüre den unbändigen Drang, ein Selfie zu machen, kämpfe aber heldenhaft dagegen an. Als die Haushälterin den Raum verlassen hat, beugt sich Prinz vor und redet mit gesenkter Stimme:

»Frau Friemel ist seit fast vierzig Jahren bei uns. Sie ist inzwischen so langsam – mit ihr wird jede verdammte Bestellung zu einer japanischen Teezeremonie. Wir sollten sie längst in den wohlverdienten Ruhestand schicken und eine Jüngere einstellen, aber seit meiner angeblichen Affäre mit Sharon Stone lässt Şahika keine attraktiven Frauen mehr in meine Nähe …«

»*Angebliche* Affäre? Ich dachte …«

»Wir hatten in dem Film eine Sexszene, und offenbar waren Sharon und ich so überzeugend, dass alle dachten: Da läuft was … Aber glauben Sie mir: Wenn da Kamera, Mikrofon und zwanzig Scheinwerfer im Raum sind, dazu ein zehnköpfiges Team inklusive Regisseur, der Ihnen erklärt, dass Sie den Kopf noch zwanzig Zentimeter höher halten müssen, weil sonst ein Schatten auf Sharons Bauchnabel fällt, und Sie dann noch mit russischem Akzent den Satz ›Your tits are like the cupolas of Novosibirsk Cathedral‹ sagen müssen, dann ist das sicher vieles, aber ganz bestimmt nicht erotisch.«

»Verstehe.«

»Den Rest hat die Boulevardpresse frei erfunden … Danach hat meine Frau Paragraf dreizehn verfasst, der ist seitdem Bestandteil jedes Vertrags …«

»Paragraf dreizehn?«

»Keine Sexszenen, keine Zungenküsse ... Ich lebe wie ein Mönch.«

»Wie ein *verheirateter* Mönch.«

»Natürlich.«

Prinz nimmt einen Schluck Kaffee und schließt genussvoll die Augen:

»Mmmmh, der gute alte *Westhoff*-Filterkaffee, fantastisch. Wissen Sie, ich mag diesen ganzen modernen Schnickschnack nicht: Kaffeebohnen, die bei Vollmond von Einhörnern gepflückt werden; Milch von Kühen, die mit Greta Thunberg befreundet sind; dazu Amarettoplätzchen mit Listenplatz bei den *Grünen* – das braucht doch keiner ... Und Sie sind tatsächlich zu Fuß gekommen?«

»Ja.«

»Herzlichen Glückwunsch. Abgesehen von ein paar Eichhörnchen sind Sie der Erste.«

»Tja, ich ... äh ... Sie haben einen Hirsch.«

»War ein Geschenk von Dieter Wedel, weil ich in seinem Film mitgespielt habe. Ich hab gesagt: *Sag mal, was hast du denn geraucht, dass du mir einen Hirsch schenkst?* Sagt er: *Wieso, du hast doch diesen Riesengarten. Also, wenn man jemandem einen Hirsch schenkt, dann ja wohl dir.* Sag ich: *Ach was soll's, hab ich halt nen Hirsch* ... Total durchgeknallt, der Wedel, aber er war mir sympathisch. Im Gegensatz zu seinen Filmen.«

»Oh. Ich dachte ...«

»Diese Nazi-Geschichte war ein schlimmes Machwerk, total deprimierend. Na ja, immerhin hat mir der Mist die *Goldene Palme* und den *Grimme-Preis* gebracht *(Zwinkern, Knacklaut, Zeigefinger)*.«

»Sowie den *Goldenen Bären* und den *Deutschen Filmpreis*.«

»Schon komisch. Wenn man den Menschen Freude bereitet, lässt das die Kritiker völlig kalt. Und wenn man sie deprimiert, dann feiern sie einen ab.«

»Tja ...«

»Aber in der Biografie schreibe ich natürlich, dass mir der Wedel-Film ganz besonders am Herzen bla, bla, bla, ganz große Kunst bla, bla, bla, Geschichtsbewusstsein bla, bla, bla ... *(Zwinkern, Knacklaut, Zeigefinger).*«

In diesem Moment öffnet sich die Tür, und Şahika Prinz betritt den Raum. Ihr Anblick überrascht mich, denn ihr hellbraunes Gesicht ist für eine Fünfundsechzigjährige von geradezu jugendlichem Teint, und man könnte sie glatt für zwanzig Jahre jünger halten – wäre da nicht die silbergraue Farbe ihrer perfekt in Form geföhnten schulterlangen Haare. Sie trägt ein schlicht-elegantes Kostüm in Altrosa mit knielangem Rock und weißer Bluse. Um den Hals hat sie eine goldene Kette mit leuchtend blauem Edelstein und an beiden Armen sowie den Fingern jede Menge teuren Schmuck. Anmutige Bewegungen verraten in Kombination mit fast unnatürlich aufrechter Körperhaltung ihre adelige Abstammung. Meine Internetrecherche hat ergeben, dass Şahika Prinz tatsächlich eine Ur-Ur-Enkelin des letzten türkischen Sultans und eine echte Prinzessin ist – seit der Heirat mit Prinz im doppelten Sinne.

Ich stehe auf und verneige mich reflexartig. Ein intensiver Duft weht in meine Nase, floral, aber auch mit Gewürznoten, süß-herb und exotisch. Sie schreitet lächelnd auf mich zu:

»Wie schön, dass Sie gekommen sind. Ganz ehrlich, Sie sind unsere letzte Hoffnung. Mein Gatte hat schon fünf Autoren rausgeschmissen, und langsam wird die Zeit knapp. Aber dass Sie noch hier sind, könnte bedeuten, dass er Sie mag.«

6

»Hanım *(meine Frau)*, wie kommst du darauf, dass ich ihn mag?«

»Ach Prenscim *(mein Prinzchen)*, tu doch nicht so. Du sitzt da vollkommen entspannt – wenn du jemanden nicht magst, verschränkst du die Arme und mahlst mit dem Unterkiefer ... Also, Herr Hagenberger, es freut mich außerordentlich, Sie kennenzulernen.«

Frau Prinz hält mir die Hand auf eine Art hin, dass ich nicht weiß, ob ich sie schütteln oder küssen soll. Zudem bin ich verunsichert, weil ich mit einem türkischen Akzent gerechnet hatte. Aber wenn es überhaupt ein Anzeichen dafür gibt, dass Deutsch nicht ihre Muttersprache ist, dann ist es der minimale Anflug einer französischen Sprechmelodie. Ich entscheide mich schließlich fürs Schütteln:

»Freut mich auch sehr, Frau Prinz. Ich bin ... äh ... überwältigt.«

Was rede ich nur für einen Stuss? Şahika Prinz setzt sich lächelnd neben ihren Mann und gießt sich Kaffee ein:

»Wissen Sie, Herr Hagenberger, wenn Sie Rudolfs Biografie schreiben, brauchen Sie Fingerspitzengefühl. Denn die Deutschen sind verrückt geworden.«

»Wie meinen Sie das?«

»Rudolf wurde immer bewundert, weil er ein richtiger Mann ist. Aber heute darfst du kein richtiger Mann mehr sein. Die tragen ihre Babys in Säcken vor dem Bauch wie Kängurus. Und wenn Rudolf einen dummen Spruch bringt, gibt es einen Aufschrei, als wäre er in Polen einmarschiert ...«

Prinz ist irritiert:

»Welchen dummen Spruch denn?«

»Sein Humor war schon immer mehr Bierzelt als Barocksaal, da schüttle ich auch oft mit dem Kopf ... Aber er meint das doch alles nicht so.«

»Was meine ich nicht so?«

»Ich sage immer: Rudolf, die Deutschen sind verrückt geworden, finde dich damit ab.«

»Meinst du den Spruch neulich bei der Berlinale?«

»Wie oft habe ich ihn gewarnt: Prenscim, erst denken, dann reden. Aber er ist halt impulsiv, mein kleiner Prinz. Und genau deshalb habe ich mich damals in ihn verliebt.«

»Als ich gesagt habe, in den Presseberichten waren weniger Stars als Gendersterne?«

»Aber Sie wissen, wie man heutzutage schreiben muss, Herr Hagenberger. Sie sind am Puls der Zeit.«

»Oder meinst du meine Trauerrede für Ruth-Maria Kubitschek? Dass sie auch als Leiche noch mehr Sexappeal hat als Heidi Klum?«

»Doch, doch. Die Deutschen sind verrückt geworden.«

Es entsteht eine Gesprächspause, in der beide synchron an ihrem Kaffee nippen, dann ebenso synchron die Tassen wieder abstellen und seufzen. Ich wende mich an die Prinzessin:

»War das eigentlich ein Problem für Ihre Eltern, dass Rudolf Prinz Deutscher ist?«

»Nein, das Problem war, dass er bürgerlich ist. Wissen Sie, meine Familie war erst ganz aus dem Häuschen, weil sie dachten, Prinz sei kein Name, sondern sein Titel. Sie haben allen erzählt: Unsere Tochter heiratet in den deutschen Hochadel ein, hurra ... Na, das war eine Enttäuschung. Und dann auch noch ein Schauspieler, um Gottes willen!«

Rudolf Prinz lacht:

»Aber ich war klug und habe ihrem Vater einen Mercedes geschenkt, als ich um ihre Hand angehalten habe …«

»Das war ein BMW, Prenscim.«

»Nein, ich bin sicher, es war ein Mercedes.«

»Es war ein BMW. Aber die Geschichte funktioniert auch mit einem Mercedes, wenn es dir dann besser geht.«

»Na gut, ich hole das Fotoalbum.«

Prinz steht auf, geht auf die andere Seite des Zimmers und holt ein Album aus einer Schublade. Şahika Prinz beugt sich zu mir und redet leise:

»Er ist so empfindlich, wenn er im Unrecht ist. Achten Sie darauf, wie er gleich den Kopf in den Nacken wirft, wenn er merkt, dass ich recht habe.«

In diesem Moment wirft Prinz tatsächlich seinen Kopf in den Nacken und lässt das Fotoalbum schnell wieder in der Schublade verschwinden. Seine Frau kichert amüsiert:

»Und jetzt überlegt er sich irgendeinen albernen Spruch, weil er nicht sagen kann: Du hattest recht.«

Prinz setzt sich erhobenen Hauptes zurück aufs Sofa, trinkt einen Schluck Kaffee und sagt:

»Offensichtlich sind die Fotos manipuliert worden. Es ist eine Schande. Aber kommen wir doch zu Ihnen, Herr Hugendubel …«

»Hagenberger.«

»Genau. Dass Sie mir sympathisch sind, tut erst mal nichts zur Sache. Welche Ausbildung haben Sie denn als Autor?«

Mir wird plötzlich heiß. Ich lebe schon seit vielen Jahren vom Schreiben, und zum ersten Mal ist es mir peinlich, dass ich – von ein paar Seminaren abgesehen – keine Ausbildung hatte.

»Na ja, ich … äh … bin eher über die Praxis reingekommen. Ich war einige Jahre Werbetexter, und dann …«

»Gibt es einen Werbespruch von Ihnen, den man kennt?«

»Nun ja, äh ... *Süffels Kölsch – echt typisch kölsch* zum Beispiel.«

»Das klingt nicht gerade literarisch.«

»Dann habe ich einen Blog geschrieben, der sehr erfolgreich war.«

»Wie, einen Block? Ich dachte, ein Buch.«

»Ich habe erst den Blog geschrieben, und weil der Blog so erfolgreich war, hat der *Grabosch Verlag* dann ein Buch daraus gemacht.«

»Was ist überhaupt ein Block?«

»So eine Art Tagebuch im Netz.«

»Unglaublich. Wenn man früher einen Text veröffentlichen wollte, musste man noch was können. Heute kann jeder Idiot seinen Privatscheiß einfach ins Netz stellen ... Damit meine ich natürlich nicht Sie, Herr Hagerhügel.«

»Hagenberger.«

»Natürlich *(Zwinkern, Knacklaut, Zeigefinger)*.«

Jetzt bringt sich Şahika Prinz wieder ins Gespräch ein:

»Prenscim, hör auf, den armen Jungen zu verunsichern. Im Gegensatz zu dir habe ich sein Buch gelesen. Also, ich fand das exzellent, auch wie er seine türkische Familie beschreibt – köstlich ... Außerdem stand im Kaffeesatz, dass er der Richtige ist.«

»Hanım, dieses Buch ist mein wichtigstes Projekt überhaupt. Es wird das Bild bestimmen, das Deutschland von mir hat. Es soll mein Vermächtnis werden ... Da treffe ich meine Entscheidung bestimmt nicht auf der Grundlage einer ungespülten Kaffeetasse.«

Ich muss lachen:

»Lustig, diese Diskussion habe ich auch immer mit meiner Frau.«

Şahika Prinz fasst ihren Mann an den Schultern:

»Dann formuliere ich es jetzt so: Mit dem Herz und der Seele deiner Ehefrau und dem professionellen Verstand deiner Agentin rate ich dir: Gib ihm eine Chance.«

Prinz windet sich:

»Ich ... ich denke darüber nach.«

Ich werde zunehmend nervös, weil mir nicht klar war, wie wichtig das Buch für Prinz ist, und vor allem: dass ich den Job vielleicht gar nicht bekommen werde. Aber äußerlich gebe ich mich entspannt:

»Das wusste ich gar nicht, Frau Prinz. Dass Sie auch seine Agentin sind.«

»Ja, seit Klaus Uhlmann vor zwanzig Jahren gestorben ist. Der Klaus war eine Seele von Mensch und ein hervorragender Agent. Aber die Aasgeier, die dann seinen Platz einnehmen wollten – Verbrecher, einfach Verbrecher ... Und Rudolf war kurz davor, den Vertrag dieser Blutsauger zu unterschreiben – sollen sie in der Hölle schmoren, elende Schmarotzer! Da habe ich gesagt: Rudolf ...«

Prinz lacht:

»Rudolf nennt sie mich nur, wenn sie wütend ist.«

»Ich habe gesagt: Rudolf, jetzt übernehme *ich.* Dann habe ich den Vertrag vor Rudolfs Augen angezündet und in den Kamin geschmissen.«

»Sonst nennt sie mich Prenscim. Angeblich eine türkische Verniedlichung von *Prinz.*«

»Ich hatte ja in Paris BWL studiert und war Geschäftsführerin einer Immobilienfirma. Die habe ich sofort verkauft und das nie bereut.«

»Zumindest hat sie *gesagt,* dass es eine Verniedlichung ist. Vielleicht hat sie mich auch verarscht, und es ist irgendein türkisches Schimpfwort.«

»Ohne mich säße Rudolf wahrscheinlich im *Dschungelcamp* oder in irgendeiner anderen Ausgeburt der Niveaulosigkeit.«

»Ich kann ja nur ein paar Brocken Türkisch.«

»Diese Programmgestalter sollen auch alle in der Hölle schmoren!«

»Für die Sprache ist meine Zunge einfach nicht gemacht.«

»Wahrscheinlich sind die Deutschen wegen dieser geschmacklosen Sendungen verrückt geworden.«

Erneut entsteht eine Gesprächspause, in der beide synchron an ihrem Kaffee nippen, die Tassen wieder abstellen und seufzen. Dann schaut Frau Prinz ihren Mann eindringlich an:

»Ich verstehe ja, warum du die anderen Autoren abgelehnt hast, Prenscim. Der erste wollte gendern, der zweite hat dich mit *Na, du Hengst, alles fit im Schritt* begrüßt, der dritte hat komische Sachen über deine Mutterbindung gesagt, und die beiden Frauen ...«

»Die hast *du* abgelehnt.«

»Gut, das kann sein. Aber Herr Hagenberger hat exakt den Stil, den du brauchst, glaub mir. Wenn du das Buch selbst schreibst, wirst du von diesen Müsliterroristen geteert und gefedert ... Herr Hagenberger lässt dich nicht als alten weißen Mann erscheinen.«

Jetzt wendet sie sich mir zu:

»Nur, dass wir uns richtig verstehen: Ich liebe alte weiße Männer. Sie strahlen Würde, Reife und Erfahrung aus. Und Rudolf wird im Februar sieb...«

Rudolf Prinz räuspert sich lautstark:

»Die böse Zahl wollten wir doch nicht aussprechen, Hanım.«

»... Also, mein Mann erreicht im Dezember eine Altersstufe, der man früher mit Achtung und Wertschätzung begegnet ist. Aber die Deutschen sind nun mal verrückt geworden.«

Ich beschließe, für diesen Job zu kämpfen, und sage:

»Also, Herr Prinz, ich habe das Gefühl, dass ich Sie sehr gut kenne, weil Sie immer irgendwie da waren, seit ich mich erinnern kann ... Und ich denke, wir ticken auch vom Humor her gleich. Zum Beispiel, dass Sie die *Goldene Himbeere* da eins zu eins mit den anderen Preisen präsentieren, das ist genau die Sorte Selbstironie ...«

Frau Prinz schüttelt fast unmerklich mit dem Kopf und gibt mir verdeckt ein Zeichen, nicht weiterzureden. Ich bin irritiert.

»... äh, also genau der Humor, den ich ... äh ... also, ich fand das ... äh ...«

Rudolf Prinz schaut mich irritiert an:

»Selbstironie? Humor? Was soll daran lustig sein?«

Ein erneuter Adrenalinstoß durchfährt mich. Ich stehe neben mir und höre mich sagen:

»Na ja, weil die *Goldene Himbeere* ja nicht für die beste Schauspielleistung vergeben wird, sondern ... nun ja ... halt für das Gegenteil.«

Frau Prinz schickt mir einen verzweifelten Blick. Rudolf Prinz sitzt einen Moment fassungslos da, dann steht er auf und schreitet wortlos aus dem Zimmer. Seine Frau seufzt tief und schaut mich mit einem Was-hast-du-nur-getan-Blick an.

7

Während ich mir Schweiß von der Stirn wische, legt Frau Prinz den Zeigefinger auf die Lippen und lauscht in Richtung Tür. Nicht ein Laut dringt aus der Eingangshalle. Ich flüstere:

»Wie konnte er das nicht wissen? Es ist doch klar, dass die *Goldene Himbeere* ...«

Frau Prinz hebt die Hand, um mich zum Schweigen zu bringen. Sie horcht noch einen Moment, dann flüstert auch sie:

»Er lebt in seiner eigenen Welt. In Deutschland ist er ein Gott, aber in Amerika kennt ihn niemand. Deshalb ignoriert er den ganzen Zirkus da drüben ... Er kennt George Clooney nur aus der Nespressowerbung und hält *Jurassic Park* für eine Grünfläche der juristischen Fakultät.«

Schritte nähern sich der Tür. Mein Körper ist eine einzige Verkrampfung, als Rudolf Prinz wutentbrannt mit der *Goldenen Himbeere* in der Hand in den Raum stürmt:

»Dieses Schild *Best Side Actor* ... Darunter ist noch ein Schild!«

Er versucht hektisch, das Schild mit dem Fingernagel zu entfernen, dann ruft er in den Flur hinein:

»Frau Friemel! Bringen Sie mir einen Schraubenzieher!«

Jetzt wendet er sich an seine Frau:

»Ich wusste, da stimmt irgendwas nicht. Ich hab den Klaus noch gefragt: *Wieso sagen wir eine Hollywood-Preisverleihung ab für einen Auftritt in der ZDF Hitparade?* Und er hat nur gesagt, Deutschland ist halt der Markt, in dem wir Umsatz machen, bla, bla, bla, und ich: *Aber das ist mein erster Preis in Hollywood; außerdem habe ich die Hitparade nur wegen Dieter Thomas Heck zugesagt und erst danach erfahren, dass die jetzt von Victor Worms moderiert wird.* Aber er wieder nur: *Bla, bla, bla, bla ...* «

»Prenscim, beruhige dich. Das ist doch nur ein vollkommen unwichtiger Preis.«

Frau Prinz seufzt und wendet sich zu mir:

»Er ist so empfindlich, wenn er nicht von allen geliebt wird. Manchmal denke ich, er ist viel zu sensibel für diese Haifischbranche.«

Ich schaue sie verwundert an, denn ihr Gatte wirkt gerade etwa so sensibel wie ein Stier nach dem Einatmen von zwei Kilo Kokain. Da schleicht Frau Friemel herein, reicht Prinz den Schraubenzieher und verschwindet wieder. Prinz hebelt hektisch am goldenen Schild herum, bis es schließlich abspringt und den Blick auf das echte Schild freigibt. Prinz starrt fassungslos auf das erste Wort:

»Worst? Worst Side Actor???«

Seine Frau geht zu ihm und wuschelt ihm durch die Haare.

»Ach, die waren doch nur neidisch.«

»Oh Klaus, was für eine Lüge, was für ein Verrat! Jetzt sag mal: Ist das die Aufgabe eines Agenten, seinen Künstler zu belügen? Bin ich so ein Kleinkind, dass man mich vor der Wahrheit schützen muss? Oh Klaus, wenn du nicht schon tot wärst ...«

»Komm schon, Prenscim ...«

»Nenn mich nicht Prenscim, wenn ich wütend bin. Das hab ich dir tausendmal gesagt, Şahika.«

Frau Prinz zuckt mit den Achseln und schickt mir einen Das-war's-dann-wohl-Blick. Tja. Hm. Tja. Der Job wäre so schön gewesen, Daniel ... Aber darum geht es gar nicht mehr. Ich muss erst mal lebend aus diesem Zimmer herauskommen. Rudolf Prinz ist immer noch schwer erschüttert. Na los, Daniel, saug dir irgendwas aus den Fingern! Ich rede mit letzter Kraft gegen die Trockenheit in meiner Kehle an:

»Äh ... *(hust)* also, auch Tom Cruise und Kevin Costner haben die *Goldene Himbeere* bekommen, sogar Jack Nicholson ... Das äh ... *(hust)* das ist eigentlich eine Ehre.«

»Und wenn mich jemand umbringt, was sagen Sie dann? ›Auch Martin Luther King und John Lennon wurden umgebracht, das ist eine Ehre!‹«

»Na ja, also, äh ... *(hust, hust)*.«

»Nein, das ist keine Ehre, Herr Herrenburger. Es ist eine Frechheit. Eine Respektlosigkeit. Eine absolute Unverschämtheit. *Worst Side Actor.* Diese Amerikaner sind gottverdammte Kulturbanausen ... So was lässt sich Rudolf Prinz nicht bieten!«

Er rennt wutentbrannt auf die Terrasse, holt kurz aus und wirft den Preis mit erstaunlicher Wucht in den Garten, wo er krachend an der Libanon-Zeder zerschellt. Wow! Mit dieser Wurftechnik könnte Prinz sich für die WM im Kugelstoßen qualifizieren. Hirsch und Reh flüchten erschrocken in das Waldstück, das wenige Meter dahinter beginnt und offensichtlich auch noch zum Grundstück gehört.

Dann kommt Prinz zurück in den weißen Salon und fixiert mich mit funkelnden Augen. Langsam bewegt er sich auf mich zu. *Rudolf Prinz erwürgt Bestsellerautor* – ich glaube, ich kriege morgen meine erste *BILD*-Titelseite. Ich will fliehen, kann mich aber nicht bewegen. Ich will etwas sagen, aber mein Mund ist zu trocken. Da spüre ich, wie sich die Pranke von Prinz in meine Schulter krallt. Mit festem Blick schaut er mir in die Augen. Ich fühle mich wie Mogli im *Dschungelbuch,* als er im Würgegriff der Schlange *Kaa* hypnotisiert wird.

»Herr Hagenberger, was Sie eben getan haben ... das erfordert Mut. Sie hatten die Ehrlichkeit, eine unangenehme Wahrheit auszusprechen. Das heißt, ich kann Ihnen vertrauen ... Sie haben den Job *(Zwinkern, Knacklaut, Zeigefinger).*«

Frau Prinz lächelt mir zu:

»Ich fand diese Himbeere sowieso immer hässlich.«

8

»Aber das ist ja eine … katholische Kirche!«

Meiner Mutter steht das blanke Entsetzen ins Gesicht geschrieben.

»Ihr habt uns zur Einschulung eingeladen. Von einem Gottesdienst war nie die Rede.«

Ich habe mit einer solchen Reaktion gerechnet und gebe mich betont teilnahmslos:

»Ja, normal, eine katholische Grundschule macht halt einen Einschulungsgottesdienst.«

Nun mischt sich mein Vater ein:

»Das heißt, Laras erste Bildungserfahrung besteht darin, einem Wesen zu dienen, das nicht existiert. Wohin soll das führen? Dass sie in fünfzehn Jahren über Flaschengeister promoviert, und ihr Doktorvater ist die Mumie von Ramses III.?«

Ich atme tief durch und bin froh, dass Aylin und Lara mit den Denizoğlus außer Hörweite stehen. Auf eine Antwort verzichte ich, denn es ist sinnlos, mit meinen Eltern über die Kirche zu diskutieren. Als ich mit siebzehn einmal zu einem Konzert der *Harlem Gospel Singers* ging, hat meine Mutter mir anschließend einen Termin bei einer befreundeten Psychologin besorgt, die prüfen sollte, was mit mir nicht stimmt. Die Psychologin diagnostizierte eine zu enge Mutterbindung … Woraufhin meine Mutter ihr die Freundschaft kündigte.

»Daniel, Erika, Rigobert, kommt her, wir machen ein Foto.«

Aylin hat ihr Smartphone unserer Nachbarin in die Hand gedrückt, deren Sohn heute ebenfalls eingeschult wird, und winkt uns zu sich. Im Gegensatz zu meinen Eltern, die in Jeans und Sommerhemden gekommen sind, haben sich die Denizoğlus in Schale geworfen: Aylins Vater trägt einen dunkelgrauen Anzug mit weißem Hemd und Krawatte, seine Frau ein weißes Sommerkleid mit Strassapplikationen. In Kombination mit der Kirche könnte man die beiden glatt für ein Brautpaar halten. Nun gesellt sich noch der engste Familienkreis von Aylin dazu: Bruder Cem, drei Tanten und zwei Onkel mütterlicherseits sowie vier Tanten und drei Onkel väterlicherseits, zuzüglich acht Cousins und Cousinen. Wir nehmen Lara und ihre Schultüte – natürlich die mit den Meerjungfrauen – in die Mitte und posieren für ein Foto mit insgesamt drei Ayşes und fünf Emines. Dabei wendet sich mein Vater an Herrn Denizoğlu:

»Empfinden Sie das nicht als Zumutung, dass Ihre Enkeltochter in eine katholische Messe gehen muss? Ich meine, Sie sind doch keine Christen.«

»Ach, wisse Sie, Herr Hageberger, Allah ist groß. Wenn du hast eine gute Charakter, Allah mag dich. Für ihn ist nicht so wichtig, ob du bist Moslem oder katholisch oder jüdisch.«

»Oh, das ist aber sehr tolerant.«

»Hauptsache, du bist keine Grieche.«

Unsere Nachbarin macht mehrere Fotos, auf denen alle lächeln außer meinen Eltern. Ich bin froh, dass Herr Denizoğlu kein Deutscher ist, sonst hätte mein Vater ihm jetzt einen Vortrag über Alltagsrassismus gehalten. Aber bei Ausländerfeindlichkeit von Ausländern reagiert mein Vater immer gleich: Er zieht zwei Sekunden lang tadelnd die Augenbrauen hoch, um dann mit leichtem Seufzer mild lächelnd auszuatmen – so wie man es bei einem Golden Retriever täte, der einen Keks vom Sofatisch gewedelt hat.

Lara reicht Aylin ihre Schultüte, um mit zwei Mädchen zu

toben, die sie aus der Kita kennt, während sich Frau Denizoğlu das Smartphone schnappt und ihr Gesicht so groß zieht, dass es das Display ausfüllt:

»Allah, Allah! Diese Frau macht keine gute Foto. Guck mal, ich sehe überhaupt nix gut aus – wie eine Pfannkuchen mit Blaubeere ... Ach egal, mache ich heute Abend mit *Fotoshop*.«

Meine Mutter starrt mit angespannten Gesichtszügen intensiv auf ihre Fingernägel – was sie immer tut, wenn ein unangenehmes Gespräch ansteht. Sie holt noch einmal tief Luft und wendet sich an Frau Denizoğlu:

»Sagen Sie mal ... also, wir hatten darüber noch gar nicht gesprochen, aber ... na ja ... wegen Lara, also ihre Erziehung ... tja, Sie wissen schon: Sie sind Moslems, wir Atheisten ...«

»Ach, Sie sind Artiste?«

»Atheisten.«

»Dann Sie waren früher Zirkus-Atheisten?«

In meinem Kopf entsteht das Bild meiner Eltern, die in glitzernden Zirkuskostümen in der Manege stehen und mit den gesammelten Werken von Jean-Paul Sartre jonglieren. Meine Mutter stellt klar:

»Nein, Sie verwechseln das. Es geht um unseren Glauben.«

»Ach so. Atheisten und Christen ist wie Aleviten und Mohammedaner.«

»Ehrlich gesagt: nein. Atheisten sind ... ja, wie erkläre ich das jetzt am besten ...«

Herr Denizoğlu mischt sich ein:

»Aber das hat doch nix zu tun mit Athen?!«

»Nein.«

»Dann ist keine Problem, haha. Wissen Sie, ich nix hasse die Griechen. Sollen nur einfach bleiben in Griechenland, die Penner, dann wir haben keine Problem.«

Diesmal dauert das Augenbrauenhochziehen meines Vaters

etwas länger, dennoch folgen traditionell das Seufzen sowie das milde Lächeln. Aylin rollt mit den Augen, ich zucke ratlos mit den Schultern. Meine Mutter erklärt:

»Im Prinzip bedeutet Atheismus, dass man eben nicht religiös ist.«

Mein Vater ergänzt:

»Das Wort kommt aus dem Altgriechischen und heißt *Ohne Gott.*«

Herr Denizoğlu schaut entsetzt:

»Sie glauben an die alte Griechen?«

»Nein. Wir ...«

»Griechische Götter waren alle schwul. Guck dir an Poseidon.«

Aylin verbirgt vor Scham ihre Augen hinter der Hand, und Herr Denizoğlu fängt sich neben den hochgezogenen Augenbrauen meines Vaters einen Rüffel seiner Frau ein:

»Sage nix gege Poseidon, ist eine wunderschöne Mann.«

»Aber eine schwule Grieche.«

»Und ich liebe schwule Grieche. So.«

Herr Denizoğlu schaut seine Frau entsetzt an, während meine Mutter die Gesprächspause nutzt:

»Noch mal zurück zum Atheismus: Atheisten glauben an gar nichts.«

Frau Denizoğlu klatscht begeistert in die Hände:

»Dann, ich bin auch Atheist.«

»Tatsächlich?«

»Ja. Ich auch glaube an gar nix.«

»Oh, das ist ja ... eine Überraschung.«

»Außer natürlich an Allah.«

»Tja, das ist dann streng genommen kein Atheismus mehr.«

»Und an Prophet. Aber was Mensche sage, ich glaube auch an gar nix.«

Es entsteht eine unangenehme Pause, und Frau Denizoğlu ergänzt:

»Egal. Das müssen wir nicht hängen an große Posaune.«

In diesem Moment tritt exakt das Funkeln in die Augen meiner Mutter, das ihren berühmt-berüchtigten Monologen vorausgeht. Ich versuche, ihr zuvorzukommen:

»Erika, ich glaube, wir sollten das Thema jetzt einfach ...«

Zu spät, denn der Monolog hat schon begonnen:

»Also, wenn es um Glauben geht, da reden viele Menschen einen derartigen Unsinn, dass man einfach nur schreien möchte. Neulich hat mir eine Nachbarin erzählt, der Vatikan habe Papst Gregor IX. mit einer Zeitmaschine aus dem Mittelalter geholt, damit er die Kirche reformiert, aber er habe den Zeitsprung mental nicht verkraftet, sei außer Kontrolle geraten, und, na ja, auf jeden Fall, es sei Till Lindemann – ja, genau, der Sänger von Rammstein. Ich schwöre, das hat sie gesagt. Also da fragt man sich doch, was bei der im Oberstübchen schiefgelaufen ist, aber exakt das ist das Resultat von Glauben, denn glauben kann man ja an alles: an Jesus Christus, an Außerirdische oder daran, dass unser Klopapier von den Chinesen mit Botenstoffen versetzt wird, die nach der rektalen Aufnahme in unserem Körper den freien Willen unterdrücken. Und deshalb sind Fakten für uns so wichtig, denn auf der Basis von Fakten kann man friedlich zusammenleben. Lange Rede kurzer Sinn: Wir glauben an die Wissenschaft, aber nicht an ... Gott.«

Die Denizoğlus erstarren. Und ich verspüre den Drang, etwas zu sagen. Es ist schon verrückt: Religion und Spiritualität waren so ein Tabu im Hause Hagenberger, dass ich mich bis heute nicht getraut habe, mit meinen Eltern darüber zu sprechen. Wenn ich mit 18 gesagt hätte: *Ich bin jetzt eine Frau und heiße ab sofort Rapunzel,* hätten sie das sofort akzeptiert. Aber *Ich bin spirituell* – no way. Doch jetzt, im Beisein von Aylin und ihren

Eltern, vor dem Eingang zu einer katholischen Kirche, habe ich endlich den Mut, mich zu outen:

»Ich bin aber kein Atheist.«

Ich registriere erstaunt, dass mein Vater seine Augenbrauen fast bis zum Haaransatz ziehen kann. Meine Mutter schaut mich mit einem Ich-habe-meinen-Sohn-verloren-Blick an:

»Aber … aber was …«

»Seht es so: Ihr glaubt doch an den Urknall, oder?«

Mein Vater antwortet: »Nun, ich würde nicht sagen: *glauben*. Wir *wissen* vom Urknall.«

»Und ich glaube, dass der Urknall von irgendwas oder von irgendwem verursacht wurde. Denn wie heißt es so schön in Köln: *Von nix kütt nix.*«

Herr Denizoğlu hakt nach:

»Uhr knallt? Ich dachte immer, Uhr tickt.«

Die Augenbrauen meines Vaters sind noch nicht einen Millimeter zurück nach unten gewandert. Meine Mutter ringt weiterhin um Fassung:

»Aber du bist doch nicht in irgendeiner Sekte gelandet? Wo sie dir das Geld wegnehmen, auf Ufos warten und sagen: Deine Eltern sind alles schuld.«

Aylin springt mir zur Seite:

»Ach Erika, du kennst uns doch. Wir sehen das entspannt. Und Lara soll mit achtzehn selbst entscheiden, woran sie glaubt.«

Jetzt zieht Herr Denizoğlu plötzlich auch seine Augenbrauen hoch:

»Natürlich, Toleranz ist wichtige Sache, aber für Kinder muss auch gebe eine Orientierung. Du kannst nicht sage: Ist mir alles egal. Denn manche Dinge sind überhaupt nicht egal. Sind sehr wichtig …«

Worauf will er hinaus? Dass Lara doch Muslima werden soll?

»… zum Beispiel, wenn Lara mag Fenerbahçe oder Galatasaray, du musst sagen: Hier ist rote Linie. Unser Verein ist Trabzonspor. Fertig. Aus. Feierabend.«

9

Zehn Minuten später sitzen wir alle nebeneinander auf einer Bank der Kirche St. Josef, die zu einem knappen Drittel mit Aylins Verwandten gefüllt ist. Die Kinder sitzen einige Reihen vor uns. Lara dreht sich um und winkt uns fröhlich zu. Wir winken geschlossen zurück, wie eine Reihe dieser Winkekatzen, die manchmal in Schaufenstern chinesischer Restaurants stehen. Ich versuche, mit einer lustigen Grimasse Laras Aufmerksamkeit auf mich zu lenken. Lara lacht, schüttelt mit einem Du-bist-peinlich-aber-ich-liebe-dich-trotzdem-Blick den Kopf und wendet sich schließlich dem Pfarrer zu, der nun zum Altar schreitet:

»Liebe Schülerinnen und Schüler der *Grüngürtelschule,* ich bin Pfarrer Hans Kleuser, und ich kann mich noch gut daran erinnern, wie aufgeregt ich selbst war, als ich eingeschult wurde.«

Mein Vater flüstert mir ins Ohr:

»Daran erinnert er sich. Aber frag ihn mal nach der Hexenverbrennung.«

»Rigobert, bitte. Das ist ein historischer Moment, lass ihn uns einfach genießen.«

Mein Vater seufzt, und meine Mutter nimmt ihn kurz in den Arm. Dann macht sie ein Foto von Lara, die sich exakt im richtigen Moment noch einmal zu uns umdreht und stolz lächelt. Aylin nimmt meine Hand und drückt sie ganz fest. Einige Tränen kullern ihr aus den Augen. Auch meine werden feucht. Wahnsinn, unsere Tochter wird eingeschult. Wie kann das sein? Ihre Geburt war doch erst gestern ...

Lara kam drei Wochen zu früh. Ich saß auf der Bühne des *Kleinen Landcafés* in Kerpen, einem Eifeldorf mit gut vierhundert Einwohnern, das man nicht mit dem großen Kerpen im Rhein-Erft-Kreis verwechseln darf. Ich las seit einer knappen halben Stunde aus dem soeben veröffentlichten Buch vor, das mein Scheitern als Gastronom satirisch aufbereitet. Vor mir quetschten sich gut fünfzig Leute aneinander. Der Raum war so eng, dass die erste Reihe ihre Getränke auf meinen Lesetisch stellte. Beim Nachjustieren des Mikrofons hätte ich fast einem Mann sein Kölschglas in den Schoß befördert.

Die Stimmung war ausgezeichnet; das Publikum amüsierte sich gerade über die ernsthafte Überzeugung von Aylins Cousine, dass es ein Gericht namens *Lammgeröll mit Möse* gibt, als ich die Vibration meines Handys in der Hosentasche spürte. Ich hatte es für alle Kontakte gesperrt – bis auf Aylin. Ich wusste sofort, was ihr Anruf bedeutete. Da ich den nächsten Satz aber schon angefangen hatte – es ging um ein weiteres Gericht namens *Huhngeschnacksel an Pfefferklinke* –, las ich ihn noch zu Ende, bevor ich das Handy aus der Hosentasche holte und ins Mikro sagte:

»Tut mir leid, ist meine Frau, da muss ich rangehen.«

Zu meiner Überraschung lachte das Publikum – offenbar dachten die Leute, das gehöre zur Show. Ich nahm den Anruf an und hörte Aylins Stimme:

»Daniel, es geht los. Unsere Tochter kommt zur Welt.«

»Geliyorum Aşkım. Seni seviyorum. *(Ich komme, meine Liebe. Ich liebe dich.)*«

»Ben de seni seviyorum Sevgilim. *(Ich liebe dich auch, mein Liebster.)*«

Ich sprach instinktiv Türkisch, als Geheimsprache, denn ich wollte diesen intimen Moment nicht mit dem Publikum teilen. Als ich auflegte, musste ich mich erst mal sammeln. Ganz langsam kam die Information in meinem Gehirn an: Ich werde Vater. Ich. Werde. Vater ... Mein Herz begann wie wild zu hüpfen, und ich bekam Gänsehaut am ganzen Körper. Nach einer Weile wurde mir bewusst, dass mich gerade fünfzig Augenpaare fragend anstarrten: Wo bleibt die Pointe? Ich erlebte die ganze Situation wie einen Film und hörte mich ins Mikro sagen:

»Tut mir leid, aber ich muss jetzt weg.«

Großer Lacher.

»Nein, ehrlich, ich ... ich muss weg.«

Großer Lacher.

»Wissen Sie, also, es ist so ... ich werde Vater.«

Großer Lacher plus Szenenapplaus. Ich hatte kurz zuvor erzählt, dass ich mich mit dem Beschreiben von Sexszenen schwertue und man einfach davon ausgehen soll, dass es passiert sei – auch wenn ich es nicht beweisen könne. Wie oft in komplizierten Situationen versteckte ich mich dann hinter der Stimme von Udo Lindenberg:

»Ja, also panikmäßigen Dank für euer hammergeiles Verständnis, aber die Nachtigall fliegt jetzt nach Köln, wo ihr Küken dann el-schnello-technisch aus dem Ei schlüpft. Also, trinkt alle mal ein lecker Likörchen auf 'ne locker-flockige Entbindung ... Ciao!«

Erneut großer Lacher plus Szenenapplaus. Ich nahm meinen Text, winkte in die Runde und verließ mit Udo-Lindenberg-Bewegungen den Raum. Als ich mein Auto aufschloss, das direkt vor dem Café parkte, hörte ich erneut Lachen und Gejohle im Publikum. Ich winkte ins Café, setzte den Blinker und rauschte davon. Später erzählte mir der Veranstalter, dass die Leute noch einige Minuten brauchten, bis ihnen klar wurde, dass ich nicht zurückkommen würde.

Die nächsten zehn Minuten verbrachte ich wie in Trance. Ich hatte nur einen Gedanken: Ich will jetzt bei Aylin sein. Es war schon dunkel, und ich raste durch die menschenleere Eifel. Wiesen, Bäume, Hügel, Kühe, Bauernhöfe und eine Ritterburg rasten an mir vorbei, von einem satten Vollmond in milchiges Licht getaucht. Es kam mir vor, als würde ich durch ein Bild von Caspar David Friedrich fliegen. Fast rechnete ich damit, mein Wecker könne gleich klingeln und ich hätte alles nur geträumt.

Erst ein Blitzer riss mich zurück in die Realität. Ich sah erschrocken, dass mein Tacho 130 anzeigte. Erlaubt waren 70. Ich bremste auf 80 ab, was mir unendlich langsam vorkam. Mein Handy hing am Armaturenbrett und zeigte eine SMS meiner Mutter an: *Wehen kommen schneller; fahr aber trotzdem vorsichtig und pass auf Rehe auf.* Ironischerweise hätte ich beim Lesen der SMS fast ein Wildschwein überfahren.

Das Navi zeigte mir an: Noch 77 Kilometer bis zum St. Elisabeth-Krankenhaus in Köln-Hohenlind ... Ich musste zu Aylin, schnell! Ich verfluchte mich dafür, dass ich diesen Auftritt angenommen hatte. Jetzt würde ich die Geburt meiner Tochter wegen einer Lesung verpassen, die für meine Karriere ungefähr so wichtig war wie die Teilnahmebescheinigung am Bodenturnen in der sechsten Klasse ... Aber wer konnte so was ahnen? Seit ich Aylin kenne, kommt sie permanent zu spät. Und jetzt kam ihre Tochter zu früh! Das Schicksal war ein bösartiger Clown.

Nach einer nicht enden wollenden kurvigen Landstraße erreichte ich endlich die A 1 und konnte auf 180 beschleunigen. Ich entspannte mich ein klein wenig. Für gut zehn Minuten. Dann leuchtete die Tankanzeige auf.

10

Ein erneuter Adrenalinstoß durchfuhr mich. Ich befahl mir, ruhig zu bleiben. Ich reduzierte das Tempo auf 150, um Sprit zu sparen. Bis zur Raststätte Ville müsste es reichen. Von meiner Mutter kam eine weitere SMS: *Aylin ist im Kreißsaal. Muttermund leicht geöffnet. Alles gut.*

Ich würde die Geburt meiner Tochter verpassen, und meine Mutter schrieb *Alles gut?!* Na bravo. Ich bekam Schweißausbrüche, beschleunigte wieder auf 180 und befand mich in einem dauerhaften Angstzustand. Fünf Minuten später oder fünfzig – keine Ahnung – kam das Schild: *Rasthof Ville – 5 km.* In dem Moment erfasste mich eine seltsame Euphorie, und ich fühlte mich plötzlich unverwundbar. Als der Rasthof noch 500 Meter entfernt war, setzte ich den Blinker: *So, jetzt bremsen, Daniel, sonst fliegst du aus der Kurve. Aber Bremsen bedeutet: später bei Aylin sein. Aber du musst ... zack, vorbei.*

Ich war einfach weitergefahren. Das Licht der Raststätte rauschte rechts an mir vorüber. Was hatte ich getan? Die Euphorie verflog in Sekunden, und mich ergriff die nackte Panik. Irgendwann würde meine Tochter sprechen lernen und mich fragen: *Papa, wo warst du bei meiner Geburt?* Und ich würde antworten: *Auf dem Standstreifen der A 1 in der Höhe von Hürth-Gleuel.* Tränen stiegen in meine Augen, Tränen der Wut auf mich selbst und der Trauer über das, was ich dabei war zu verpassen. Wie oft hatte ich mir diesen Moment ausgemalt: Ich halte Aylins Hand und spreche ihr Mut zu. Wir küssen uns zärtlich, dann heißt es ein letztes Mal *Pressen!*, und kurz darauf halte ich unsere Tochter im Arm. Und jetzt? Ich fuhr immer noch 180 und wartete darauf, dass das Auto stehen blieb. Dabei malte ich mir aus, wie ich das Auto einfach auf dem Standstreifen ausrollen lasse, über die Leitplanke springe und in Hürth-Gleuel verzweifelt nach einem Taxi suche. Gab es überhaupt Taxis in Hürth-Gleuel? Noch fuhr das Auto, und nach einer schieren Ewigkeit wurde die Abfahrt Köln-Junkersdorf angezeigt. Ich setzte den Blinker, bremste auf 90 ab und fuhr mit quietschenden Reifen um die Kurve, bog auf die Dürener Straße ein, ignorierte eine rote Ampel und wurde ein zweites Mal geblitzt, weil ich 87 fuhr anstatt der erlaubten 50 – was später in Kombination mit dem Vergehen in der Eifel für vier Punkte in Flensburg, knapp 800 Euro Bußgeld und zwei Monate Führerscheinentzug sorgen würde, von Aylins Bruder Cem wie folgt kommentiert: »Herzlichen Glückwunsch, Daniel. Jetzt bist du offiziell ein Türke.«

Ich ignorierte eine weitere Tankstelle auf der linken Seite, weil es nicht mehr allzu weit zum Krankenhaus war. Doch nur zwei Minuten später fing das Auto an zu ruckeln und blieb wenige Hundert Meter weiter stehen. Mitten im Kölner Stadtwald. Ich stellte den Wagen auf den Seitenstreifen und rannte los. Hatte ich die Türen verschlossen? Egal. Ich rannte und rannte. Wie weit war es noch? Ich wollte *Google Maps* auf meinem Handy aktivieren, als mir klar wurde, dass ich selbiges am Armaturenbrett hatte hängen lassen. Egal. Ich rannte weiter. Ich wusste, das Krankenhaus war ganz in der Nähe, aber bisher war ich die Strecke immer mit dem Auto gefahren. Ein gefühltes Jahrzehnt später stand ich keuchend vor dem Infoschalter des St. Elisabeth-Krankenhauses und versuchte, nach dem Kreißsaal zu fragen – was sich etwa so anhörte:

»Hhhhhh ... krchchchchch .... Hhhhhhhhhh ... kchkchckch ...«

Die Frau am Infoschalter, Ende fünfzig, rundlich, mit rot gefärbten Haaren, griff sofort zum Telefon und zeigte gestisch an, ich solle mich beruhigen.

»Juten Abend, Breuer hier. Isch habe hier gerade einen Asthmaanfall ... Nein. Nischt isch ... Es handelt sisch um einen Mann ... Jut, sag isch ihm.«

Sie legte auf und wandte sich mir zu:

»Entschuldijung, aber schaffen Sie dat noch bis zur Notaufnahme? Da kann jrad keiner herkommen – Personalmangel.«

Inzwischen war ich wieder ein wenig zu Atem gekommen:

»Nein ... hhhhh ... ich ... hhhh ... will in den ... hhhh ... Kreißsaal.«

Frau Breuer schaute mich fassungslos an:

»Mit einem Asthmaanfall. Nee, is klar.«

»Nein, ich ... hhhhh ... ich bin nur ... hhhh ... gerannt ... Ich ... hhhhh ... werde Vater.«

»Och, dat is doch herrlisch. Dat freut misch aber. Ach, jehören Sie zu den Türken, den Denitzokklus? Dat sind meine Nachbarn in Ehernfeld ... Köln is doch ein Dorf, oder? Also, isch mag die, die sind positiv bekloppt, diese Orientalen. Auf jeden Fall: herzlischen Jlückwunsch. Wissen Sie, als mein Sohn jeboren wurde, dat war ein Erlebnis, so wat gibt et nur einmal im Leben ... Der war so süß damals, janz ehrlisch. Inzwischen hat er Überjewischt, aber wat willste machen, nit jeder wird ein Brad Pitt ... Ach, passense auf, isch zeig Ihnen mal ein Foto, wie der Jens mit acht als Flamingo verkleidet war, dat war herrlisch ... Kleinen Moment, isch hab jetzt zweitausend Bilder auf dem Schmartfon, da muss isch mal wat löschen, aber man kommt ja zu nix ...«

Ich war inzwischen zum Etagenplan gelaufen, weil ich vermutete, dass Frau Breuer mir den Weg zum Kreißsaal frühestens in einer halben Stunde mitteilen würde.

»... Oh, dat hier war unsere Fahrt nach Paris, also, dat würde isch nit empfehlen, da kriegst du in der janzen Stadt kein Kölsch. Jut, von der Bausubstanz her merkt man schon, die haben sisch Mühe jejeben, Eiffelturm und Luffre und so, alles jut – aber kein Kölsch?! Hallo, dat jeht jar nit. Oh, und hier is der Jens an Rosenmontag als Lady Jaja – also Jaja mit Je wie Jiraffe ...«

Den Rest ihrer Ausführungen bekam ich nicht mehr mit, weil sich die Tür des Aufzugs schloss, der mich zur Geburtsstation beförderte. Als sich die Tür mit einem *Pling* öffnete, erwartete mich eine Menschenmenge, die man eigentlich als offizielle Versammlung hätte anmelden müssen: Aylins Verwandtschaft. Der Lärmpegel war atemberaubend. Eine der drei Emine-Tanten sah mich und brüllte so laut, dass schlagartig alle anderen verstummten:

»Daniel geldi! *(Daniel ist gekommen!)*«

Die Menge teilte sich vor mir und gab einen schmalen Korridor frei bis zum Kreißsaal. Ich wusste: Wenn ich auch nur einen einzigen Verwandten persönlich begrüße, dann muss ich alle begrüßen, und das würde dann inklusive Wangenküsschen und höflichen Smalltalks wahrscheinlich bis morgen früh dauern. Also fokussierte ich mit Adleraugen die Tür des Kreißsaals, schritt entschlossen durch die Menge und trat ein. Aylin lag schweißnass im Bett, fix und fertig, aber dennoch strahlte sie mich an:

»Daniel!«

Mir schossen die Tränen in die Augen. Ich ging zu ihr und küsste sie:

»Es tut mir so leid. Ich wollte doch dabei sein. Wo ist unsere ...«

Aylin zog die Decke nach unten und enthüllte so ihren Bauch, der immer noch genauso dick war wie bei meinem Aufbruch in die Eifel. Aylin nahm meine Hand und drückte sie fest. Unsere

Hebamme, die neben dem Bett stand und gerade Aylins Puls nahm, lächelte mich an:

»Ich glaube, Ihr Baby hat auf Sie gewartet.«

Ich wollte vor Freude losheulen, doch dann bemerkte ich, dass sowohl meine Mutter als auch meine Schwiegermutter im Zimmer waren, und beherrschte mich. Frau Denizoğlu stürmte auf mich zu, nahm mein Gesicht in beide Hände und drückte mir dabei aus Versehen die Ohren zu, sodass ich ihre Sätze trotz meiner passablen Türkischkenntnisse nur bruchstückhaft verstand. Es kamen auf jeden Fall die Worte *Mein Sohn, Liebe, Geburt* und *Knoblauchwurst* vor ... Ach nein, sie hat nicht *sucuk* gesagt, also Knoblauchwurst, sondern *çocuk* – was Kind bedeutet. Als mich Frau Denizoğlu losließ, nahm mich meine Mutter in den Arm, wortlos, fester als üblich. Dann ging sie zur Tür:

»Wir lassen euch dann mal allein ...«

Damit verließ sie den Kreißsaal. Offenbar ging Frau Denizoğlu davon aus, dass meine Mutter das *wir* im Sinne des Pluralis Majestatis benutzt hatte, denn sie machte nicht die geringsten Anstalten, ihr zu folgen. Dann kam es zu einem der stummen Dialoge zwischen Aylin und ihrer Mutter:

Aylin zieht fragend die Augenbrauen hoch: *Und du willst nicht gehen?*

Frau Denzioğlu hebt mit unschuldigem Blick die Augenbrauen: *Ich???*

Aylin senkt leicht den Kopf und zieht die Augenbrauen zusammen: *Ja, du.*

Frau Denizoğlu seufzt und rollt unmerklich mit den Augen: *Ich bin zwar beleidigt, aber wenn du unbedingt willst ...*

Aylin entspannt die Brauen und lächelt: *Danke, Mama.*

Frau Denizoğlu zieht die Brauen leicht fragend zusammen: *Oder kann ich vielleicht doch bleiben?*

Aylin holt tief Luft und schließt die Augen: *Nein.*

Frau Denizoğlu entspannt die Brauen und lächelt mild: *Na ja, ich liebe dich trotzdem.*

Als Aylins Mutter die Tür hinter sich schloss, holte ich mit meiner freien Hand ein Tempo aus der Tasche und tupfte Aylins nasse Stirn ab. Kurz darauf durchfuhr mich ein furchtbarer Schmerz: Aylin drückte meine Hand mit einer Intensität, die erst Rudolf Prinz sechs Jahre später wieder erreichen würde. Die finale Wehe hatte eingesetzt. Und auch wenn mir das heute unangenehm ist: Aylin und ich schrien synchron auf. Die Hebamme strahlte:

»Ich sehe den Kopf!«

Wenige Minuten später waren alle Schmerzen vergessen, und ich hielt meine Tochter im Arm. Es war exakt so, wie ich es mir ausgemalt hatte – nur viel intensiver. In den vergangenen sechs Jahren bin ich immer wieder daran gescheitert zu beschreiben, was in diesem Moment mit mir passierte. Es war, als hätte jemand einen Schalter in mir betätigt, von dem ich nicht wusste, dass es ihn gab, und damit ein Licht eingeschaltet, das mein Leben für immer verändern und dessen Sinn neu definieren sollte.

Ich legte mich zu Aylin, zwischen uns unsere Tochter, und war so auf uns drei fixiert, dass ich kaum mitbekam, wie sich der Kreißsaal nach und nach mit der Familie füllte. Kaum auf der Welt, vollbrachte meine Tochter direkt ihr erstes Wunder: Meine türkische Familie, die normalerweise in Sachen Lautstärke locker mit einem *Metallica*-Konzert mithält, war bei ihrem Anblick in andächtiges Schweigen versunken. *Wow,* dachte ich, *meine Tochter kann zaubern.* Ich war mir absolut sicher: Lara ist das mit Abstand wunderbarste Mädchen auf der ganzen Welt. Aylin strahlte ihre Familie an und sagte:

»Es ist ein Junge.«

11

Im Kreißsaal brach großer Jubel aus. Man umarmte sich, klopfte sich auf die Schultern und pfiff. Lara verfolgte das Spektakel mit großen Augen und fing an zu glucksen. Herr Denizoğlu klatschte in die Hände:

»Eine Junge! Vallaha *(bei Gott)*, er sieht aus wie ich. Guck mal, sieht er nicht aus wie ich? Er sieht aus wie eine Prinz. Allah Allah, er hat meine Augen! Er sieht aus wie ich. Vallaha, genau wie ich!«

Begeisterte Zustimmung bei Aylins Familie, nur meine Eltern schauten verwirrt. Ich hatte ihnen nämlich gesagt, dass wir ein Mädchen bekommen. Plötzlich war ich selbst unsicher: Hatte sich die Ärztin beim Ultraschall vertan? Vielleicht war ja der Penis von der Nabelschnur verdeckt ... oder ungewöhnlich klein ... oder hatte er sich spontan erst kurz vor der Geburt ausgebildet? Ich lupfte kurz das Bettlaken und schaute nach: nein, kein Penis. Gut, das will heutzutage nichts mehr heißen, aber ... Ich schaute Aylin fassungslos an. Sie schaute mit einem Ich-habe-Scheiße-gebaut-aber-jetzt-ist-es-zu-spät-Lächeln zurück. Später erklärte sie mir mit Schamesröte im Gesicht, sie habe aus Panik einen Blackout gehabt.

Sechs Monate davor, nach der zweiten Ultraschalluntersuchung, hatten wir meine und Aylins Eltern in unsere damalige Wohnung in der Kölner Südstadt eingeladen, um sie darüber zu informieren, dass sie Großeltern werden. Es sollte nur Tee und etwas Gebäck geben, aber Aylin hatte den ganzen Tag in der

Küche gestanden, und mit dem Ergebnis hätte man locker die *Speisung der 5000* verfilmen können.

Pünktlich um 16 Uhr klingelte es. Meine Eltern kamen mit Oma Bertha die Treppe hoch, die mit weit über neunzig körperlich immer noch erstaunlich fit war – auch wenn sie bald darauf ins Heim musste, nachdem sie der Polizei einen Mord in ihrem Wohnzimmer gemeldet hatte. Als die Polizei eintraf und die Leiche sehen wollte, zeigte Bertha auf ihren Fernseher, wo der Leichenbeschauer gerade *Kommissar Kalle Kress* die Todesursache erklärte.

Nun war meine Oma nach dem Aufstieg in den dritten Stock ein wenig außer Atem und hielt sich nicht lange mit einer Begrüßung auf:

»Warum seid ihr denn in die Berge gezogen? So hoch kann man nicht mal mehr Kartoffeln anbauen.«

Ich hatte von einer Demenzexpertin gelernt, dass ich Oma Bertha nicht korrigieren sollte:

»Dafür kann man im Winter wunderbar Ski fahren.«

»Na gut, aber Vorsicht vor Lawinen. Die sind sehr gefährlich hier in den Alpen.«

Während ich meine Eltern umarmte, betrat Oma Bertha den Flur, winkte sich selbst im Garderobenspiegel zu und sagte:

»Och guck mal, meine Nachbarin ist auch schon hier.«

Meine Mutter schien zu ahnen, dass etwas in der Luft lag, überspielte aber ihre Aufregung mit einem Monolog über die englische Teekultur. Mein Vater fragte Aylin, ob sie in seinem Smartphone die ständigen Push-Nachrichten der Zeitschrift *Brigitte* stoppen könne – er hatte sie versehentlich aktiviert, als er für die Vorlesung »Sprache der Terroristen« das ehemalige RAF-Mitglied Brigitte Mohnhaupt googeln wollte.

Aylins Eltern klingelten zwanzig Minuten später – nach orientalischem Zeitempfinden also pünktlich. Der weitere Ablauf war so geplant: Wir setzen uns gemeinsam an den Wohnzimmertisch, essen in aller Ruhe, reden über dies und das, und dann hole ich mit Unschuldsmiene die Sektflasche aus dem Kühlschrank, bei der wir das Ultraschallbild über das Etikett geklebt hatten.

In Wirklichkeit spielte es sich aber so ab: Aylins Mutter kommt die Treppe hoch, hat noch vier Stufen bis zum dritten Stock, sieht ihre Tochter, bleibt abrupt stehen, schaut ihr zwei Sekunden verblüfft in die Augen und ruft: »Allah Allah, du bist schwanger« – mit einer Selbstverständlichkeit wie »Oh, du hast neue Ohrringe«.

Aylin lächelte, und das Geheimnis war gelüftet. Ich war ein wenig irritiert über die Nüchternheit, die mit der Übermittlung dieser großen Neuigkeit einherging. Ich hatte mit einem heftigen Gefühlsbeben auf beiden Seiten gerechnet ... Und das sollte auch kommen, nur zeitverzögert: Frau Denizoğlu nahm wortlos die letzten drei Stufen, stellte sich vor ihre Tochter, und dann stießen beide synchron Freudenschreie aus, die man sonst nur von Teenagermädchen hört, wenn Harry Styles auf die Bühne kommt. Meine Eltern eilten zur Tür, und Oma Bertha rief aus dem Wohnzimmer:

»Stellt doch mal den Fernseher leiser – man versteht ja sein eigenes Wort nicht.«

Während Aylin und ihre Mutter sich innig umarmten, schnappte mich Herr Denizoğlu und drückte mich so fest an sich, dass mir kurz die Luft wegblieb. Dazu klopfte er mir heftig auf die Schultern, wo sich nach einigen Jahren in dieser Familie eine Hornhaut gebildet hatte. Dann tätschelte er meine Wange:

»Meine Sohn, du machst mich glücklichste Mann von diese Welt.«

Aylin löste sich derweil von ihrer Mutter und nahm meine in den Arm, die einen kläglichen Versuch machte, sich orientalisch zu freuen. So was sollten wir Deutschen einfach lassen, das geht immer in die Hose. Normalerweise freut sich meine Mutter mit einem wortlosen Lächeln; bei enormer Freude werden kurz die Augen feucht, aber die Tränen schnell weggeatmet, gepaart mit dem Satz: »Oje, ich werde sentimental.« Jetzt aber fing sie plötzlich an, mit hoher Stimme zu kreischen – was aufgrund des mangelnden Stimmbandtrainings schnell in ein Krächzen und schließlich in ein Husten überging. Mein Vater war schlauer und beließ es bei seinem klassischen Satz: »Das ist eine äußerst erfreuliche Nachricht« – gefolgt, wie immer, von einem kurzen Räuspern.

Eine gute Stunde später – wir hatten alle viel zu viel gegessen – holte ich die Sektflasche mit dem Ultraschallbild. Meine Mutter wollte wissen, ob wir schon über das Geschlecht Bescheid wissen, aber es war noch zu früh. Herr Denizoğlu erhob sein Glas:

»Dann, wir trinken darauf, dass es wird eine Junge.«

Seine Frau klatschte begeistert in die Hände:

»Oh ja, beten wir zu Allah, dass er schenkt Aylin und Daniel eine Sohn.«

Herr Denizoğlu leerte sein Sektglas auf ex. (Vielleicht hat Allah ihm deshalb seinen Wunsch verweigert?) Mein Vater räusperte sich:

»Nun, wir sollten lieber darauf trinken, dass das Baby gesund wird.«

Herr Denizoğlu füllte sich Sekt nach und erhob sein Glas erneut:

»Sie habe recht, Herr Hageberger. Trinke wir darauf, dass es wird eine *gesunde* Junge.«

Meine Mutter ergänzte:

»... oder ein gesundes Mädchen.«

Aylins Vater war kurz irritiert, dann fügte er an:

»Natürlich, besser eine gesunde Mädchen als eine kranke Mädchen. Aber Hauptsache, es wird eine Junge.«

Meine Mutter schaute meinen Vater auffordernd an; der zog mal wieder zwei Sekunden lang tadelnd die Augenbrauen hoch, gefolgt vom Golden-Retriever-hat-Glas-vom-Tisch-gewedelt-Blick. Als meine Mutter ihn erneut auffordernd ansah, war ich erstaunt, dass meine Eltern auch wortlos kommunizieren können. Schließlich murmelte mein Vater leicht verlegen in die Runde:

»Nun, die Tradition, sich einen männlichen Stammhalter zu wünschen, war auch in unserer Kultur bis in die Siebzigerjahre verbreitet. Dann kam zum Glück die Frauenbewegung.«

Herr Denizoğlu war irritiert:

»Was ist Frauenbewegung?«

Nun meldete sich Oma Bertha:

»Ballett.«

»Nein, Mutter, ich meinte die Emanzipation der Frauen Anfang der Siebzigerjahre.«

»Was? Ich bin doch noch keine siebzig.«

»Doch, Mutter, aber das ist jetzt nicht das Thema.«

Meine Mutter erhob nun ihr Glas:

»So. Ich trinke einfach mal darauf, dass es ein Mädchen wird.«

Die Denizoğlus schauten sie fassungslos an. Nach ein paar Sekunden lachten sie von Herzen, und bevor meine Mutter klarstellen konnte, dass das nicht als Witz gemeint war, beendete Aylin die Diskussion, indem sie erfolgreich Unterleibsschmerzen simulierte.

Als wir zwei Wochen später erfuhren, dass wir ein Mädchen bekommen, war ich ehrlich gesagt erleichtert, dass uns dadurch eine Beschneidungsdiskussion erspart blieb. Aylin hatte mir zwar versichert, dass das für sie überhaupt kein Thema sei – war sich aber nicht sicher, wie ihre Eltern das sahen. Außerdem war mir der Peniskult in Aylins Familie höchst suspekt. Die Vorhaut von Aylins Bruder Cem lag seit fünfundzwanzig Jahren in einem Silberkästchen wie eine Reliquie. Und als Aylins Cousin Mustafa einmal seinen zwei Wochen alten Sohn mit zu Besuch brachte, rasteten drei von Aylins Tanten und Frau Denizoğlu regelrecht aus, nachdem Mustafa die Windel entfernt hatte. Es wurde geschrien und applaudiert. Tante Emine zupfte sogar an der Vorhaut und schrie »Pipini yerim« – was so viel heißt wie »Ich esse deinen Schniedelwutz«.

Nun habe ich inzwischen gelernt, dass die türkische Kultur zu kräftigen Bildern neigt, die keinesfalls wörtlich zu nehmen sind: »Man sollte alle Griechen verbrennen« heißt auf Deutsch übersetzt so viel wie »Ich stehe der griechischen Kultur ein klein wenig skeptisch gegenüber«, und »ich esse deinen Schniedelwutz« heißt nichts anderes als »Hurra, es ist ein Junge«. Eine deutsche Frau, die so etwas von sich gegeben hätte, säße längst in Haft, und ihre Aussage hätte eine *BILD*-Titelseite, einen *ARD-Brennpunkt* und jede Menge Hass auf Social Media nach sich gezogen. Auch ich fand die Vorhautzupferei, die ebenso von den anderen Tanten und Frau Denizoğlu durchgeführt wurde, im Rahmen des abendländischen Kulturkreises ein klein wenig übergriffig – aber ich würde mir nie anmaßen, fremde Sitten zu kritisieren. Und sicher spürt ein türkischer Mann ein Leben lang die Wertschätzung, die sein Genital einst erfuhr. Ich habe von meinen Eltern diesbezüglich nur mitgenommen, dass es sich um eine potenzielle Waffe handelt, die man ausschließlich im Verteidigungsfall einsetzen sollte.

Aylin und mir war das Geschlecht unseres Babys nicht so wichtig, und so freuten wir uns über die Nachricht – auch wenn wir beide etwas Angst vor der Reaktion der Denizoğlus hatten.

Aylin erklärte mir, das sei etwas, was sie allein mit ihren Eltern klären müsse, und fuhr zu ihnen. Als sie nach vier Stunden zurückkehrte, hatte sie praktisch jedes Thema gestreift, von der Unfähigkeit des Schiedsrichters bei der Begegnung Trabzonspor gegen Galatasaray über das neue Tarkan-Album, die neue Frisur von Tante Muhterem und den Gallenstein von Onkel Abdullah bis hin zum Originalrezept für eingelegten Weißkohl. Nur über das Geschlecht unseres Babys hatten sie kein Wort verloren. Es stellte sich heraus, dass Aylin panische Angst hatte, ihre Eltern zu enttäuschen ... Vielleicht, weil sie sie schon einmal enttäuscht hatte – mit ihrem eigenen Geschlecht?

Aylin gestand mir, dass sie ihre Eltern belogen hatte: Sie hatte ihnen erzählt, dass es in der deutschen Kultur Unglück bringe, das Geschlecht vorher zu wissen, und wir es deshalb erst bei der Geburt erführen. So saßen wir nun also im Kreißsaal, Lara war da und das Problem größer geworden. Herr Denizoğlu strahlte uns an:

»Und? Wie soll heißen meine Enkelsohn?«

Jetzt schaute ich Aylin mit hochgezogenen Augenbrauen an. Zeit für die Wahrheit. Aylin sagte:

»Das entscheiden wir später.«

Ich konnte es nicht fassen:

»Aylin, ich bitte dich. Jetzt sag es schon.«

In Aylins Augen stand die nackte Panik. Herr Denizoğlu missverstand das:

»Keine Angst, mein Tochter, wenn ihr wollt eine deutsche Name. Ist nix schlimm für mich. Hauptsache, keine griechische.«

Aylin lachte gequält, und ich hielt es nicht mehr aus:

»Sie heißt Lara, und sie ist ein Mädchen.«

Plötzlich wurde es still im Kreißsaal. Aylins Familie schaute mich ungläubig an, und Aylin hörte auf zu atmen. Die Spannung war kaum auszuhalten. Aylin nahm meine Hand und drückte sie fast so fest wie bei der finalen Wehe. Schließlich entfernte ich das Bettlaken und präsentierte unser Baby. Nach einigen weiteren Sekunden Stille brach exakt derselbe Jubel aus wie nach dem Satz »Es ist ein Junge«. Erneut umarmte man sich, klopfte sich auf die Schultern und pfiff. Lara verfolgte das Spektakel wieder mit großen Augen und fing an zu glucksen. Und auch diesmal klatschte Herr Denizoğlu in die Hände:

»Ein Mädchen! Vallaha, sie sieht aus wie mein Frau. Guck mal, sieht sie nicht aus wie du? Sie sieht aus wie ein Prinzessin! Allah Allah, sie hat deine Augen! Sie sieht aus wie du. Vallaha, genau wie du!«

12

Eine halbe Stunde nach der Einschulungszeremonie, in der Lara offiziell der 1 b zugeordnet wurde, der »Koalabären-Klasse«, sitzen wir mit der gesamten Familie im Café *3000 Kilometer,* und alle Augen sind auf Lara gerichtet, die ihre Schultüte auspackt:

Meine Mutter ist ein wenig gekränkt, dass ihre Frische-Box mit Äpfeln, Walnüssen und Möhren, auf deren Glasdeckel sie extra *Lara* hatte eingravieren lassen, von dieser nur ein höfliches Lächeln abbekommt:

»Danke, Oma.«

»Du kannst ja Hamsti-Dampti auch was davon abgeben.«

»Gute Idee. Er mag Möhren lieber als ich.«

Ich schüttle innerlich den Kopf, weil meine Eltern es einfach nicht schaffen, kindgerecht zu schenken.

Schon bei Laras erstem Geburtstag kam der Stoffhase von Frau Denizoğlu deutlich besser an als die Lebensversicherung, die meine Mutter für sie abgeschlossen hatte. Obwohl ich es rührend fand, als meine Mutter ihrer Enkeltochter den ausgefüllten Vertrag vor die Nase hielt und sie mit den Worten ›Davon hast du noch etwas, wenn der Hase längst von Motten zerfressen wurde‹ zu begeistern versuchte, woraufhin Lara einen Rest *Bebivita* Bio-Makkaroni mit Tomatensauce auf das Dokument spuckte. Frau Denizoğlu sah dieser Szene fassungslos zu und sagte auf Türkisch zu ihrem Mann: ›Wenn deutsche Kinder das Alphabet lernen, schreiben sie wahrscheinlich als Erstes ihr Testament.‹

Jetzt kommt mein Geschenk an die Reihe: eine *Hermine-Granger*-Puppe.

»Guck mal, Krümeline: Das ist Hermine. Sie geht auf die Zauberschule *Hogwarts* und ist mit dem berühmtesten Zauberer der Welt befreundet: Harry Potter. Und da: Das ist ihr Zauberstab. Sie kann nämlich auch zaubern. Das kann Barbie nicht. Außerdem ist Hermine viel klüger als Barbie und nicht magersüchtig.«

»Was ist magersüchtig?«

»Das ist, wenn ... äh ... nicht so wichtig. Auf jeden Fall braucht sie nicht ständig neue Kleider, weil sie viel lieber liest, als sich ständig umzuziehen.«

»Aber hat sie denn auch schöne Klamotten?«

»Das sind doch schöne Klamotten. Sie sind nur nicht so ... tussig.«

»Was heißt tussig?«

»Na ja, wenn ... ein Mädchen immer nur Glitzersachen anziehen will.«

»Dann bin ich tussig.«

»Nein, du bist nicht tussig. Du ... äh ... also ...«

»Danke, Papa.«

Lara gibt mir einen müden Kuss auf die Wange. Ich bin enttäuscht: Hermine hatte exakt dieselbe Wirkung wie die Frische-Box. Ein Hauch von Panik steigt in mir hoch: Bin ich noch der beste Papa der Welt? Oder wenigstens in den Top Ten?

Lara holt nun das Geschenk von Frau Denizoğlu aus der Schultüte: eine *Barbie Zauberlicht-Meerjungfrau* mit fünf verschiedenen Glitzerblink-Effekten. Als wären die Meerjungfrauen auf der Schultüte nicht schlimm genug. Lara kreischt laut vor Freude, springt auf und hüpft:

»Die ist sooooo toll. Ich liebe sie.«

Meine Mutter schaut mich geknickt an, ich schaue ebenso geknickt zurück.

Immerhin spielt Lara wenig später mit Hermine: Die Zauberlicht-Barbie sagt ihr, dass sie leider mit so hässlichen Klamotten nicht am Schönheitswettbewerb auf der Trauminsel teilnehmen darf. Ich spüre tief in mir eine Wut auf Barbie. Oder bin ich auf mich selbst wütend, weil ich genauso schlecht geschenkt habe wie meine Mutter? Egal, in meinen Gedanken rede ich mit der Meerjungfrau:

Wart's nur ab, du Tusse, deine Stunden sind gezählt: Nächstes Jahr darf ich Lara – gemäß der Altersempfehlung auf focus.de – endlich Harry Potter und der Stein der Weisen *vorlesen, haha! Dann wird Hogwarts zum Sehnsuchtsort meiner Tochter, und dieser rosafarbene Alptraum, der sich Barbies Traumvilla nennt, landet in der gleichen Mülltonne wie du. ...* Ich grinse einen Moment selbstzufrieden über die Klugheit meines inneren Monologs, dann trifft mich die bittere Erkenntnis: Ich will meine Tochter genauso zurechtbiegen, wie meine Eltern das immer bei mir versucht haben.

Die urkölsche Kellnerin Gisela, genannt *Die Mutti,* kommt mit einem Tablett zu uns und zeigt auf die Meerjungfrauenpuppe:

»Jut, dat du misch daran erinnerst, Lara: Heute jibt et wieder Fish and Chips.«

»Ich esse keine Fische. Das sind die Verwandten von Meerjungfrauen.«

»Aber meine Fische nit. Die sind nur mit Käpt'n Iglo verwandt.«

»Na gut, dann esse ich doch Fische ... Guck mal, Gisela, meine Barbie kann blinken.«

»Punkt eins: Isch bin nit Jisela, isch bin die Mutti. Punkt zwei: Blinken kann isch auch, da muss isch nur in meinen VW steigen.«

»Und sie hat ein Diadem.«

»Isch nit, aber mein Lebensjefährte hat Eins-a-Kronjuwelen, haha ...«

Aylin schaut die Mutti mit gespielter Empörung an, und ich hole mein vibrierendes Handy aus der Hosentasche – eingehender Anruf von Rudolf Prinz. Wow. Ein Megastar ruft mich an. Er hat mir nicht nur seine geheime Privatnummer anvertraut, er ruft mich sogar an. Nicht ich ihn, sondern er mich. Haha. Wie gerne würde ich jetzt das Smartphone in die Runde halten: *Seht ihr, wer mich gerade anruft? Ja, genau, DER Rudolf Prinz. Ich schreibe nämlich seine Biografie ... Tja, er wollte es unbedingt, und da hab ich halt ›Ja‹ gesagt ...* Verdammte Geheimhaltungsklausel. Selbst nach der Veröffentlichung werde ich nichts sagen dürfen, denn offiziell wird Prinz alles selbst geschrieben haben. Ich husche schnell vor die Tür und nehme den Anruf an:

»Daniel Hagenberger?«

»Şahika Prinz hier. Könnten Sie morgen Vormittag kommen?«

Ich bin überrascht: Benutzt sie sein Handy? Oder hat er mir gar nicht seine, sondern ihre Nummer gegeben?

»Moment, ich schaue kurz in meinem Kalender nach ...«

Ich weiß zwar, dass ich Zeit habe, will aber nicht uncool erscheinen.

»... Tja, da sind zwei Termine, aber die könnte ich zur Not schieben.«

»Gut. Rudolf hat kurzfristig ein Zeitfenster für das Buch. Er hat ein Werbe-Fotoshooting für Kürbissamen abgesagt.«

»Kürbissamen? Also ein Medikament gegen Blasenschwäche.«

»Genau das war das Problem. Ich wollte Rudolf überrumpeln und habe ihm gesagt, es geht um ein Nahrungsergänzungsmittel. Aber als der Text kam, hat er ihn wortlos geschreddert und wollte den Regisseur zum Wettpinkeln herausfordern ... Ach, er ist so empfindlich, wenn es um sein Alter geht.«

»Na ja, er hat sicher genug andere Werbedeals.«

»Ehrlich gesagt, war das der einzige in diesem Jahr. Aber das darf Rudolf nie erfahren. Ich habe ihm erzählt, es gibt tausend Anfragen, aber keine auf seinem Niveau ... Also, bis morgen, und bringen Sie Ihren Laptop mit, dann können Sie direkt loslegen.«

Ich lege auf, gehe nachdenklich zurück ins *3000 Kilometer* und setze mich neben Aylins Bruder Cem. Der flüstert mir zu:

»Und? War das Rudolf Prinz?«

Ich flüstere zurück:

»Das ist ein Geheimnis. Ich habe einen Vertrag unterschrieben. Aylin hat mir geschworen, dass sie niemandem etwas sagt!«

»Hey, bleib locker, Enişte *(Schwager)*, ich weiß von nichts. Also, war er das? Du hast dich so verdächtig schnell entfernt.«

»Okay, das war seine Frau. Aber ... pscht!«

Jetzt beugt sich Frau Denizoğlu, die mir gegenübersitzt, zu mir und flüstert ebenfalls:

»Rudolf Prinz ist meine liebste Schauspieler in Deutschland ... Er ist noch eine richtige Mann. Ich bin so stolz auf dich, Oğlum *(mein Sohn)*.«

Ich lächle kurz höflich und zische dann meine Frau an:

»Aylin!«

»Ich hab's nur Cem gesagt, ich schwör's!«

Ich wende mich mit vorwurfsvollem Blick zurück zu Cem. Der hebt entschuldigend die Arme:

»Ich hab's nur meiner Mutter gesagt, ich schwör's!«

Nun meldet sich Tante Emine zu Wort:

»Was hast du gesagt deine Mutter? Dass Daniel schreibt eine Buch über Rudolf Prinz?«

Frau Denizoğlu hebt entschuldigend die Arme:

»Keine Ahnung, warum sie weiß Bescheid. Bestimmt, sie hat es gelesen in Kaffeesatz.«

Sie fordert ihre Schwester mit hochgezogenen Augenbrauen auf, ihr zuzustimmen – was Emine auch bereitwillig tut:

»Genau, in Kaffeesatz ... Und Ayşe, Gül und Muhterem haben es auch gelesen in Kaffeesatz.«

Nun hakt Gül ein:

»Was habe ich im Kaffeesatz gelesen?«

»Rudolf Prinz.«

»Den habe ich nicht im Kaffeesatz gesehen, sondern im Fernsehen.«

»Nein, du hast gesehen, dass Daniel schreibt eine Buch.«

Jetzt werden meine Eltern hellhörig, die in ein Gespräch mit ihrer Enkelin vertieft waren:

»Du schreibst ein Buch? Worüber?«

Tante Muhterem antwortet für mich:

»Rudolf Prinz.«

Meinen Eltern klappt synchron die Kinnlade nach unten, gepaart mit einem erneuten Wir-haben-unseren-Sohn-verloren-Blick. Lara fragt:

»Rudolf Prinz? Hat der die Prinzenrolle erfunden?«

Aylin antwortet:

»Nein, er ist die Stimme von *Golo Gorilla*.«

»Oh, cool.«

Ich atme tief durch und rede mit unterdrückter Wut:

»Na gut. Ihr wisst jetzt alle Bescheid. Aber behaltet es bitte, bitte, bitte für euch. Außerhalb dieser Familie darf wirklich niemand ...«

Da kommt Gisela mit einer Runde schwarzen Tees an den Tisch:

»Wat höre isch da? Du schreibst ein Buch über Rudolf Prinz?«

Ich schicke Aylin einen vorwurfsvollen Blick. Die setzt das Unschuldslächeln des *Gestiefelten Katers* von Dreamworks ein – was unfair ist, weil ich dagegen absolut machtlos bin. Ich sacke in mich zusammen und wiederhole in meinem Kopf das kölsche Mantra: *Et hätt noch immer jot jejange ...*

13

Da ich mein Experiment als Fußgänger im Hahnwald beendet habe, kutschiere ich meinen *Ford Focus* durch die Kastanienallee des Prinz'schen Anwesens, während sich hinter mir das riesige Eisentor schließt. Wahrscheinlich fährt hier zum ersten Mal ein Auto unter 200 PS vor. Ich parke neben dem Springbrunnen vor dem Eingang, steige aus und atme tief durch. Mein erstes Arbeitstreffen mit Prinz – ausgerechnet am heißesten Tag des Jahres: Das Auto-Thermometer meldet zweiundvierzig Grad, und auch wenn ich im Schatten der riesigen Villa stehe – die typische Kölner Schwüle macht jeden Schritt zur Qual. Ich nehme die Tasche mit dem Laptop, steige die acht Stufen zu der gigantischen Holztür hoch und bin schweißgebadet, als hätte ich einen Sack Zement den Kölner Dom hochgeschleppt. Frau Friemel, die vollschlanke alte Dame in perfekt gebügelter Bediensteten-Uniform, öffnet mir erneut die Tür.

»Ah, der Herr Autor. Die Herrschaften erwarten Sie schon ...«

Frau Friemel durchquert im Schneckentempo die gigantische Eingangshalle. Ich folge ihr, wobei ich nach jedem Schritt eine kleine Pause einlegen muss, um sie nicht zu überholen. Dabei bemerke ich, dass die *Goldene Himbeere* inzwischen durch eine Porzellanfigur ersetzt wurde, die sich bei genauem Hinsehen als *Bayerischer Filmpreis* entpuppt. Als ich das goldgerahmte Pergament passiere, auf dem Prinz zum *Besten Papa der Welt* gekürt wird, wende ich mich an Frau Friemel:

»Wissen Sie, zu welchem Anlass er das bekam?«

»Da hat er seinem Sohn eine Finca auf Mallorca geschenkt – mit Meerblick.«

Ich verspüre einen kurzen Stich in der Magengrube: Er schenkt seinem Sohn eine Meerblick-Finca auf Mallorca und ich meiner Tochter eine Hermine-Granger-Puppe … ich bin maximal der zweitbeste Papa der Welt.

Nach einigen Minuten erreichen wir den weißen Salon, der zum Glück angenehm temperiert ist. Ich lasse mich erleichtert in einen Sessel fallen und atme einmal tief durch. Da öffnet Frau Friemel die Terrassentür:

»Die Herrschaften nehmen gerade ein Sonnenbad. Sie mögen sich dazugesellen.«

Ich schaue ungefähr so begeistert wie in der Verlängerung des EM-Halbfinals 2024, als nach Cucurellas Handspiel der Elfmeterpfiff ausblieb. Beim Betreten der Terrasse habe ich das Gefühl, versehentlich in einer Dampfsauna gelandet zu sein. Rudolf und Şahika Prinz liegen in der prallen Sonne auf zwei riesigen weißen Designer-Sonnenliegen in Muschelform, während ein überdimensionaler Säulenventilator sie mit einer frischen Brise versorgt; dazu ertönt Meeresrauschen aus goldenen Lautsprechern von *Bang & Olufsen*. Prinz scheint kurz eingenickt zu sein, in einem weißen Leinenhemd, weißen Shorts und mit *Gucci*-Sonnenbrille. Seine Frau trägt ein luftig-elegantes Seidenkostüm mit extravagantem Hut, der ebenso farblich auf das Kostüm abgestimmt ist wie die schwarz-goldene *Dior*-Sonnenbrille – ein Outfit, mit dem sie problemlos bei der Oscarverleihung aufwarten könnte. Ich reagiere erneut instinktiv mit einer leichten Verbeugung, auf die Frau Prinz mit einem lächelnden Kopfnicken antwortet:

»Herr Hagenberger, wie schön, dass Sie kommen konnten.«

Ihr Mann erwacht von seinem Nickerchen und hebt eine Hand zum Gruß:

»Ich hoffe, Sie haben alle nötigen Buchstaben dabei?!«

»Habe ich – inklusive Umlaute und Satzzeichen.«

»Perfekt. Setzen Sie sich doch ...«

Er weist auf ein dunkelgrünes Jugendstil-Bistroset, auf dem eine Karaffe Wasser platziert ist. Ein letzter Rest Eiswürfel löst sich gerade darin auf.

Ich setze mich auf einen der gusseisernen Stühle und schreie kurz auf, weil mir das florale Muster ein Brandzeichen am Hintern verpasst hat. Prinz deutet auf einen Stapel Sitzkissen:

»Am besten legen Sie eins unter, die Stühle können heiß werden in der Sonne.«

»Ja, das habe ich auch gerade gemerkt ...«

Ich nehme mir eins der Kissen, wobei ich links unterhalb der Terrasse einen großen Swimmingpool entdecke, der von einem goldenen Zaun eingerahmt und mir beim ersten Besuch gar nicht aufgefallen ist. Ich verspüre einen starken Drang, einfach hineinzuspringen, will aber an meinem ersten Arbeitstag nicht unprofessionell wirken. Ich setze mich auf das Kissen, genieße es, dass der Schmerz langsam nachlässt, und warte sehnsüchtig darauf, dass sich der Säulenventilator endlich in meine Richtung dreht. Doch kurz bevor der Luftstrom meinen Tisch erreicht, dreht er wieder ab. Ich möchte weinen, und Prinz rekelt sich behaglich:

»Ist das nicht ein wunderbares Wetter? Also wenn schon Klimawandel, dann soll man ihn auch genießen.«

»Absolut. Wobei ich ihn im Schatten sogar noch mehr genießen würde.«

»Sie waren nicht beim Militär, was?!«

»Tja, ehrlich gesagt wurde ich ausgemustert ... Wegen meiner Nussallergie.«

Prinz lacht kurz auf, dann schaut er mich irritiert an:

»Ach so, das war kein Witz.«

Şahika Prinz greift ein Funkgerät, das neben einem halb vollen Cocktailglas auf einem Beistelltisch liegt:

»Frau Friemel?! Wären Sie so gut, für Herrn Hagenberger die Markise auszufahren ... Frau Friemel? ... Frau Friemel?«

Keine Antwort. Rudolf Prinz seufzt:

»Die Hitze tut ihr nicht gut, Hanım. Wir sollten endlich eine zweite Kraft einstellen.«

»Prenscim, du willst doch nicht ihren Stolz verletzen ... Frau Friemel ... Frau Friemel?«

Erneut keine Antwort. Ich mache mir Sorgen, Frau Friemel könnte einem Hitzschlag erlegen sein. Oder habe *ich* einen Hitzschlag? Ich sollte mal die Symptome googeln. Da krächzt das Funkgerät, und Frau Friemels Stimme ertönt:

»Kein Problem. Ich muss nur kurz in den weißen Salon gehen.«

Na bitte. In spätestens dreißig Minuten werde ich im Schatten sitzen. Şahika Prinz wendet sich an mich:

»Frau Friemel ist unsere gute Seele ...«

Rudolf Prinz räuspert sich:

»Also passen Sie auf, Herr Hagenberger, wir schenken uns einfach den Small Talk, da hat ein Rudolf Prinz keine Lust mehr drauf ...«

»... und sie hat mir schon oft gesagt: Frau Prinz, diese Arbeit ist alles für mich. Diese Arbeit hält mich am Leben ...«

»... ich habe in meinem Leben zu viele Höflichkeitsfloskeln ausgetauscht und bin inzwischen allergisch gegen sinnloses Gequatsche ...«

»... Natürlich schafft unsere Perle das riesige Haus nicht mehr allein, aber als wir die Saugroboter gekauft haben, hat sie geweint. Sie hat das als Kritik an ihrer Arbeit empfunden ...«

»... Rudolf Prinz kann Ihnen Geschichten erzählen, da müssen Sie eigentlich nur mitschreiben, dann ist das Buch ratzfatz fertig *(Zwinkern, Knacklaut, Zeigefinger).*«

Ich bin etwas irritiert, dass Prinz von sich selbst in der dritten Person redet, ignoriere das aber ebenso wie die Tatsache, dass seine Frau und er aneinander vorbeireden:

»Wenn Frau Friemel ihren freien Tag hat, bestelle ich heimlich eine Putzkolonne. Zum Glück merkt sie das nicht.«

»Das sind Geschichten mit den größten Stars, von Heinz Rühmann über Anthony Quinn bis Jean-Paul Belmondo.«

»Sie fragen sich vielleicht, warum ich das alles auf mich nehme.«

»Also klappen Sie Ihren Laptop auf, Herr Hagenberger.«

»Aber seit dem Tod meiner Mutter ist Frau Friemel meine engste Vertraute.«

»Wir legen los.«

Da ertönt endlich ein Summen, und die Markise bewegt sich. Rudolf und Şahika Prinz nehmen synchron die Cocktailgläser in die Hand, prosten sich zu und trinken. Als ich kurz darauf endlich im Schatten sitze, fühlt sich die schwüle Hitze nicht mehr lebensbedrohlich an, sondern nur noch sehr, sehr unangenehm. Für einen Moment ist nur noch das digitale Wellenrauschen zu hören, dann erklingt eine orientalische Melodie. Frau Prinz schaut auf ihr Handy:

»Entschuldigen Sie, Herr Hagenberger, das ist *Trophy Film*. Könnte wichtig sein.«

Sie steht auf und nimmt den Anruf an:

»Agentur Şahika Prinz, was kann ich für Sie tun? Hmmm .... Hmmm ...«

Rudolf Prinz hat bei dem Wort *Trophy Film* unwillkürlich eine aufrechte Haltung angenommen und hört nun gebannt zu.

»... hmmm. Also die Hauptrolle in einem Kinofilm ... Der Verleih ist *Warner Brothers,* und RTL ist mit im Boot, nun gut. Wann soll gedreht werden? Hmmm ... hmmm ...«

Während seine Frau im weißen Salon verschwindet, beginnen die Augen von Rudolf Prinz zu leuchten:

»Na, wer sagt's denn?! Ich wusste, die kommen irgendwann wieder angekrochen, haha ... Ja, einen Rudolf Prinz kann man halt auf Dauer nicht ignorieren.«

»Hatten Sie denn Streit mit *Trophy Film?*«

»Ach, das war nur eine Bagatelle: Ich habe in dem Film *Abgrund der Seele* den Gangsterboss gespielt, den haben Sie sicher gesehen?!«

»Ja. Klar.«

»Und kurz vor dem Showdown sage ich doch zu der Geisel: ›Du dreckige Nutte.‹ So. Vier Wochen vor Kinostart bestellen die mich ins Synchronstudio, weil der Text kurzfristig geändert wurde.«

»Und wie hieß es in der neuen Fassung?«

»›Du depperte Kuh‹ ... Frage ich natürlich: ›Was soll der Blödsinn?‹ Sagen die: ›Das Wort *Nutte* ist nicht politisch korrekt, das würdigt Sexarbeiterinnen herab.‹ Sage ich: ›Leute, der Typ ersticht in dem Film seine eigene Mutter, erschießt ein Dutzend Menschen, wirft eine Handgranate in einen vollbesetzten Zug – und ihr regt euch auf, weil er *Nutte* sagt?‹ ... Dann kriege ich einen Lachkoller. Meinen die, ich soll mich nicht aufregen. Sag ich: ›Ich rege mich gar nicht auf, ich find's einfach nur albern.‹«

»Und dann?«

»Wir mussten die Tonaufnahme zigmal abbrechen, weil ich immer wieder lachen musste. Irgendwann war's im Kasten, und ich dachte, der Fall hätte sich erledigt. Eine Woche später kriegt meine Frau eine Mail: Man will von einer Zusammenarbeit mit Rudolf Prinz in Zukunft absehen, weil er auf die Sensibilität seiner Mitmenschen keine Rücksicht nimmt.«

»Ihre Frau würde jetzt sagen: ›Die Deutschen sind verrückt geworden.‹«

»Aber ich wusste, die kommen wieder. Ich wusste es! Haha, darauf trinken wir.«

Prinz nippt euphorisch an seinem Cocktail und ich trinke mein Wasserglas auf ex.

»Das mit der depperten Kuh ist eine gute Geschichte, Herr Prinz. Die könnten wir im Buch verwenden.«

Während Prinz selig in sich hineinlächelt, taste ich mich vor:

»Herr Prinz, äh ... ich habe mir gedacht, dass wir vielleicht mit Ihrer Kindheit anfangen und uns dann chronologisch vorarbeiten ... Was halten Sie davon?«

»Meine Kindheit? Ach, die war nicht so interessant. Essen, schlafen, Schule schwänzen – das Übliche halt.«

»Ihr Vater zum Beispiel. Was war er für ein Mensch?«

»Wussten Sie, dass er mir das Schwimmen beibrachte, indem er mich einfach aus einem Ruderboot in den Lago Maggiore geschmissen hat?!«

»Oh, äh ... die Methode würde es heutzutage nicht in einen Erziehungsratgeber schaffen.«

»Klar. Heute verklagen die Eltern den Sportlehrer, weil ihr Kind von einer Niederlage im Volleyball traumatisiert wurde ... Aber wenn mein Vater so einer gewesen wäre, hätte ich keinen einzigen Film gedreht. Keinen einzigen ...«

»Aber Sie haben Ihren Sohn nicht in den Lago Maggiore geschmissen?«

»Natürlich nicht.«

»Das ist doch ein Fortschritt.«

»Ich habe ja einen Swimmingpool. Also habe ich ihn da reingeschmissen.«

Haha! Er hat ihm zwar eine Meerblick-Finca auf Mallorca geschenkt, aber das In-den-Pool-Schubsen gibt Abzüge. Ich frage weiter:

»Aber ist es nicht wichtig, die Gefühle seiner Kinder ernst zu nehmen?«

»Unsinn. Kinder fühlen doch alle fünf Sekunden was anderes. Wenn man das ernst nimmt, landet man ratzfatz in der Nervenklinik ... Nein, die Kinder müssen lernen, mit Druck und Stress klarzukommen. Sonst kriegen die später 'nen Hörsturz, wenn der Wecker klingelt *(Zwinkern, Knacklaut, Zeigefinger)*.«

Ich notiere alles, was Prinz gesagt hat, und muss daran denken, wie ich der fünfjährigen Lara im Spanienurlaub das Schwimmen beibringen wollte. Sie hatte keine Lust und wollte stattdessen, dass ich sie immer wieder ins Wasser werfe. Ich ging einen Deal ein: Ich werfe sie zehnmal, und danach üben wir Schwimmen. Nach dem zehnten Wurf ließ ich mich zwar noch auf fünfzehn hochhandeln, aber obwohl ich mir beim dreizehnten Wurf eine leichte Schulterzerrung zuzog, hat sie von mir tatsächlich schwimmen gelernt ... Wären Laras Karrierechancen später größer, wenn ich sie in den Lago Maggiore geschmissen hätte? Und wäre aus mir ein Star geworden, wenn meine Mutter nicht darauf bestanden hätte, dass ich beim Schwimmunterricht in der fünften Klasse aufblasbare Flügel mit Biene-Maja-Motiv trage? Ich hake nach:

»Also würden Sie sagen, dass väterliche Strenge in der psychologischen Entwicklung ein Faktor ist, der zum Erfolg führt?«

»Das klingt mir zu studentenmäßig. Das Buch soll doch Spaß machen.«

»Gut, dann frage ich einmal anders: Gibt es Gemeinsamkeiten zwischen Ihrem Vater und *Kommissar Kalle Kress*?«

Prinz denkt einen Moment nach, dann muss er lachen.

»Da fällt mir eine Anekdote ein, vom ersten *Kalle-Kress*-Film ...«

Während ich den Ordner *Kindheit* schließe und ein Dokument für *Show-Anekdoten* erstelle, keimt in mir die Befürchtung, dass die Arbeit nicht ganz so strukturiert ablaufen könnte, wie ich es mir vorgestellt hatte.

»... Ich komme am ersten Drehtag ans Set, da steht Paul, der Oberbeleuchter, mit selbstgedrehter Fluppe im Mund; in der einen Hand sein üblicher Thermobecher mit 30 Prozent Kaffee und 70 Prozent Amaretto, mit der anderen Hand richtet er gerade 'ne Zehnkilowattleuchte auf die Leiche aus, und ich sage im Vorbeigehen: ›Na, du Hengst, alles fit im Schritt?‹ ... Dann halte ich inne: Moment mal, so begrüße ich gleich den Chef, das ist doch tausendmal besser als der Bockmist, der im Drehbuch steht.«

»Was stand denn da?«

»Da stand einfach nur: ›Tag, Chef‹. Ich gehe also zum Autor und erzähle ihm die Idee. Und der regt sich auf: ›Das geht gar nicht, in der Wirklichkeit würde niemand seinen Chef so begrüßen‹; und ich nur: ›Jetzt hör mir mal zu, Shakespeare ... wir sind hier beim Film. In der Wirklichkeit geht die Leiche auch nicht nach der Obduktion nach Hause.‹«

Ich tippe wie wild in meinen Laptop und speichere die Geschichte:

»Sehr gut, das kommt auf jeden Fall ins Buch. Aber um noch einmal auf die Beziehung zu Ihrem Vater zu sprechen zu kommen ...«

»Wuahahaha, ich muss gerade an mein Gastspiel in der Schwarzwaldklinik denken: Ich soll leichenblass geschminkt werden, weil ich gerade eine sechsstündige Herz-OP hinter mir habe und fast über die Wupper gegangen wäre, wuahahaha ...«

Prinz braucht wieder eine ganze Weile, bis er weiterreden kann.

»... dummerweise war ich gerade aus Mallorca zurück und braun wie ein angebrannter Nutella-Pfannkuchen ... Nach zwei Stunden sagt die Ulla zu mir, unsere Maskenbildnerin: ›Tut mir leid, Rudi, aber da könnte ich eher Roberto Blanco in einen Weißclown verwandeln.‹ Wuahahaha, dann bin ich zum Regisseur: ›Hör mal, Klaudi, wie wär's denn, wenn ich auf der Sonnenbank eingeschlafen bin? Verbrennungen dritten Grades oder so was?!‹ Wuahahaha, der arme Autor musste das komplette Drehbuch umschreiben.«

In diesem Moment kommt Şahika Prinz zurück, immer noch telefonierend:

»... Alles klar, aber zuerst will ich das Drehbuch lesen. Und wenn da auch nur eine einzige Sexszene drin ist, dann gibt es keinen Vertrag. Haben wir uns verstanden? Na bitte. Also vielen Dank für Ihr Angebot. Ich melde mich dann. Auf Wiederhören.«

Rudolf Prinz reibt sich die Hände:

»Na, das wurde aber auch Zeit, dass die *Trophy-Film*-Idioten wieder angekrochen kommen. Und? Haben sie sich wenigstens für ihre dumme Mail entschuldigt?«

Şahika Prinz setzt sich mit gequältem Lächeln neben ihren Mann und streichelt ihn zärtlich über den Rücken.

»Es tut mir leid, Prenscim ...«

»Was ist denn?«

»Das Angebot ist nicht für dich. Es ist für unsere Enkeltochter.«

14

Auf der Terrasse der Prinz'schen Villa ist nur das eingespielte Wellenrauschen zu hören. Rudolf Prinz nimmt seine Sonnenbrille ab und schaut eine ganze Weile fassungslos, dann folgt blankes Entsetzen und schließlich ein Anflug von Traurigkeit. Werden seine Augen feucht? Prinz setzt sich hastig die Brille wieder auf.

»Helena kriegt die Hauptrolle in einem Kinofilm?«

»Ja.«

»Aber sie ... sie ist doch keine Schauspielerin.«

»Der Regisseur meint, sie hat viel Talent. Außerdem nimmt sie seit zwei Monaten Unterricht ...«

»Aber ... aber ...«

»Ich weiß, was du gedacht hast. Aber ... warum freuen wir uns nicht einfach für sie?«

»Doch, natürlich, lass uns das tun ... Ich ... ja, ich freue mich. Das ist gut.«

»Sie hat dein Talent geerbt. Und jetzt tritt sie in deine Fußstapfen. Du kannst stolz sein, Prenscim.«

»Natürlich. Ich bin stolz. Absolut ... Haben Sie das gehört, Herr Hagenberger? Meine Enkeltochter wird ein Filmstar. Darauf wollen wir anstoßen. Das ist eine wunderbare Nachricht.«

Sein Gesicht sagt das Gegenteil, als er seinen Cocktail ext.

Bis vor Kurzem ging die steigende Popularität von Helena Prinz an mir vorbei. Dann saß ich mit Aylin vor dem Fernseher und schaute *Exclusiv – das Starmagazin* auf *RTL*, wo wir fasziniert einen Bericht über den Sommerurlaub von Prinz William und Kate auf Schloss Balmoral verfolgten. Direkt im Anschluss wurde über das *Playboy*-Shooting einer äußerst erfolgreichen Influencerin berichtet, von der es zunächst noch geheimnisvoll hieß, sie habe einen berühmten Großvater. Ich tat möglichst desinteressiert, als gezeigt wurde, wie sich Helena – zunächst noch in Spitzenunterwäsche und Strapsen, später nackt – vor einem begeisterten Fotografen auf einem roten Ledersofa rekelte, und Aylin schaute mich seufzend mit einem Warum-sind-Männer-nur-so-primitiv-Blick an:

»Und? Gefällt sie dir?«

Nach vielen Ehejahren wusste ich natürlich, dass es auf diese Frage keine korrekte Antwort gibt, und sagte:

»Was? Die? Ach so, na ja, also ... pfff ... och, tja.«

Im folgenden Interview trug Helena ein Mieder, das ihre Brüste auf eine Art zur Geltung brachte, die in Biologenkreisen gerne als übernormaler Schlüsselreiz bezeichnet wird. Während Helena erklärte, dass sie sich ihre üppigen Brüste von den ersten *TikTok*-Werbeeinnahmen selbst zum Geburtstag geschenkt hat und diese nun ihr ›Unique Selling Point‹ seien, verweilte meine Aufmerksamkeit für einige Sekunden im unteren Drittel des Bildschirms. Aylin verdrehte die Augen:

»Am besten fängst du noch an zu sabbern, das würde das Bild komplettieren.«

Mit enormer Willenskraft schaffte ich es, meinen Blick vom Fernseher ab- und den Augen meiner Frau zuzuwenden:

»Aşkım, du weißt doch: Männer, die Frauen schamlos auf die Brüste starren, sind in meinen Augen Neandertaler*, aber in

* *Ich meinte natürlich nicht die aktuellen Bewohner des Neandertals, sondern ihre Vorgänger.***

** *Das sind Gendersterne, die sich als Fußnoten fühlen.*

diesem speziellen Fall ist die Oberweite ja explizit Thema einer hochwertigen Aufklärungsreportage, und ein Wegsehen würde mich als Ignoranten entlarven.«

Während mein Blick schuldbewusst zurück zum Fernseher wanderte, lachte Aylin:

»Eigentlich tun Männer mir leid ... Ein paar Rundungen, und die Denkfähigkeit ist lahmgelegt.«

Nachdem Helena im Interview ausführlich erläutert hatte, welch wichtige Erfahrung es für eine selbstbewusste emanzipierte Frau ist, sich nackt auf einem roten Ledersofa zu rekeln, wurden noch einige Beispiele für Helenas Social-Media-Aktivität gezeigt: Sie postet täglich ein Video, auf dem sie in Unterwäsche ein Loch in eine Wand bohrt. Während sie konstant denselben Schlagbohrer benutzt, wechseln Farbe und Beschaffenheit der Wand ebenso täglich wie Farbe und Beschaffenheit der Unterwäsche. Ich war beeindruckt:

»Wenn das dazu führt, dass sich mehr junge Frauen fürs Handwerk interessieren, könnte das dem Personalmangel entgegenwirken.«

Die höchst spannende Antwort auf die Frage, ob Helena lieber in Stahlbeton oder Rigips bohrt, bekam ich leider nicht mehr mit, weil ich schnell auf *KIKA* wechselte, als Lara die Treppe herunterkam.

Rudolf Prinz ringt immer noch um Fassung und ist in Gedanken versunken. Mehrfach öffnet er den Mund, sagt aber nichts. Ich wende mich an seine Frau:

»Ich wusste gar nicht, dass Sie auch Ihre Enkeltochter managen.«

»Das wollte ich gar nicht. Aber irgendwann hat mich unser Sohn angerufen und gesagt: ›Anne *(Mutter)*, da hat sich gestern ein Agent bei uns vorgestellt, der will, dass Helena einen

Exklusivvertrag unterschreibt.‹ Na, da gingen bei mir sofort alle Alarmglocken los, weil sie noch nicht mal volljährig war, und ich habe gesagt: ›Unterschreibt nichts, ich schaue mir den Typen erst mal an.‹ Na, das war vielleicht ein krimineller Schmierlappen, also wenn ich sage: Er war ein Zuhälter, dann ist das eine Beleidigung für alle Zuhälter. Jessesmaria! Da habe ich Helena gesagt: Şekerim *(mein Zucker)*, deine Generation ist viel freizügiger als wir, und mir kommt das alles irgendwie billig vor, wie du dich da im Internet verkaufst. Aber ich liebe dich, und ehe ich dich diesen Hyänen überlasse, die in dir nur ein Stück Fleisch sehen, bin ich deine Agentin.‹«

Rudolf Prinz hat sich mittlerweile vom Schreck erholt:

»Aber reden wir doch wieder über mich. Haben Sie von meinem neuen Film gehört? Die Dreharbeiten beginnen in zwei Wochen.«

»Der Film spielt in den Siebzigern, bei der ersten Frauenfußball-WM, und mein Mann verkörpert einen konservativen Vater, der seiner Tochter das Fußballspielen verbieten will ... Na, die Rolle ist ihm wie auf den Leib geschrieben, haha ... Rudolf kann mit Frauenfußball nichts anfangen.«

»Wenn man beim Duschen zuschauen könnte, dann wäre ich dabei.«

»Prenscim, so was sagst du aber bitte nicht mehr öffentlich.«

»Wieso denn nicht?«

»Tu es einfach nicht. Haben wir uns verstanden?«

»Jaja, ist ja gut.«

»Versprich es mir.«

»Jaja.«

Şahika Prinz wuschelt ihrem Mann durchs Haar, küsst ihn auf die Wange und legt sich wieder auf ihre Sonnenliege. Prinz wendet sich wieder an mich:

»Nächste Woche treffe ich den Regisseur zum Vorgespräch in Berlin. Bin mal gespannt, was das für einer ist.«

Ich korrigiere Prinz: »Sie meinen: die Regisseurin.«

»Wie jetzt? Eine Frau?«

»Ja, klar. Kerstin Herzog. Hab ich auf *stern.de* gelesen. Ich dachte, Sie wissen das.«

Şahika setzt sich schnell auf und schaut mich eindringlich an. Habe ich wieder etwas Falsches gesagt? Ich gerate ins Stottern:

»Ist äh, ist das ... ein Problem für Sie?«

»Nein, nein, ich bin nur überrascht ... Warum hast du nichts gesagt, Hanım?«

»Ach, Prenscim, das habe ich wohl vergessen.«

»Du wolltest mich überrumpeln, du raffiniertes Luder ... Na, egal, Schwamm drüber, das wird schon ... Wissen Sie, Herr Hagenberger, ich arbeite gerne mit Frauen, das ist es nicht, es fühlt sich nur komisch an, wenn sie mir sagen, was ich tun soll ...«

»Es sei denn, *ich* sage, was du tun sollst ... nicht wahr, Prenscim?«

»Ich tue nur das, was du sagst, wenn ich es sowieso tun wollte.«

»Ja, rede dir das nur ein, dann geht es dir besser.«

Die beiden tauschen ironische Blicke aus, dann nehme ich den Gesprächsfaden wieder auf:

»Kerstin Herzog ist sehr erfolgreich. Ihr letzter Film hat den Goldenen Bären gewonnen.«

Prinz kratzt sich am Kopf:

»Echt? Na ja, ich verfolge die Branche nicht mehr so genau. Egal. Hauptsache, sie ist offen für meine Ideen.«

Seiner Frau entgleisen kurz die Gesichtszüge, und ich spüre das Potenzial für einen Konflikt, denn ich habe letzte Woche auf *ARTE* ein Porträt über Kerstin Herzog gesehen, wo die ausgewiesene Feministin mit großer Freude darüber berichtete, wie sie ›alte weiße Männer‹ auflaufen lässt, die sich in ihre Arbeit einmischen. Frau Prinz reißt mich aus meinen Gedanken:

»Wie wär's, wenn Sie Rudolf zu dem Vorgespräch nach Berlin begleiten, Herr Hagenberger? Dann können Sie das ins Buch einbauen.«

Ich versuche, mir meine Begeisterung nicht zu sehr anmerken zu lassen:

»Ja, warum nicht? Gerne.«

Prinz zieht die Sonnenbrille aus und schaut seine Frau streng an.

»Aber *du* begleitest mich doch, Hanım. Wir haben extra die Suite im Adlon gebucht, und İzzet hat uns seinen besten Tisch reserviert.«

»Ich fliege doch mit Helena nach Hawaii.«

»Wie jetzt?«

»Habe ich dir gesagt.«

»Hast du nicht.«

»Dann hast du mir nicht zugehört, Prenscim. Helena hat ein Werbeshooting.«

»Ein Werbeshooting? Wofür?«

»Für so ein Duschgel. Und wenn wir nicht wollen, dass ein Porno daraus wird, muss ich mitfliegen.«

»Was denn für ein Duschgel?«

»Ist doch nicht so wichtig.«

»Nein, ich will das jetzt wissen: was für ein Duschgel?«

Şahika Prinz windet sich.

»Na ja ... es ist ... also ...«

»Schon klar.«

Niemand muss aussprechen, dass es sich um *Blue Shower* handelt, für das Rudolf Prinz über zwei Jahrzehnte das Gesicht war. Rudolf Prinz zwingt sich zu einem Lächeln, klatscht in die Hände und sagt etwas zu laut:

»So. Ich denke, wir sind gut vorangekommen heute. Wir müssen es nicht übertreiben, schließlich haben wir ja die Woche auf Sylt.«

»Welche Woche auf Sylt?«

»Oh, hatte ich das nicht erwähnt? Wir fliegen im September zusammen mit Şahika in unsere Strandvilla. Da können wir konzentrierter arbeiten. Ihre Frau sollte auch mitkommen.«

»Da wird sie sich sehr freuen!«

Nun war ich derjenige, der sich zu einem Lächeln zwang, denn ich ahnte, dass Aylins Freude äußerst dezent ausfallen würde.

15

Als sich das eiserne Tor vor mir öffnet, verlasse ich das Prinz'sche Anwesen mit drei weiteren Dokumenten im Ordner *Show-Anekdoten*:

1. Ein *Traumschiff*-Dreh vor den Seychellen, bei dem Prinz sich am drehfreien Tag mit Sascha Hehn zum Schnorcheln verabredete und die beiden nur knapp einem Haiangriff entgingen.

2. Ein romantisches Abendessen mit Şahika, bei dem Mäuse durch das Sternerestaurant liefen und beide so taten, als würde sie das köstlich amüsieren, weil sie es für einen Streich mit der versteckten Kamera hielten – was es aber nicht war.

3. Die berühmte Szene beim *Eurovision Song Contest,* der damals noch *Grand Prix Eurovision de la chanson* hieß, als Prinz für Deutschland mit dem Lied *Heiß wie eine Supernova* den zweiten Platz holte: Aus Wut, dass die österreichische Jury ihm nur einen Punkt gab (was ihn den Sieg kostete), schwor Prinz vor laufender Kamera, dass er beim nächsten Wiener Opernball vom vierten Rang aufs Orchester pinkeln würde ... was ihn im Nachbarland zum Staatsfeind Nummer eins beförderte. Zur Wiedergutmachung bestieg er im Trikot der österreichischen Fußball-Nationalmannschaft den höchsten Berg Österreichs, den Großglockner, und sang auf dem Gipfel die österreichische Nationalhymne. Die Aufnahme bescherte ihm schließlich Platz eins in den österreichischen Charts.

Ich beschließe, beim nächsten Treffen etwas für den Ordner *Kindheit* in Erfahrung zu bringen, und kurve an mehreren

Stellen vorbei, wo der Straßenbelag aufgrund der Hitze weich geworden ist, in Richtung Lindenthal, wo meine Therapeutin ihre Praxis hat. Nachdem ich mich in zwanzig Zügen in die einzig freie Parklücke des Viertels gequetscht habe, checke ich kurz meinen E-Mail-Posteingang und finde eine seltsame Nachricht:

Amazon.de empfiehlt: Todsünden ...

Das ist doch mal was anderes. Während ich noch darüber nachdenke, ob ich mit Gier, Wollust oder Trägheit starten soll, entdecke ich, dass ich 167 WhatsApp-Nachrichten von der Familiengruppe *Trabzonsporlular* habe, die nach dem Lieblingsfußballverein von Aylins Vater benannt ist. Es handelt sich ausschließlich um Fotos und Videos von Laras Einschulung. Obwohl es in meinem Auto mittlerweile so heiß ist, dass man darin Eier ausbrüten könnte, klicke ich einige der Dokumente an und bin begeistert, dass Laras Gang in die Koalabären-Klasse aus mindestens acht Perspektiven festgehalten wurde. Wenn meine Lebenszeit unbegrenzt wäre, könnte ich daraus einen Film im Stil von Wim Wenders schneiden ... Wahnsinn: Von meiner Einschulung besitze ich insgesamt zwei Fotos: ich mit Schultüte, einmal allein und einmal mit meinen Eltern. Ich hatte nie das Gefühl: Verdammt, niemand hat gefilmt, wie ich die Tüte auspacke und mich über das Buch *Kafka für Kinder* freue ... Aber Lara ist jetzt sechs Jahre alt – und wenn ich alle Videos von ihr hintereinander abspiele, komme ich wahrscheinlich auf acht Jahre.

Bald darauf liege ich auf der grauen Ledercouch und habe Frau Dr. Matuscheck alles erzählt, was auf der Prinz'schen Terrasse passiert ist. Sie macht sich einige Notizen und lächelt distanziert, aber voller Empathie:

»Also: Rudolf Prinz ist traurig, weil nicht er die Hauptrolle bekommt, sondern seine Enkeltochter ... Hmmm ... Haben Sie vielleicht Angst, dass Sie nicht mehr die Hauptrolle in Aylins Leben spielen? Dass Ihre Tochter jetzt die Nummer eins ist? Könnte das die Bedeutung Ihres Traums sein?«

Dr. Matuscheck schaut mich prüfend an, über die Ränder ihrer Halbbrille hinweg. Ich brauche einen Moment, um zu begreifen, dann lache ich:

»Nein, das ist ein Missverständnis ...«

»Das glaube ich nicht, Herr Hagenberger. Aber Ihr Übersprungslachen zeigt mir, dass ich einen wunden Punkt getroffen habe.«

»Haha, nein, Sie verstehen das nicht.«

»Ich denke, ich verstehe das sehr gut.«

»Nein, ich ...«

»Moment, da kommt mir eine andere Interpretation in den Sinn: Sie träumen, die Biografie eines alternden Superstars zu schreiben, eindeutig eine Vaterfigur, also das Über-Ich. Dieses Über-Ich hat eine Enkeltochter, die nackt für den *Playboy* posiert, also eindeutig das Es. Und dann nimmt das Es den Platz des Über-Ichs ein. Haben Sie Angst vor Kontrollverlust?«

»Das war kein Traum, das war real.«

»Ich weiß, Träume fühlen sehr oft real an. Aber ...«

»Nein, ehrlich. Das ist gerade eben passiert. Auf dem Anwesen von Rudolf Prinz.«

Dr. Matuscheck braucht einen Moment, um sich zu sammeln:

»Sie behaupten also allen Ernstes, Sie schreiben die Biografie von Rudolf Prinz ... Und er hat einen Hirsch im Garten.«

»Sie haben doch Schweigepflicht, oder? Ich habe nämlich einen Geheimhaltungsvertrag, und ... ach, ist eh schon egal. Auf jeden Fall: ja. Das ist alles so passiert. Ehrlich. Ich bin seit vorgestern sein Ghostwriter.«

»Ach so. Nun dann ...«

Dr. Matuscheck streicht alles wieder durch, was sie zuvor notiert hat, und lächelt mich an:

»Also, was macht Ihre Tochter? Geht sie jetzt zur Schule?«

Fünfzig Minuten später sitze ich im Auto und fahre zur Grüngürtelschule, um Lara abzuholen. Dr. Matuscheck hat mir als Hausaufgabe mitgegeben, ihr klarere Grenzen zu setzen. Auf meiner Tasse stehe schließlich *Bester Papa der Welt* und nicht *Bester Kumpel*. Mir hatte es auch schon zu denken gegeben, dass meine Tochter, als ich ihr letzte Woche ein Eis kaufen wollte, gesagt hat: »Müssen wir nicht zuerst Mama fragen?«

Ich stelle meinen Wagen in der Mainstraße ab, hinter dem BMW von Antonias Vater Erik. Antonia ist Laras beste Freundin aus dem Kindergarten und landete zur großen Freude der beiden auch in der Koalabären-Klasse. Mit Erik verstehe ich mich gut, obwohl er Bayer-Leverkusen-Fan ist und mich fast täglich damit nervt, dass er live dabei war, als Bayer deutscher Meister wurde. Okay, vielleicht verstehe ich mich doch nicht so gut mit ihm. Ich meine, wer könnte mit einem Mann befreundet sein, der siebzig Prozent seiner Redezeit für eine Betriebsmannschaft von Pharma-Verbrechern verschwendet? Die restlichen dreißig Prozent gehen für die Besprechung von Antonias fast täglich wechselnden Lebensmittelintoleranzen drauf. Die wir natürlich kennen müssen, wenn sie bei uns übernachtet. Im Vergleich zu Antonias Speiseplan ist Sternegastronomie so simpel wie das Schmieren eines Butterbrots.

Ich schließe meinen Wagen ab und begrüße Erik, der gerade die Heckklappe öffnet. Zu meinem Entsetzen befindet sich ein Hundekäfig darin, der da letzte Woche noch nicht war. Erik öffnet das Gitter und holt den süßesten Golden-Retriever-Welpen heraus, den ich je gesehen habe. Ich verspüre den unwiderstehlichen Drang, dieses niedliche Fellknäuel zu knuddeln – und gleichzeitig eine Riesenwut auf Erik: Wie kann er mir das nur antun? Ich habe Tage gebraucht, um Lara den Hamster schönzureden. Da kann doch nicht der Vater der besten Freundin mit so einem disneyartigen Traumgeschöpf ankommen, zum Teufel! Dennoch kann ich nicht anders und wuschele dem hechelnden Welpen mit beiden Händen durchs Fell. Erik erklärt:

»Das ist Brian …«

Und fügt überflüssigerweise an:

»… Wir haben ihn nach *Brian the Lion* benannt …«

Und fügt noch überflüssigererweise an:

»… dem Löwen von Bayer Leverkusen.«

»Ach was.«

»Du weißt ja, Antonia hat sich immer einen Hund gewünscht, und na ja, am Wochenende waren wir zufällig bei Freunden, deren Hündin vor acht Wochen geworfen hat …«

Zufällig. Jetzt will mir dieser Mistkerl auch noch einreden, dass kein skrupelloser Plan dahintersteckt.

»… und Antonia hat sich schockverliebt. Ich konnte einfach nicht Nein sagen … Da warst du klüger mit dem Hamster.«

Während Brian meine Hand ableckt, verfluche ich Erik innerlich für das vergiftete Kompliment. Wenn er wenigstens ehrlich wäre! Dann hätte er gesagt: ›Ich bin der bessere Papa, ätschibätsch, deine Tasse kannst du wegschmeißen, du Looser!‹ …

»Glaub mir, Daniel, ich wollte Antonia auch zu einem Hamster überreden. Aber was soll ich machen? Wenn sie Champions League will, scheidet Kreisliga C halt aus …«

So. Das reicht! Oder wie Frau Denizoğlu sagen würde: ›Das ist Tropfen, der bringt Stein zum Überlaufen.‹

»Jetzt hör mir mal zu, Erik: Unser Hamster ist nicht Kreisliga C, der ist so was von Hamster-Champions-League. Er ist quasi der Lionel Messi unter den Nagetieren.«

Erik ist von meiner Vehemenz ebenso verblüfft wie ich selbst.

»Hey Daniel, sorry, ich wollte deinen Hamster nicht beleidigen.«

»Und eine super Idee auch, dass du den Goldie mit zur Schule bringst. Kinder sind ja bekannt dafür, dass ihnen Neid völlig fremd ist.«

Wenige Minuten später hat sich eine kreischende Mädchentraube um Antonia gebildet, die Brian auf dem Arm hält. Können Golden Retriever eigentlich einen Hörsturz bekommen? Brian kämpft tapfer um sein Überleben, während gefühlt dreißig Mädchenhände wild auf ihn einknuddeln. Erik genießt das Schauspiel mit dem gleichen selbstgefälligen Grinsen wie seinerzeit, als der »echte« Brian, also irgendein Student in einem hässlichen Löwenkostüm, die Meisterschale in den Leverkusener Himmel hob.

Ich ertappe mich bei dem heimlichen Wunsch, dass der Welpe eines der Mädchen beißt – natürlich nicht schlimm, aber schlimm genug, dass es weint und Erik nicht mehr als der supertolle Megapapa dasteht. Also, ein bisschen Blut dürfte schon fließen, und dann würde ich als Held gefeiert, weil ich das Mädchen zur Tetanusimpfung gefahren hätte ... Ich registriere befremdet, welche Abgründe sich in meiner Seele auftun.

Da kommt Lara. Sie geht traurig an der Mädchenmeute vorbei und umarmt mich stumm. Ich drücke ihr einen Kuss auf den Kopf und merke, dass sie mit den Tränen kämpft. Vielen Dank auch, Erik. Ganz toll gemacht.

»Krümeline, ich weiß, du hast dir auch einen Hund gewünscht. Jetzt hat deine beste Freundin einen bekommen und ist bei allen beliebt ... Ich verstehe, dass du jetzt erst mal traurig bist.«

»Wieso sollte ich deshalb traurig sein? Brian ist süß, das sehe ich auch. Aber ich habe Hamsti-Dampti. Der ist viel süßer.«

»Sicher?«

»Ja. Klar.«

Lara setzt sich auf den Kindersitz, und ich schnalle sie erleichtert an. Puh, ich muss also keinen Hund kaufen. Aber warum ist sie traurig?

Ich starte den Wagen, und als hätte ich mit dem Zündschlüssel auch Laras Gefühle eingeschaltet, fängt sie bitterlich an zu weinen. Ich stelle den Motor wieder ab, steige aus und setze mich neben sie auf die Rückbank:

»Bist du sicher, dass es nicht wegen Brian ist?«

»Ja. Aber in der Schule ist etwas passiert.«

Laras Kinn beginnt ein wenig zu zittern, dann werden ihre Augen wieder feucht. Aber sie bleibt stumm.

»Na komm ... du weißt doch, du kannst mir alles sagen.«

In meinem Kopf laufen sämtliche Horrorszenarien ab: Ältere Schüler haben ihr Pornos auf dem Handy gezeigt; ihre Klassenlehrerin hat sie verprügelt; eine Freundin ist tödlich verunglückt ...

»Mein Schafskäse-Spinat-Börek wurde geklaut.«

Ich seufze erleichtert und spiele Empörung:

»Was? Das darf ja wohl nicht wahr sein! Wer macht denn so was?«

»Weiß ich nicht. Ich bin erst raus auf den Schulhof, in der Pause, und als ich wiederkam, war er weg.«

Und wieder fängt Lara an zu schluchzen. Eigentlich sollte ich mich in den sechs Jahren daran gewöhnt haben, dass Lara sehr empfindlich ist, und ihre Gefühlswallungen mit liebevoller Distanz betrachten – so wie Dr. Matuscheck es mir rät. Aber immer habe ich den sinnlosen Ehrgeiz, Lara innerhalb von kürzester Zeit zum Lachen zu bringen. Als hätte jemand einen Sprengsatz in ihrem Herz deponiert, den ausschließlich sofortiges Kichern stoppen kann. Also reiße ich die Augen auf, ziehe die Mundwinkel so breit es geht und imitiere Dieter Hallervorden:

»Also, derderder Bababababorek ist weg, also, oh, äh … ui-uiuiuiuiui … also mein lieber Schwan, das ist ja äh … hü, hü, hü …«

Das löst bei Lara zuverlässig einen Lachreflex aus – auch wenn sie keine Ahnung hat, wer Dieter Hallervorden überhaupt ist. Und tatsächlich kichert sie jetzt ein wenig. Oh, wie mir das Herz aufgeht! Ich fühle mich wie James Bond, der gerade die Welt vor einem Atomschlag bewahrt hat. Dr. Matuscheck sagte dazu, ich würde exakt den Erziehungsstil meines Vaters fortsetzen – nur mit anderen Mitteln. Ich fragte:

»Welchen Erziehungsstil?«

»Das Nichternstnehmen von Gefühlen.«

Im Laufe der Sitzungen hatte ich ihr diverse Vorfälle aus meiner Kindheit berichtet:

Ich bin sieben Jahre alt, und mein Lieblingskuscheltier ist ein Monchichi – eine kleine Affenpuppe mit braunem Fell und niedlichem Plastikgesicht. In einer Hand hält es ein kleines Nuckel-Fläschchen, das man ihm in den Mund stecken kann. Eines Tages weine ich bittere Tränen, weil ein Nachbarsjunge meinem Monchichi den Schwanz abgeschnitten hat. Mein Vater erklärt kopfschüttelnd, ich solle das Monchichi einfach als Orang-Utan betrachten, die hätten auch keinen Schwanz.

Ein Jahr später stirbt mein Hamsti-Dampti, und ich will wissen, ob er jetzt im Hamsterhimmel ist. Mein Vater antwortet: »Nein, er ist in der Mülltonne.« Das ist selbst für meine atheistische Mutter zu hart, und sie fordert ihn auf, mir Trost zu spenden. Nach einiger Überlegung sagt er: »Denk dran, dass sich die Würmer und Maden in der Mülltonne jetzt freuen, für die ist das ein Festmahl.«

Zehn Jahre später habe ich Liebeskummer, weil Gaby Haas mich ignoriert und stattdessen mit Uwe Schäfer rumknutscht.

Ich verziehe mich in mein Zimmer, höre *It must have been love* und heule. Mein Vater erklärt mir, ich müsse aufhören, mittelmäßige Populärmusik zu konsumieren, die auf billige Weise klischeehafte Emotionen fördere. Stattdessen sei Liebeskummer die beste Triebfeder, um sprachgewaltige Lyrik oder Prosa zu produzieren ... Als ich meinen Vater daraufhin mit seinem mangelnden Einfühlungsvermögen konfrontiere, ist er sich keiner Schuld bewusst: »Ich zeige dir nur den richtigen Weg. Goethe hatte auch Liebeskummer, aber dann hat er nicht sinnlos rumgeheult, sondern den *Werther* geschrieben.«

Noch vor Laras Geburt habe ich mir geschworen: Bei meiner Tochter mache ich alles anders als mein Vater. Ich werde sie ernst nehmen, wenn sie traurig ist. Und jetzt sitze ich hier und schneide alberne Grimassen – Gefühlsverleugnung 2.0 ... Dr. Matuscheck sagt, ich solle in solchen Momenten an Horst Ehbauer denken. Der zweifache Weltmeister im Grimassenschneiden bekam einen Herzinfarkt, als er vor dem Spiegel seine Siegerfratze trainierte.

Ich atme tief durch, unterdrücke das eigentlich obligatorische *Palim Palim* und starte einen zweiten Versuch:

»Das macht dich traurig, dass dein Butterbrot geklaut wurde, ja?!«

Wieder das zitternde Kinn und feuchte Augen. Ich nehme sie in den Arm, Lara weint, und ich lasse es zu. Nach einer Weile sage ich:

»Okay, dann finden wir raus, wer das war. Und dann sorgen wir dafür, dass das nicht noch mal passiert.«

Lara nickt und schluchzt noch einmal auf. Mann, ist das schwer ... In meinem Kopf entsteht ein Füllhorn an Ideen, wie ich den Tränenfluss stoppen kann: Von der *Spongebob*-Lache über lustige Katzenvideos auf *YouTube* bis hin zum Satz »Du hast drei Wünsche frei«. Ich atme tief durch. Ganz ruhig, Daniel. Denk an das, was Dr. Matuscheck gesagt hat.

Letzte Woche bin ich spontan mit Lara ins *Phantasialand* gefahren, weil sie wegen eines Lochs in ihrem Lieblingspullover geweint hat. Ausgerechnet auf der Wildwasserbahn fiel mir ein, dass ich meinen Termin bei Dr. Matuscheck vergessen hatte. Als ich sie hektisch anrief, um mich zu entschuldigen, seufzte sie:

»Herr Hagenberger, Sie sollten einmal darüber meditieren, warum Laras Tränen Sie derart in Panik versetzen.«

»Ein sehr guter Punkt, Dr. Matuscheck. Ich fürchte nur, ich muss meine Tochter jetzt festhalten.«

»Natürlich. Aber Sie dürfen sie auch ab und zu loslassen ...«

»Nein, ich meinte, ich muss sie festhalten, denn jetzt kommt die letzte Abfahrt ... Oh mein Gott, ist das steil ... Keine Angst, Lara, ich halte dich, oh nein, oh nein, oh nein, oh ... aaaaaaaaa aaaaaaaaaaaaaaaaaaaaaaaaaaaaa aaaaaaaaaaaaaaaaaaaaaaaaaaaaaaaaaaaaaaaaaaaaaaaaaaaaaaaaaaahahahahahahahahahaaaa, wuhuuuuu, Scheiße, ich bin nass bis auf die Unterhose, hahahahaha! Auweia, deinen Pullover hat's auch erwischt, hihihihi, oh Mann, war das klasse ... Und gleich gehen wir zu *Maus au Chocolat*. Nee, halt, zuerst müssen wir uns in diese Heißluftkabine stellen, sonst holst du dir noch eine Erkältung ... halt, viel besser: Wir kaufen dir im Shop einen neuen Lieblingspullover, dann bist du trocken und glücklich in einem, das ist doch pefekt! Tri tra trullalla, der Lieblingspulli ist gleich daaaa ... Auweia, hoffentlich ist mein Handy nicht nass geworden in der Jackentasche ... Verdammt, Dr. Matuscheck! Die habe ich doch glatt ... äh ... Dr. Matuscheck, hallo?! Sind Sie noch dran??!«

»Allerdings.«

»Ich, äh, haha, äh, es tut mir leid, ich habe kurz vergessen, dass, äh, tja ... Ja, einmal Foto Nummer 237 bitte, und eine Tüte dazu ... Tut mir leid, was ich sagen wollte, war ... Halt, Lara, wir warten noch kurz auf das Foto, okay? ... Sorry, Frau Dr. Matuscheck, ich wollte nur sagen: Es tut mir wahnsinnig leid.«

»Kein Problem, Herr Hagenberger. Ich habe gerade in einer Minute mehr über Sie gelernt als in fünf Jahren Psychoanalyse.«

»Oh, das ... äh, haha ... tja.«

»Nur eine Frage noch ...«

»Ja?«

»Sie kaufen gleich Ihrer Tochter einen neuen Pullover, damit sie sich nicht erkältet. Und Sie sind nach eigener Aussage nass bis auf die Unterhose. Kann es sein, dass Sie sich in Laras Gegenwart selbst vergessen?«

»Nun, ich, äh ... exzellenter Punkt. Das besprechen wir auf jeden Fall nächste Woche ... hatschi! Okay, ich habe gerade geniest, aber das heißt noch lange nicht, dass ich ... hatschi ... Guck mal, Krümeline, das Foto ist fertig ... hatschi ... Alles klar, wir gehen erst in die Heißluftkabine.«

Heute, eine Woche später, hat mir Frau Dr. Matuscheck erklärt, Lara brauche keine Ganztagsanimation – besonders dann nicht, wenn sie traurig sei. Ich müsse einfach nur da sein, das würde schon reichen. Ich sitze also neben ihr und lasse sie weinen. Es fällt mir schwer, das nicht als persönliches Versagen zu interpretieren: »Ihre Tochter weint? Da ist die Erziehung wohl gravierend schiefgelaufen ... Bitte händigen Sie uns sofort die Bester-Papa-der-Welt-Tasse aus.« Ob es meinem Vater auch so ging? Hat er sich schuldig gefühlt, wenn ich traurig war? Als schlechter Vater? Konnte er meine Tränen deshalb nicht ertragen?

»Papa, ich hab Hunger.«

Lara hat sich ausgeheult, und ihre Traurigkeit ist wie weggeblasen. Ich lache kurz auf, denn es kommt mir absurd vor, dass es so einfach ist. Bis heute dachte ich, nur Aylin besäße die magische Fähigkeit des Tränenversiegenlassens ...

»Fahren wir zu *McDonald's*, Papa?«

Während Erik und Antonia winkend an uns vorbeifahren, wartet auf mich die nächste Stufe der Erziehung:

»Ich habe eine bessere Idee: Wir fahren nach Hause, und ich mache das leckere Gemüse mit Reis warm, das Mama extra für uns ... äh ...«

Lara zieht die Augenbrauen hoch:

»Das ist jetzt hoffentlich nicht dein Ernst, Papa.«

Wo hat sie solche Sätze nur her? Gestern hat sie doch noch am Fläschchen genuckelt und Dinge gesagt wie »Dädädädädädä« und »namnamnam«. Aber Augenbrauen hochziehen, das kann ich auch:

»Du weißt doch, was wir verabredet haben, Lara?!«

Meine Tochter lässt einen tiefen Seufzer hören, dann rollt sie mit den Augen und spricht mit absichtlichem Leierton:

»Nur einmal die Woche Fast Food.«

»Genau. Und wo waren wir gestern?«

»Burger King.«

»So ist es. Also was essen wir heute? Geeee....müüüüü....«

»Ich hab eine Idee, Papa.«

»Ja?«

»Wir gehen heute zu McDonald's, dafür essen wir in der nächsten Woche gar kein Fast Food.«

»Das ist ein kluger Plan, und du kannst stolz sein auf deinen Verstand. Aber dann wirst du in der nächsten Woche sehr traurig sein.«

»Nein, nächste Woche liebe ich Gemüse. Ich schwör's.«

»Warum glaub ich dir das nicht?«

»Doch, das wird eine ganz tolle Gemüse-Woche, ehrlich, ich freue mich schon drauf ... Aber jetzt fahren wir zu *McDonald's*, okay?«

Leider hat Lara mein Talent zur Imitation geerbt und präsentiert mir eine perfekte Variante vom Unschuldslächeln des *Gestiefelten Katers,* dem ich schon bei Aylin nichts entgegenzusetzen habe ... Okay, nächste Woche liebe ich das Grenzensetzen. Ich schwör's.

16

Eine Viertelstunde später stehe ich am Verkaufstresen von *McDonald's* – mit Tochter und schlechtem Gewissen.

»Herzlich willkommen bei *McDonald's*. Schön, dass Sie uns besuchen. Mein Name ist Sophia. Was kann ich für Sie tun?«

Die junge Frau mit blond gefärbten Haaren und je vier goldenen Ringen an jedem Ohrläppchen strahlt uns mit ansteckend guter Laune an.

»Ein *Big Tasty Bacon* Menü mit Ketchup und Mayo extra und ein *Happy Meal* bitte – mit Hamburger, Pommes, *Capri Sun* und Bio-Apfeltüte.«

Tief in mir weiß ich, dass diese Bestellung eine umwelt- und ernährungstechnische Vollkatastrophe ist; aber dank des Wortes »Bio-Apfeltüte« fühle ich mich trotzdem als guter Mensch. Sophia gibt mit künstlichen rosa-weißen XXL-Fingernägeln die Bestellung in die elektronische Kasse ein – was aussieht, als hätte man einer Raubkatze das Tippen beigebracht.

»Das macht 19,79 Euro. Bar oder Karte?«

»Bar.«

Sophias strahlende Laune wird durch einen kurzen Anflug von Panik unterbrochen, und kurz darauf sehe ich den Grund: Als ich einen 20-Euro-Schein auf die Theke lege, braucht sie fast eine Minute, um eine 20-Cent-Münze aus der Kasse zu befördern. Gut sechsmal gleitet die Münze zurück in die Kasse, bis Sophia es schafft, sie mit den Nägeln der einen Hand in die Handfläche der anderen zu schieben. Es erinnert mich an meinen ersten und einzigen Versuch, im China-Restaurant mit

Stäbchen zu essen: Die Glasnudeln waren auf der gesamten Tischdecke sowie meiner Hose verteilt, in der Cola schwamm ein Stück Ente, und ein Shiitake-Pilz flog in die Handtasche einer älteren Dame am Nachbartisch.

Ich applaudiere innerlich, als Sophia das 20-Cent-Stück endlich in meine Hand fallen lässt. Doch dann kommt – wie im Zirkus – der schwierigste Teil der Nummer: das 1-Cent-Stück. Lara ahnt, dass das dauern wird:

»Papa, ich hab Hunger.«

»Geduld, Krümeline.«

Jetzt bereue ich, dass ich nicht am Touchscreen bestellt habe. In Sophias Gesicht ist der letzte Rest Fröhlichkeit maximaler Anspannung gewichen: Sie presst die Lippen fest aneinander, benutzt vier Fingernägel der rechten Hand als Schaufel, fördert so ein halbes Dutzend 1-Cent-Stücke zutage und wischt mit dem Zeigefingernagel der linken Hand die überflüssigen 1-Cent-Stücke weg, sodass nur noch eins übrig bleibt. Doch als sie dieses in die Handfläche der linken Hand rutschen lassen will, fällt es zu Boden. Sie schaut einen Moment genervt nach unten und dann Hilfe suchend zu ihrem Kollegen an der Nachbarkasse – aber der nimmt gerade eine Bestellung auf. Dann sieht sie mich ratlos an. Wir wissen beide, dass Sophia keine Chance hat, das 1-Cent-Stück aufzuheben. Ich winke ab:

»Kein Problem. Stimmt so.«

»Oh danke. Das ist total lieb, echt.«

Jetzt strahlt sie wieder und wendet sich an Lara:

»Und? Welches Spielzeug willst du? Bugs Bunny oder Tom & Jerry?«

»Ich kann mich nicht entscheiden. Was soll ich nehmen, Papa?«

»Okay, wir nehmen Bugs Bunny.«

»Ich will aber lieber Tom & Jerry.«

»Alles klar. Wir nehmen Tom & Jerry.«

»Tom & Jerry. Geht klar.«

»Oder soll ich doch Bugs Bunny nehmen?«

»Ich weiß es nicht, Krümeline. Das musst *du* entscheiden.«

»Okay. Dann nehme ich Bugs Bunny. Oder, nee, lieber Tom & Jerry.«

»Sophia, vielleicht holen Sie schon mal das Essen ... In der Zeit treffen wir hier eine Entscheidung.«

»Okidoki.«

Während ich Sophia aus dem Augenwinkel beobachte, weil ich fürchte, sie könnte mit einer falschen Handbewegung die Hamburger in Donuts verwandeln, stecke ich in einer absurden Dialogschleife mit Lara fest:

»Ich kann mich nicht entscheiden, Papa.«

»Dann entscheide ich halt für dich, okay?«

»Okay ... Und was entscheidest du?«

»Lass dich überraschen.«

»Na gut.«

»Prima. Dann wäre das geklärt.«

»Du, Papa?«

»Ja?«

»Nimm bitte Tom & Jerry, ja?«

»Aha. Also du willst Tom & Jerry.«

»Weiß nicht. Ich glaube nicht.«

»Aber du hast doch gerade gesagt: ›Nimm bitte Tom & Jerry.‹«

»Schon klar. Aber ich will doch lieber Bugs Bunny.«

»So. Punkt. Aus. Feierabend. Es ist entschieden: Wir nehmen Bugs Bunny.«

»Bugs Bunny ist doof.«

»Zu spät.«

»Du bist so gemein, Papa. Ich will Bugs Bunny nicht.«

»Na gut, na gut ... Tom & Jerry. Ende der Diskussion.«

»Oder kann ich vielleicht beide haben?«

»Tom & Jerry sind doch zwei.«

»Aber ich will auch Bugs Bunny.«

»Du hast doch gesagt: ›Bugs Bunny ist doof.‹«

»Ja, eben fand ich ihn auch doof, aber jetzt nicht mehr.«

»Was hat sich denn geändert in den letzten zehn Sekunden?«

»Weiß nicht. Eben fand ich ihn doof, aber jetzt liebe ich ihn.«

»Also gut. Ich halte mich ab sofort da raus, und du klärst das mit Sophia.«

»Okay.«

»Na bravo.«

»Papa?«

»Ja?«

»Kannst du das nicht mit Sophia klären?«

»Das ist doch nicht so schwer. Du sagst einfach: ›Ich nehme Bugs Bunny‹, und das war's.«

»Aber ich will Tom & Jerry.«

»Aha. Also doch.«

»Nein, war nur Spaß. Ich will Bugs Bunny.«

Habe ich ihr dafür das Sprechen beigebracht? Damit sie mein Leben in ein absurdes Theaterstück verwandelt? Erleichtert registriere ich, dass Sophia zurückkommt:

»Also los, Lara, der Moment der Entscheidung ist da ...«

Sophia stellt das gefüllte Tablett vor uns ab und schaut Lara ebenso erwartungsvoll an wie ich. Lara steckt ihren Finger in den Mund und schaut zu mir. Ich fasse mir ein Herz:

»Gut. Dann sag ich es: Wir haben uns für Bugs Bunny entschieden.«

»Mein Papa hat das falsch gesagt. Ich nehme Tom & Jerry.«

Etwas später sitze ich wieder am Steuer und schiebe mir die drei Apfelscheiben in den Mund, die Lara im Gegensatz zu Hamburger,

Pommes und *Capri Sun* nicht angerührt hat. Mein Versuch mit schwarzer Pädagogik ging nämlich nach hinten los:

»Also, die Apfelscheiben würde ich an deiner Stelle nicht essen, die sind bestimmt nicht so gesund wie die Pommes.«

»Genau. Sag das mal der Mama, die glaubt mir das nämlich nie.«

Ich stelle den Wagen auf dem Parkplatz des Clara-Elisen-Stifts ab, nehme den Blumenstrauß, den wir unterwegs gekauft haben, vom Beifahrersitz und drücke ihn Lara in die Hand.

»Den gibst du Oma Bertha, okay? Dann freut sie sich.«

Wir nehmen die Treppe zum Aufenthaltsraum im ersten Stock, wo Oma Bertha in ihrem Lieblingssessel sitzt und Kaffee trinkt. Als sie uns sieht, lächelt sie. Lara reicht ihr den Blumenstrauß:

»Der ist für dich. Weil ich dich lieb habe.«

»Oh, da freue ich mich aber, mein Engel. Ich habe dich auch lieb.«

Bertha tätschelt ihr liebevoll die Wange, dann schaut sie mich mit strengem Blick an:

»Rigobert, warum ziehst du Daniel an wie ein Mädchen? Was sollen denn die Leute denken?«

17

»Lara ist ein Mädchen, Oma Bertha. Sie ist deine Urenkelin.«

Oma Bertha lacht von ganzem Herzen:

»Du nimmst mich wieder auf den Arm, Rigobert. Wie soll ich denn mit vierzig eine Urenkelin haben?«

»Na ja, es ist so ... Ach, egal. Wie geht es dir denn?«

»Ganz ehrlich: Ich bin sauer auf die Politiker.«

»Wieso?«

»Also, den Vormittag machen sie zum Nachmittag, und den Nachmittag machen sie zum Vormittag. Das ergibt doch alles keinen Sinn. Und wer muss es am Ende bezahlen? Wir.«

Lara schaut mich fragend an, und ich zucke ratlos mit den Schultern. Oma Bertha schaut sich um und entdeckt ihre Schnabeltasse:

»Plastikgeschirr, pah! Also für ein Dreisternehotel ist das hier unter aller Sau. Morgen gehe ich zum Direktor ... Das Personal ist auch unmöglich. Der da zum Beispiel ...«

Oma Bertha zeigt auf einen groß gewachsenen Pfleger mit Hipster-Vollbart, der gerade einen schlafenden älteren Herrn im Rollstuhl vorbeischiebt.

»... der ist so unfreundlich, der lächelt nie. Und sein Bart sieht aus wie von einem Terroristen.«

Ich hebe entschuldigend die Arme, denn Oma Bertha hält zwar die Hand neben den Mundwinkel, als wollte sie mir das ganz im Vertrauen zuflüstern, tut dies jedoch in Bühnenlautstärke für einen Dreihundertersaal. Der Pfleger muss lachen und signalisiert mir mimisch, dass alles in Ordnung ist. Als er kurz darauf wieder zurückkommt, zeigt Oma Bertha erneut auf ihn:

»Aber der da ist nett. Der bringt mir immer Plätzchen ... Hallo Peter!«

Der Pfleger, dessen Namensschild ihn als Joachim ausweist, winkt Oma Bertha lächelnd zu.

Einige Minuten später sitzen wir bei Kaffee und Kuchen im lauschigen Innenhof des Altenheims, und Oma Bertha schaut irritiert zum Nachbartisch, an dem zwei sehr alte Damen mit zwei noch älteren Herren Canasta spielen:

»Ganz ehrlich: Ich kann mit alten Menschen nichts anfangen. Die reden doch nur noch über Krankheiten. Aber wenn ich die Leute hier so sehe, also, das ist ja schon mal ein richtiger Vorgeschmack aufs Heim.«

Lara schiebt sich ein Stück Schokokuchen in den Mund:

»Aber das ist doch ein Heim.«

»Nein, Lieselotte, das ist das Café Reichard am Dom. Guck mal, da drüben sind die beiden Türme ...«

Oma Bertha schaut sich verwirrt im Innenhof um. Ihr Blick bleibt an der großen Kastanie hängen:

»... Das kann ja wohl nicht wahr sein! Da pflanzen die einen Baum direkt vor den Dom. Da erkennt man ja seine eigene Stadt nicht mehr wieder.«

Jetzt wendet sie sich an eine schwarze Pflegekraft, die gerade den Nachbartisch abräumt:

»Fräulein? Können Sie bitte dem Geschäftsführer sagen, er soll den Baum fällen? Ich zahle hier nicht fünf Mark für ein Stück Kuchen, wenn ich dann den Eiffelturm nicht sehe.«

»Alles klar. Ich gebe Bescheid.«

Die Pflegerin nickt mit verstehendem Lächeln und verschwindet im Gebäude. Oma Bertha schaut ihr verwirrt hinterher:

»Ganz ehrlich: Ich verstehe diese Nazis überhaupt nicht ... Was haben die eigentlich gegen Ne...«

Ich ahne Böses und gehe schnell dazwischen:

»Stopp! Das N-Wort benutzen wir nicht mehr, Oma Bertha!«

»Warum soll ich nicht »Nazis« sagen? Nazis sind Nazis, Brunhilde, und dann soll man sie auch so nennen.«

In diesem Moment schiebt eine andere Heimbewohnerin mit kleinen Tippelschritten ihren Rollator an unserem Tisch vorbei. Als sie Oma Bertha sieht, bleibt sie stehen:

»Essen Sie auch gleich?«

»Ja.«

»Welche Station?«

»Das Essen ist um sechs.«

»Ich bin auf Station fünf.«

Oma Bertha schaut zur Uhr:

»Nein, es ist halb sechs.«

»Nein, Station fünf. Sind Sie auch da?«

»Es ist halb sechs.«

»Ich meine: Station fünf.«

Oma Bertha schaut mich irritiert an:

»Irgendwas läuft hier schief, aber ich weiß nicht, was.«

Ich versuche zu helfen:

»Die Frau möchte wissen, auf welcher Station du bist.«

»Ja, das würde ich auch gerne wissen.«

»Du bist auf Station drei.«

»Ach so. Haben Sie gehört? Ich bin auf Station zwei.«

»Nein, drei.«

»Ach so. Drei.«

»Es gibt Brei? Aber ich dachte ...«

Ich stelle klar:

»Meine Großmutter ist auf Station drei.«

Oma Bertha schaut wieder zur Uhr:

»Nein, es ist halb sechs.«

»... aber wir hatten doch gestern erst Brei.«

»Stimmt gar nicht. Gestern hatten wir Apfelkuchen ... Ach nee, *jetzt* habe ich Apfelkuchen. Verdammt, was hatte ich denn gestern?«

»Brei.«

»Nein, es ist halb sechs.«

»Ich bin Station fünf.«

»Na gut, dann nehme ich noch einen Kaffee. Mit Milch, ohne Zucker.«

Die Rollator-Dame schaut Oma Bertha noch einen Moment irritiert an, dann geht sie kopfschüttelnd weiter. Oma Bertha sieht ihr ebenso kopfschüttelnd hinterher.

»So eine hätten sie früher sofort entlassen. Aber heute kann man ja froh sein, wenn man überhaupt noch bedient wird.«

Lara verkneift sich ein Kichern, und ich lächle ihr zu. Oma Bertha schaut sie nun auch an, mit einem Wer-ist-das-eigentlich-Blick. Sie denkt angestrengt nach und schüttelt dann resigniert den Kopf. Für einen kurzen Moment zeigt sich eine Traurigkeit in ihrem Gesicht, die aber ebenso schnell verschwindet, wie sie gekommen ist. Plötzlich strahlt sie und verkündet:

»Morgen fliege ich nach Teneriffa.«

18

»Guten Tag, Frau Krause. Ich bin Daniel Hagenberger, und das ist meine Frau Aylin. Wir sind die Eltern von Lara.«

Laras Klassenlehrerin, schätzungsweise Ende dreißig, locker gekleidet in Jeans und T-Shirt, schaut uns erstaunt an.

»Guten Tag. Was kann ich für Sie tun?«

»Zuerst einmal wollen wir sagen: Lara hatte viel Spaß in ihrer ersten Schulwoche. Und sie hat gesagt, dass sie Sie sehr nett findet, äh …«

Ich gerate ins Stocken, denn es verunsichert mich ein wenig, dass Frau Krause immer noch verblüfft guckt. Da wird mir klar: Sie hat ihre Augenbrauen derart in einen Halbkreis gezupft, dass ihr Gesicht permanentes Erstaunen suggeriert. Aylin übernimmt:

»Es ist so: Lara wurde in dieser Woche dreimal ihr Essen geklaut. Deshalb wollten wir nur kurz nachfragen, ob Sie da mal ein Auge drauf haben könnten …«

Frau Krause antwortet mit erstauntem Blick:

»Natürlich. Ich kümmere mich darum. Kein Problem.«

Frau Krause wendet sich zum Gehen, doch Aylin stoppt sie:

»Ach, Frau Krause, ehe ich's vergesse: Gibt es noch andere Kinder mit türkischem Migrationshintergrund in Laras Klasse?«

»Ja, Deniz und Meltem. Wieso?«

»Tja, das ist mir etwas unangenehm, aber ich wollte es trotzdem ansprechen: Ich fürchte, einer von den beiden hat faschistische Eltern.«

In diesem Moment bemerke ich den Unterschied zwischen dem normal erstaunten und dem tatsächlich erstaunten Blick von Frau Krause: Wenn sie tatsächlich erstaunt ist, ist mehr Weiß in ihren Augen.

»Oh. Das wäre aber unschön. Wie kommen Sie darauf?«

»Nun ja, als Lara gestern mit ihren Barbiepuppen gespielt hat, hat sie ihrer Lieblingsbarbie den Wolfsgruß gezeigt. Das ist das Symbol der *Grauen Wölfe,* das sind türkische Rechtsextremisten.«

»Oh mein Gott, das ist ja furchtbar.«

»Das kann sie nur aus der Schule haben. In unserem Familien- und Freundeskreis ist das Zeichen tabu.«

»Wie sieht dieser ... Wolfsgruß denn aus?«

»Ich will ihn hier nicht zeigen, aber man führt Daumen, Mittel- und Ringfinger zusammen und hebt Zeige- und kleinen Finger hoch.«

Frau Krause lacht:

»Ach so. Das ist der Flüsterfuchs.«

»Flüsterfuchs?«

»Ja, das Zeichen, dass die Kinder leise sein sollen.«

Jetzt lacht auch Aylin; mein innerer Satiriker ist geweckt:

»Vielleicht überlegen Sie sich in Zukunft was anderes, um die Kinder zum Schweigen zu bringen. Der Hitler-Gruß wird ja kaum noch verwendet.«

»Ich denke mal darüber nach. Schönen Tag noch.«

Während Frau Krause sich entfernt, kommt Lara mit ihren neuen besten Freundinnen angelaufen. Antonia ist nicht mehr ihre Nummer eins, weil diese sich dank des Golden-Retriever-Welpen Brian einer derartigen Beliebtheit erfreut, dass ihre Eltern Termine nur noch via Doodle-Umfrage vergeben. Als Lara sie gestern treffen wollte, zeigte sich, dass der nächste freie

›Timeslot‹ in zwei Wochen gewesen wäre. Was bin ich froh, dass wir einen Hamster haben. Lara wendet sich an Aylin:

»Mama, darf ich mit Liv zu Rosa nach Hause gehen?«

»Von mir aus, Yavrum *(mein Baby)*. Aber da müssen wir erst Rosas Eltern fragen.«

»Kein Problem«, erwidert Rosa. »Mein Papa hat gesagt, es ist okay.«

»Also gut. Dann viel Spaß!«

Ohne die Analyse von Dr. Matuscheck wäre mir nie aufgefallen, dass Erlaubnisfragen grundsätzlich nur an Aylin gehen ... Ich habe mich deutlich männlicher gefühlt, als mir das noch nicht bewusst war. Also füge ich sinnloserweise an:

»Für mich ist es übrigens auch okay.«

Nachdem meine Erlaubnis von allen Anwesenden ignoriert wurde, umarme ich meine Tochter.

»Mach's gut, Krümeline. Ich hab dich lieb.«

»Hab dich auch lieb, Papa. Viel Spaß in Berlin! Und komm bald wieder – wir müssen noch zwei *Schnuffelchen* im *Hoppel-di-Hüpf*-Level finden.«

Na bitte. Meine Familie braucht mich. Vielleicht nicht für wichtige Entscheidungen. Aber wenn es um das Auffinden von *Schnuffelchen* in *Yohshi's Crafted World* auf dem *Nintendo DS* geht – da kommt keiner an mir vorbei.

Kurz darauf sitze ich auf dem Beifahrersitz, als Aylin auf das Gelände des Flughafens Köln/Bonn fährt – wie üblich viel zu schnell, sodass der Wagen kurz abhebt, als wir über eine Bodenschwelle fahren. Aylin kichert:

»Ups!«

Sie gibt wieder Gas, bemerkt auch die nächste Bodenwelle zu spät und hebt erneut kurz ab.

»Ups! Ich dachte nicht, dass noch eine kommt.«

»Gleich kommt die dritte. Los, fahr schneller, sonst erreichen wir nie die vorgeschriebene Reiseflughöhe.«

Aylin kichert erneut: »Du bist so gemein!«

»Nur ein kleines bisschen ... Und denk daran: Lara hatte letzte Woche zweimal Fast Food, also setzen wir diese Woche aus.«

»Wie praktisch. Heute ist Dienstag, und der beste Papa der Welt kommt erst am Sonntag zurück. Dann darf die unbeliebteste Mama der Welt mal wieder für Disziplin sorgen. Hurra!«

»Sie hört nun einmal besser auf dich, was soll ich machen? In Sachen Autorität stehe ich bei ihr auf einer Stufe mit Hamsti-Dampti ... Außerdem vergöttert sie ihre Mama.«

»Und warum habe ich keine Beste-Mama-der-Welt-Tasse zum Geburtstag bekommen?«

»Sie hat dir ein Landschaftsbild gemalt, das an die späte Phase von Monet erinnert, und *Ich liebe dich, Mama* draufgeschrieben. Das ist doch wohl besser als eine gekaufte Tasse.«

»Jaja. Es ist nur: Gestern habe ich ihr Linsensuppe gekocht, und sie hat trauriger geguckt als auf Onkel Mustafas Beerdigung.«

»Da war sie vier und hatte keine Ahnung, welcher der drei Mustafas überhaupt im Sarg lag.«

»Am Ende hat sie den Löffel auf den Tisch geknallt und mit vorwurfsvollem Ton gesagt: ›Papa wäre mit mir zu *McDonald's* gefahren‹.«

»Aber schon in ein paar Jahren wird sie rückblickend feststellen, dass du sie viel gesünder ernährt hast, dann schenkt sie dir die Beste-Mama-der-Welt-Tasse, und ich muss mir Vorwürfe anhören ... Die Zukunft gehört dir.«

»Beeindruckend, wie du die Wahrheit verdrehst. Wenn du dir jetzt noch dein Gewissen rausoperierst, kannst du Anwalt werden.«

»Gute Idee. Meine Skrupel stören mich sowieso die ganze Zeit.«

»Daniel, ich will doch nur, dass du auch mal unangenehme Aufgaben übernimmst.«

»Tue ich doch. Nächste Woche gehe ich mit Lara zu *Wonder Waffel*. Das ist alles andere als leicht für mich. Allein dieser penetrante Geruch ...«

Aylin schüttelt amüsiert den Kopf: »Du bist so ein elender Lügner.«

Aylin hält den Wagen vor dem Privateingang des Flughafens, den mir Şahika Prinz genannt hat, und schaut mir tief in die Augen:

»Ich weiß, er war mal dein Idol. Aber du bist nicht mehr der kleine Daniel auf der Suche nach einer männlicheren Vaterfigur.«

»Stopp, Aylin. Wenn ich dir erzähle, was meine Therapeutin gesagt hat, dann tue ich das nicht, damit du es gegen mich verwendest.«

Dr. Matuscheck hatte mir eine ganz simple Frage gestellt: »Warum sind Sie so fasziniert von einem Mann wie Rudolf Prinz?« Ich saß eine ganze Weile ratlos da, und plötzlich kam mir eine Szene aus meiner Kindheit in den Kopf: Ich war fünfzehn und seit Jahren in Gaby Haas verliebt. Als meine Mutter in meinem *Scout*-Ranzen einen Liebesbrief entdeckte (den sie laut Dr. Matuscheck weder hätte finden noch lesen dürfen), bestellte mich mein Vater in sein Arbeitszimmer:

»Nun, mein Sohn, deine Mutter gab mir deinen Brief an eine ... äh ... Gaby. Und mir wurde klar, dass du dich jetzt in einem Alter befindest, wo gewisse Dinge für dich interessant werden, die bis jetzt, nun ja ... weniger interessant waren. Vor allem in Bezug auf ... äh ... Frauen. Also Mädchen. Beziehungsweise, darum geht es ja: dass Mädchen irgendwann zu Frauen werden, weil sie in die Geschlechtsreife eintreten. So wie du offenbar auch ... Nun, also Geschlechtsverkehr ist rein technisch äußerst simpel, das schaffen sogar ausgewiesene Schwachköpfe ... «

»Dann bin ich ja beruhigt.«

»... Achte einfach nur darauf, dass vor der Penetration genügend Vaginalsekret abgesondert wird ... wobei, das wird eigentlich erst ab Mitte vierzig ein Problem, aber man kann nie vorsichtig genug sein ... äh ... Aber Sex ist gar nicht mein Thema.«

»Was du nicht sagst.«

»Mir geht es um die Kunst der Verführung. Denn hier trennt sich die Spreu vom Weizen. Und ich muss sagen, da ist in deinem Liebesbrief – von einem Rechtschreib- und zwei Interpunktionsfehlern mal ganz abgesehen – noch sehr viel Luft nach oben.«

»Wie jetzt?«

»Nun ja. Nehmen wir mal den Satz ›Ich muss sehr oft an dich denken, wenn ich abends im Bett liege und nicht schlafen kann‹. Der ist für eine erste Fassung sicherlich brauchbar, aber in der Überarbeitung – und dazu möchte ich dir dringend raten – da sollte dir klar sein: *Sehr oft denken* kannst du auch an deinen Patenonkel oder einen Autounfall ... Hier jedoch geht es um Sehnsucht. Um die peinigende Qual des Begehrens. Rilke zum Beispiel bringt das ganz anders auf den Punkt: ›Dorthin mein Sehnen flieht – da wo du bist – wenn sich von Tränen müd mein Auge schließt.‹ *Das* ist Poesie.«

Ich glaubte meinem Vater, übernahm die Rilke-Verse in meinen Liebesbrief und erreichte zwar nicht das Herz von Gaby Haas, aber immerhin ihr Zwerchfell. Traumatisiert ging ich mit meinem besten Freund Mark in den *Ufa-Palast,* um *Kommissar*

Kress im Palast der Nymphen zu sehen. Da lagen Rudolf Prinz reihenweise attraktive junge Frauen zu Füßen, obwohl er nicht ein einziges Rilke-Zitat auf Lager hatte. Ich dachte: Wenn Rudolf Prinz mein Vater wäre, hätte er mir das Augenzwinkern mit Knacklaut und Zeigefinger beigebracht. Dann wäre ich jetzt nicht im Kino, sondern im Schlafzimmer von Gaby Haas.

Aylin reißt mich aus meinen Gedanken:

»Bittebitte lass dich nicht auf sein Niveau herab.«

»Du wirst sehen: Er ist lustig. Und eigentlich ganz okay ...«

»Ist er nicht. Er ist ein arroganter Macho.«

»Keine Sorge, ich begebe mich nicht auf die dunkle Seite der Macht.«

Ich steige aus und nehme meinen Koffer vom Rücksitz. Aylin kommt zu mir, und wir umarmen uns zum Abschied:

»Gib Lara einen Kuss von mir, okay? Und Hamsti-Dampti.«

In diesem Moment hält direkt hinter unserem *Ford Focus* eine schwarze Stretchlimousine, aus der zwei muskulöse Männer in schwarzen Anzügen aussteigen. Sie mustern Aylin und mich skeptisch.

»Sind Sie Daniel Hagenberger?«

»Ja.«

Die Bodyguards nicken sich zu; dann öffnet einer die hintere Tür der Stretchlimousine, und Rudolf Prinz steigt aus. Ich flüstere Aylin ins Ohr:

»Aylin, ich weiß, Diplomatie ist nicht deine Kernkompetenz. Aber bleib bitte höflich. Der Job bedeutet mir etwas.«

Rudolf Prinz schaut zwischen mir und Aylin hin und her, dann nickt er anerkennend und kommt auf uns zu. Ich strecke ihm meine Hand entgegen, aber er nimmt die von Aylin:

»Ladies first ... mit wem habe ich das Vergnügen?«

»Meine Frau Aylin – Rudolf Prinz.«

Prinz führt Aylins Hand bis kurz vor seinen Mund und deutet einen Kuss an ... So etwas habe ich zuletzt in einem Film mit Cary Grant gesehen. Er sagt:

»Çok memnun oldum *(sehr erfreut)*.«

Aylin reagiert positiv überrascht:

»Oh, Sie sprechen Türkisch?«

»Nicht sehr viel. Aber es reicht, um in Ankara nach dem nächsten Puff zu fragen oder 'nen Auftragskiller zu buchen, hahaha ...«

Aylins Lächeln friert augenblicklich ein.

»... war nur ein kleiner Spaß, haha, nein, im Ernst: Ich liebe die türkische Kultur, aber für die Sprache fehlen in meiner Zunge irgendwelche Muskeln. Meine Frau sagt immer: ›Prenscim, ehe du Türkisch lernst, röhrt unser Hirsch den Hamlet-Monolog.‹«

Aylin lächelt ein wenig verkrampft, und Rudolf Prinz klopft mir anerkennend auf die Schulter:

»Sie haben mir gar nicht erzählt, dass Sie mit einem Topmodel verheiratet sind.«

Er lächelt Aylin an und zwinkert ihr zu, mit Knacklaut und Zeigefinger. Aylin schaut wenig begeistert. Als seine Charmeoffensive nicht erwidert wird, fährt sich Prinz in einer Übersprunghandlung durch die Haare. Aylin flüstert mir ins Ohr:

»Was soll das werden? Ein Rückblick auf das Flirtverhalten im 20. Jahrhundert?«

Prinz schaut mich irritiert-fragend an. Ich improvisiere:

»Aylin sagt, es ist eine große Ehre, Sie zu treffen, und sie ist sehr geschmeichelt, dass Sie sie für ein Topmodel halten ...«

Aylin schaut mich entgeistert an. Auch das scheint Prinz zu registrieren.

»... aber, äh, eigentlich ist sie Hebamme.«

»Also, mit Ihnen als Hebamme wollen sicher alle Väter bei der Geburt dabei sein, hahaha ...«

Ich lache höflich mit und sehe, dass auch Aylin sich Mühe gibt, einen erheiterten Gesichtsausdruck zu präsentieren – mit wenig Erfolg. Prinz fährt sich erneut durch die Haare:

»Ach, Herr Hagenberger, erinnern Sie mich im Flieger bitte daran, dass ich Ihnen die Geschichte in der Garderobe von Madonna erzähle, die ist ein Kracher, die muss unbedingt ins Buch. Sie werden sich wegschmeißen, wuahahaha ...«

Prinz' Satz bleibt ein wenig in der Luft hängen, und so wechsle ich das Thema:

»Ein tolles Auto haben Sie ... *Rolls-Royce,* ja?«

»Ist zwar ein Klischee, aber es sind einfach die Besten ... Und das da ... gehört das Ihnen?

Prinz deutet leicht angewidert auf unseren *Focus.* Mein Auto war mir nie peinlich, aber plötzlich sehe ich es mit den Augen von Rudolf Prinz.

»Äh ... ja.«

»Ich kann Ihnen eine Mercedes-C-Klasse zum halben Preis besorgen. Ist kein Ding für mich.«

»Das ist sehr nett, aber ...«

Prinz zückt sein Handy und spricht hinein:

»Mail an Matthias schreiben: soll Angebot für C-Klasse in Silber machen – mit dem üblichen Rabatt.«

»Wie gesagt, das ist sehr nett, aber ...«

Nun bringt sich Aylin ins Spiel:

»... aber wir sind sehr zufrieden mit unserem Auto. Also vielen Dank für das Angebot.«

Rudolf Prinz schaut ein wenig beleidigt und zückt erneut sein Handy:

»Mail doch nicht schreiben.«

Ach, was soll's: Er hat einen Hirsch und wir einen Hamster. Warum soll es bei den Autos anders sein?

Plötzlich spüre ich eine Anspannung bei den Bodyguards und

bemerke kurz darauf die Ursache: Gut zehn Meter entfernt nähern sich vier Männer um die fünfzig in bunten Hawaii-Hemden mit Rollkoffern und Taschen. Große Aufregung, als sie Prinz erkennen. Alle vier zücken ihre Handys. Einer ruft laut:

»Na, du Hengst, alles fit im Schritt?«

Rudolf Prinz rollt genervt mit den Augen und wendet sich ab, während die Männer von einem der Bodyguards zu einem anderen Eingang komplimentiert werden. Aylin schüttelt den Kopf:

»*Na, du Hengst, alles fit im Schritt?* Das ist ja wohl der dümmste Spruch aller Zeiten.«

Rudolf Prinz schaut erneut beleidigt, und ich fange hektisch an zu reden:

»Hahaha, ja, aber es war natürlich auch das Markenzeichen von *Kommissar Kalle Kress,* und deshalb ist der Spruch legendär, also bei den Fans, und, äh, also … man muss natürlich auch die Ironie auf der Metaebene sehen, weil Kress als proletarisch angelegte Figur mit dem Status als Kommissar ja quasi die Klassenschranken durchbrochen hat – und indem er seinen Chef aus der Oberschicht als *Hengst* bezeichnet, äh …«

Rudolf Prinz schaut mich entgeistert an:

»So ein psychologisches Geschwafel schreiben Sie doch hoffentlich nicht ins Buch?!«

»Äh, nun ja, also …«

Aylin zeigt mir ein hämisches Ich-hab's-dir-ja-gesagt-Lächeln und klopft mir auf die Schulter:

»Tja, dann wünsche ich viel Spaß in Berlin.«

Rudolf Prinz zwinkert Aylin zu, mit Knacklaut und Zeigefinger – und erntet erneut einen ratlosen Blick. Prinz fährt sich durch die Haare:

»Ach übrigens, Daniel hat Ihnen ja sicher erzählt, dass wir zusammen nach Sylt fliegen …«

Mir wird ganz heiß, weil ich das zwar mit Dr. Matuscheck besprochen habe, aber nicht mit Aylin.

»... Ich muss zugeben: Ich freue mich sehr darauf. Und Şahika ist immer dankbar, wenn sie jemanden trifft, mit dem sie Türkisch reden kann *(Zwinkern, Knacklaut, Zeigefinger).*«

Aylin schaut mich irritiert an, dann wendet sie sich mit verkrampftem Lächeln an Prinz:

»Vielen Dank, Herr Prinz, aber Daniel kann sich besser auf die Arbeit konzentrieren, wenn ich nicht dabei bin.«

»Nein, nein, Aşkım, das ist kein Problem für mich, ehrlich. Und du hast doch so viele Urlaubstage angesammelt, dass du bestimmt ... äh ...«

Aylin schaut mich mit hochgezogenen Augenbrauen drohend an. Okay, wie komme ich da wieder raus, ohne Prinz allzu sehr vor den Kopf zu stoßen? Ein gespielter Hustenanfall verschafft mir kurz Bedenkzeit. So. Jetzt muss ich etwas sagen ... Okay, aber *jetzt.* In meinem Kopf ist ein großes weißes Blatt, und in meinem Bauch breitet sich Panik aus. Dann höre ich überraschend meine eigene Stimme:

»Wie schön ist das denn? Aylin, wir fliegen nach Sylt.«

19

Nach dem kühlsten Abschiedskuss in der Geschichte meiner Ehe betrete ich mit Prinz und den Bodyguards das Rollfeld. Man hätte vermuten können, dass Prinz einen Flugplatz auf seinem Grundstück besitzt, aber auch der größte Reichtum hat Grenzen. Oder nimmt er einfach nur Rücksicht auf den Hirsch?

Immerhin wurden wir durch einen privaten Zugang geschleust, und keine zehn Meter entfernt erwartet uns ein beeindruckendes Flugzeug mit dem goldenen Schriftzug *Prinz on Tour*. Prinz schwärmt:

»Das ist meine *Gulfstream III*. Fliegt mit 819 km/h. Die *II* war auch okay: 796 km/h. Aber die *III* hat über 6000 Kilometer Reichweite, das sind 2000 mehr als die *II*, damit kann ich ohne Zwischenstopp nach New York fliegen.«

Vor der Gangway erwartet uns eine leicht überschminkte junge Flugbegleiterin mit braunen Haaren. Sie hält uns ein Tablett entgegen, auf dem zwei Champagnerkelche stehen. Da sie dank hochhackiger Pumps mit der Balance zu kämpfen hat, erinnert ihre Körperhaltung eher an die Grundstellung im Tai-Chi als an *Germany's next Topmodel*. Sie begrüßt uns mit einem gelangweilten Leierton:

»Herzlich willkommen zu Ihrem Flug nach Berlin. Ihr Privatjet ist zum Abflug bereit. Darf ich Ihnen ein Glas *Veuve Clicquot* zur Begrüßung anbieten?«

Prinz nimmt einen Kelch und reicht mir den zweiten:

»Gerne ... Also, trinken wir auf unsere orientalischen Frauen und danken wir Gott für ihre beweglichen Hüften. Şerefe *(zur Ehre, Prost)*!«

Ich bin es nicht gewohnt, tagsüber Alkohol zu trinken, möchte aber nicht unhöflich erscheinen. Prinz hat den Sekt geext, bevor ich das Glas an meinen Lippen habe. Als ich es ihm gerade gleichtun will, stoppt mich Prinz:

»Halt, warten Sie! Äh ... also, das klingt jetzt vielleicht bescheuert, aber ... würden Sie mir den Sekt hinterherschütten, wenn ich zur Gangway gehe?«

Ich schaue ihn verblüfft an. Er wirkt ungewohnt verlegen, als er erklärt:

»Das macht Şahika immer, bevor wir losfliegen. Ist so ein bescheuerter Aberglaube, und ... nun ja, es ist zwar unlogisch, und das schreiben Sie bitte nicht ins Buch, aber ... dadurch fühle ich mich irgendwie sicherer.«

»Das kenne ich, Aylin macht das auch immer, aber mit Wasser. Und dann sagt sie: *Su gibi git, su gibi gel* – Geh wie das Wasser, komm wie das Wasser.«

»Ja, eigentlich muss es Wasser sein. Aber ich denke mal, Champagner tut's auch.«

»Klopft Ihre Frau auch immer auf Holz, beißt sich auf die Zunge und zieht sich am Ohrläppchen?«

»Genau. Mit diesem komischen Kussgeräusch ... Und wenn man jemandem ein Messer reicht, muss man drauf spucken. Und ständig sagt sie: maşallah, maşallah *(Gott soll beschützen)*.«

»Aber das Schlimme ist: Das steckt an. Ich ziehe mir jetzt auch immer am Ohrläppchen und sage maşallah.«

»Das darf man echt keinem erzählen. Also dann ...«

Prinz dreht sich um und geht zur Gangway. Ich schütte ihm den Champagner hinterher. Dank einer Windböe landet die gute Hälfte auf meinem T-Shirt. Zum Glück bin ich kein bisschen abergläubisch.

Kurz darauf betrete ich mit mulmigem Gefühl das Innere des Privatjets: zwei luxuriöse weiße Ledersofas, davor weiß lackierte Holztische. An der Decke goldene Lampen, dazu ein Schreibtisch und eine Bar mit vier Barhockern. Wow! Nur die Anschnallgurte und die kleinen Fenster erinnern daran, dass ich mich in einem Flugzeug befinde. An der Bar entdecke ich einen *Graham's Vintage Port* von 1882 – zufällig weiß ich, dass der bei einer Auktion im letzten Jahr für über zehntausend Euro versteigert wurde. Ich setze mich auf das Sofa gegenüber von Prinz, die Bodyguards verschwinden in Richtung Cockpit. Die Flugbegleiterin stellt sich in Pose:

»Hi, ich bin Sina. Ich bin heute für Sie da ... Sagen Sie mal, kann es sein, dass ich Sie irgendwoher kenne?«

Prinz schnallt sich an und lächelt:

»Das kann sein.«

»Aber woher? Ihr Gesicht kommt mir total bekannt vor, echt. Ich weiß nur nicht, woher, ich bin da manchmal voll verpeilt.«

»Na, das fällt Ihnen sicher noch ein, Sina ... Das ist übrigens ein schöner Name. Woher kommt der?«

»Von meinen Eltern.«

»Nein, ich meine den Ursprung des Namens.«

»Ach so. Von einer Liste der beliebtesten Vornamen.«

»Na egal, nicht so wichtig.«

Knapp zehn Minuten später überfliegen wir die Kölner Stadtgrenze und streifen Leverkusen. Mit Bedauern wird mir wieder bewusst, dass der Schlachtruf *Ihr werdet nie deutscher Meister* für immer der Vergangenheit angehört. Bei einem Luftloch rieche ich den Champagner auf meinem T-Shirt. Dann klappe ich meinen Laptop auf, öffne den Ordner *Kindheit* und anschließend das Dokument *Lago Maggiore.*

»Herr Prinz, ich habe einmal versucht, den Moment zu beschreiben, wie Ihr Vater Sie als kleinen Jungen in den Lago Maggiore geschmissen hat. Mir fehlen da noch viele Details, und ich dachte …«

»Jaja, sehr schön, aber zuerst muss ich Ihnen die Geschichte in der Garderobe von Madonna erzählen …«

Ich seufze und erstelle ein weiteres Dokument im Ordner *Show-Anekdoten*.

»… Also, das war bei *Wetten, dass..?* – das muss irgendwann in den Neunzigern gewesen sein, egal, auf jeden Fall habe ich meine Garderobe direkt neben Sean Connery, der war da, um den neuen Bond zu präsentieren … Oder war das Pierce Brosnan? Egal, kann man recherchieren. Auf jeden Fall kommt Madonna nicht zur Probe, war sich wohl zu schade dafür, und die Ansage lautet: Madonna kommt erst kurz nach acht, und dann müssen alle anderen in ihre Garderoben verschwinden: kein Kontakt. Ich sage zum Aufnahmeleiter: ›Hören Sie mal, wir sind nicht irgendwelche bekloppten Fans, wir sind Roger Moore und Rudolf Prinz.‹ …«

»Ach, es war Roger Moore?!«

»Was? Nein, es war Sean Connery.«

»Sind Sie sicher?«

»Absolut. Ich sage also: ›Wir sind Sean Connery und Rudolf Prinz‹ … also nageln Sie mich nicht fest, vielleicht war es doch Pierce Brosnan. Auf jeden Fall nichts zu machen, steht so im Vertrag: ›Kein Kontakt, zu niemandem‹. Kurz nach acht stürmen mindestens zehn Bodyguards rein und riegeln alles ab, schicken uns in unsere Garderoben. Ich höre Stöckelschuhe, klackklackklack, dann schließt sich eine Tür, und wir dürfen wieder raus. Vor Madonnas Garderobe stehen zwei Bodyguards, der Rest wartet auf dem Flur in Alarmbereitschaft. Auf jeden Fall sage ich zu Roger …«

»Also doch Roger Moore?«

»Nein, ich meinte Sean Connery. Beziehungsweise Pierce Brosnan. Ich sage also: Pass auf, Roger, wir zwei machen noch eine Privatwette: Wer heute ein Foto Arm in Arm mit Madonna in ihrer Garderobe schafft, hat gewonnen. Und Pierce sagt: ›Alles klar‹, und schlägt ein ... Moment. Ich glaube, es war doch Sean Connery.«

»Kein Problem, das recherchiere ich.«

»Wissen Sie, ich war so oft bei *Wetten, dass..?* – da kommst du irgendwann durcheinander. Es war auf jeden Fall ein Bond. Timothy Dalton und George Lazenby kann ich ausschließen, die habe ich nie getroffen. Also Roger, Sean oder Pierce ... Egal, jetzt kommt's: Ich sehe den Gottschalk in der Kulisse stehen, kurz vor dem Auftritt, und sage zu ihm: ›Hör mal, Tommy, du musst Madonna gleich unbedingt neben mich setzen, okay?‹ Sagt der Tommy: ›Aber dafür moderierst du in der nächsten Sendung die Außenwette im Schlafanzug.‹ Okay, ich sitze also auf der Couch neben Madonna, und da läuft irgend so eine todlangweilige Wette, was weiß ich, ein Typ, der seine Verwandtschaft am Geschmack ihrer Popel erkennen kann, oder so ein Schwachsinn, und da beugt sich Madonna zu mir rüber und fragt mich: ›Was mache ich hier eigentlich bei diesem gottverdammten Kindergeburtstag?‹ Und ich nur: ›Ich denke mal, du prostituierst dich, um mehr Platten zu verkaufen – genau wie ich.‹ Sie lacht sich kaputt, und das ist die Chance für Rudolf Prinz. Ich erzähle ihr also von meiner Wette mit Sean Connery. Und jetzt halten Sie sich fest: Madonna weiß von meiner angeblichen Affäre mit Sharon Stone, die will das Foto selbst haben, um Sharon damit zu necken, wuahahaha, ist das zu fassen ... Auf jeden Fall sagt Madonna: ›Kein Problem, ich nehm dich mit in die Garderobe, und dann machen wir das Foto.‹ So, und jetzt kommt's: Madonna gewinnt ihre Wette, und dann sagt der Gottschalk:

›Das war's, Madonna muss leider ihren Flieger erwischen, wo sind die Blumen?‹ Küsschen, Küsschen, Feierabend ... Madonna verschwindet, und ich nur: Verdammt, was machst du jetzt? Zu meinem Glück kam dann der Auftritt von Tom Jones ... der singt *Sex Bomb* ... oder war's *She's a lady?*«

»Kein Problem. Das recherchier ich.«

»Auf jeden Fall denke ich: Rudolf Prinz, das ist deine einzige Chance! Ich schleiche mich also vom Sofa, der Aufnahmeleiter kriegt fast einen Herzinfarkt: ›Herr Prinz, um Gottes willen, wo wollen Sie denn hin?‹, und ich nur: ›Sachte, Matrose, ich hau nur kurz ein paar Kastanien in die Kloschüssel‹ ... und damals gab's ja noch keine Handyfotos ... Ich zerre also einen der ZDF-Fotografen aus dem Saal und schleppe ihn zur Garderobe von Madonna. Aber die Bodyguards lassen mich nicht rein, keine Chance ... Tom Jones ist inzwischen schon beim zweiten Refrain von *You can leave your hat on* ... Genau, *das* war der Song ... Wie auch immer, mir läuft die Zeit davon. Auf einmal packt mich einer der Bodyguards, nimmt mich in den Schwitzkasten und will mich nach draußen abführen. Ich bin in Panik und krieg kaum noch Luft. Mit letzter Kraft rufe ich so laut ich kann: ›Madonna, bitte!!! Du hast es mir versprochen!!!‹ Da öffnet sich die Tür, Madonna kommt raus, im BH, und sagt, kein Problem, lasst ihn rein. Das Foto wurde nie veröffentlicht, aber im Buch, da können wir's verwenden: Hier, ich hab's mal mit dem Handy geknipst ...«

Während ich es irgendwie niedlich finde, dass Prinz noch das Wort *knipsen* benutzt, schmeißt er mir sein Handy von Sofa zu Sofa, und ich schaue mir das Foto fasziniert an, das Prinz Arm in Arm mit einer sehr attraktiven Frau im BH zeigt. Ich nicke anerkennend:

»Fantastisch. Allerdings ist das nicht Madonna, das ist Jennifer Lopez.«

»Echt? Kann sein, ich interessiere mich nicht für US-Pop ... Aber ist doch eine Hammer-Story, oder?!«

Flugbegleiterin Sina, die zum Start hinter einem Vorhang verschwunden ist, kommt mit strahlendem Lächeln zu uns, stellt zwei Weingläser auf die Tische und wendet sich an Prinz:

»Hey, jetzt weiß ich endlich, woher ich Sie kenne! Das ist ja total irre. Darf ich ein Selfie mit Ihnen machen?«

»Natürlich.«

Prinz lächelt geschmeichelt, als sich Sina neben ihn setzt, den Arm um seinen Hals legt und ihren Kopf an seinen drückt. Sie macht mindestens zehn Selfies mit verschiedenen Gesichtsausdrücken, und auch Prinz schaut verführerisch. Dann lässt sie ihn los und schaut sich das Resultat an:

»Oh my God, ich kann es nicht glauben! Ich habe Fotos mit dem Opa von Helena Prinz!«

20

Prinz schaut wie vor den Kopf geschlagen ins Leere und muss sich erst einmal sammeln. Er will in Gedanken einen Schluck Wein nehmen und stellt fest, dass das Glas noch leer ist. Sina schwärmt:

»Ich finde Helena mega, sie ist mein Vorbild, echt total, und ihre Playboy-Bilder sind so abartig schön. Na ja, auf jeden Fall fiel mir ein, dass sie vor drei Wochen Bilder vom Besuch bei Oma und Opa gepostet hat, und das hatte ich noch im Kopf, weil, Sie haben echt ein markantes Gesicht. Sagen Sie mal, kann es sein, dass Sie so einen richtig fetten Swimmingpool haben?«

Prinz ist immer noch entgeistert:

»Jaja.«

»Wow, Respekt ... Aber mal im Ernst, Sie müssen der stolzeste Opa der Welt sein. Oder?«

»Wir sagen nicht Opa. Wir sagen Großvater.«

»Wieso? Ist doch dasselbe.«

»Nein, Großvater klingt erhaben. Und dieses andere Wort, das, das ... das klingt so, als wäre ich alt.«

»Aber Sie *sind* doch alt.«

»Ja, im Vergleich zu Helena. Aber ... Also, was gibt es denn zu essen?«

»Der Kapitän hat gesagt, weil wir nur 50 Minuten haben, lassen wir den Zwischengang heute weg. Ist das okay für Sie?«

»Kein Problem.«

Sina geht zur Bar, holt eine hellgrüne Flasche hervor und entkorkt sie.

»Zum ersten Gang gibt es Weißwein.«

Prinz atmet tief durch und gewinnt seine Souveränität langsam zurück:

»Sie meinen den *Cervaro della Sala*.«

»Also keinen Weißwein?«

»Doch. Das *ist* Weißwein.«

»Ah, okay, das ist das Label.«

»Sie haben es erfasst *(Zwinkern, Knacklaut, Zeigefinger)*.«

Prinz ist kurz irritiert, weil Sina mit einem Lachen kämpft, als sie uns den Weißwein einschenkt. Wenige Sekunden später – Prinz hat das Glas bereits geleert – kommt sie mit zwei Tellern zurück:

»Der erste Gang ist Helgoländer Hummer mit Mandelsprossen und Fichte.«

»Sie meinen: Fichtensprossen und Mandel.«

»Ja, oder so.«

Prinz zwinkert mit Knacklaut und Zeigefinger. Sina muss erneut ein Lachen unterdrücken. Sie atmet einmal tief durch und fängt sich wieder.

»Tja, dann wünsche ich guten Appetit.«

»Äh, könnten Sie mir noch ein Glas *Cervaro della Sala* einschenken?«

»Gerne.«

Sina füllt sein Glas und lächelt Prinz freundlich zu, was er mit einem Zwinkern inklusive Knacklaut und Zeigefinger beantwortet. Als sie die Weißweinflasche zurückstellt, bricht es plötzlich aus Sina heraus, und sie krümmt sich vor Lachen:

»Hihihihi, sorry, das ... hahahahaha ... tut mir leid, ich ... hihihihi ...«

Prinz lacht etwas ratlos mit, dann schaut er mich Hilfe suchend an. Er führt das Glas Weißwein zum Mund, stellt es ohne zu trinken wieder ab und fährt sich nervös durchs Haar. Als Sina sich ausgelacht hat, setzt er an, etwas zu sagen, wird aber von erneutem Giggeln gestoppt. Prinz lacht noch einen Moment gequält mit, dann schaut er genervt. Schließlich ist Ruhe, und Sina beißt sich verlegen auf die Unterlippe. Eine unangenehme Stille entsteht, in der sich Prinz unruhig ein zu großes Stück Hummer in den Mund schiebt, an dem er eine Weile kaut. Er spült mit *Cervaro della Sala* nach, atmet tief durch und schaut Sina mit unterdrückter Wut an:

»Darf ich fragen, was so komisch war? Wir würden alle gerne lachen.«

»Tut mir total leid, echt, aber wie Sie mir eben zugezwinkert haben, mit dem Knacklaut und dem Zeigefinger ... Genau das Gleiche macht immer mein Opa.«

Prinz hat erhebliche Mühe, sich zu einem Lachen zu zwingen:

»Ach so, haha, ja, das ist ja ... das ist ja ... Dann haben Sie ja jetzt die Quelle gefunden.«

»Welche Quelle? Meinen Sie Mineralwasser? Ich kann Ihnen gerne eins bringen.«

»Nein, die Quelle dieser Geste. Das hat Ihr ... äh ... Großvater ... er hat das von Kommissar Kress.«

»Wer ist das denn?«

»Na, ich.«

»Sie sind Kommissar? Helena hat auf X geschrieben, ihr Opa ist Schauspieler.«

»Ja, das stimmt. Ihr *Großvater* ist Schauspieler. Und außer Ihnen kennt jeder in Deutschland Rudolf Prinz.«

»Wer ist Rudolf Prinz?«

»Ich.«

»Ach klar, sorry, ich bin so schusselig.«

Das Gesicht von Rudolf Prinz färbt sich dunkelrot. Ich wende mich an Sina:

»Er ist eigentlich viel berühmter als Helena.«

»Sorry, das tut mir total leid, ich bin so doof, echt. Aber ich schwör's Ihnen, ich kenne niemanden, ich gucke kein Fernsehen. Ich geh nur manchmal ins Kino.«

»Meine Filme laufen im Kino.«

»Echt? Wie geil ist das denn? Respekt ...«

Prinz lächelt. Aber nur sehr kurz

»... kennt man vielleicht einen?«

»Einen? Einen??? Rudolf Prinz hat mehr Preise, als Sie Filme gesehen haben.«

»Echt? Das freut mich total, ehrlich ... Na, ist ja auch egal. Auf jeden Fall: Sie sind genau wie mein Opa. Der regt sich auch immer so auf ... Wie süß ist das denn?«

»Hören Sie bitte auf, mich mit Ihrem Großvater zu vergleichen. Ihr Großvater benutzt eine Geste, die ich erfunden habe. Das ist alles.«

»Hey, kein Stress. Ich hab meinen Opa total lieb. Wenn ich sage, Sie sind wie mein Opa, dann ist das ein Kompliment. Ehrlich.«

Prinz ist sichtlich wütend, zwingt sich aber zur Contenance:

»Sie können jetzt den zweiten Gang servieren, Sina. Der erste war köstlich. Vielen Dank.«

»Sehr gerne.«

Sina schaut mich lächelnd an und zwinkert mir zu. Ich lächle zurück und sehe, dass Rudolf Prinz diese Szene fassungslos verfolgt. Sina steht auf und nimmt die Teller. Dann passiert es ... Rudolf Prinz gerät zum ersten Mal das Zwinker-Timing durcheinander: Er lässt zuerst den Knacklaut hören, zeigt dann mit dem Zeigefinger und zwinkert schließlich mit zwei Sekunden Verspätung. Sina verschwindet blitzartig hinter dem Vorhang, und während wir sie herzhaft lachen hören, schaut mich Prinz völlig entgeistert an – wie ein Fünfjähriger, dem man sein Spielzeug weggenommen hat:

»Ich ... ich verstehe diese Zeit nicht.«

21

Die schwarze Limousine, die auf dem Rollfeld des Flughafens Berlin-Brandenburg für uns bereitstand, biegt von der Wilhelmstraße auf den Prachtboulevard Unter den Linden ab, und hält nach einem Schlenker über den Pariser Platz vor dem *Adlon,* wo einige Reporter und Fotografen bereits auf Prinz warten. Während die Bodyguards aussteigen und einen Weg bahnen, rufe ich mir das Telefonat mit Şahika Prinz von heute Morgen ins Gedächtnis:

»Guten Tag, Herr Hagenberger, ich bin gerade auf Hawaii gelandet, und ehrlich gesagt, mache ich mir etwas Sorgen wegen Rudolf ... Er ist so empfindlich, wenn sich nicht alles um ihn dreht.«

»Tja, im Moment erregt Helena wohl mehr Aufmerksamkeit.«

»Zum Glück weiß Rudolf nicht, dass sie inzwischen mehr Geld verdient als er, das würde ihn umbringen.«

»Wirklich?«

»Das darf er nie erfahren. Aber weshalb ich anrufe: Ich bin sehr dankbar, dass Sie ihn begleiten ... Sonst bin ich immer sein Puffer, aber heute müssen Sie die Rolle übernehmen.«

»Was? Aber wie ... äh ... was soll ich denn tun?«

»Ich habe gestern kurz mit Frau Herzog telefoniert. Sie ist sehr links, sehr woke und sehr emanzipiert. Und ich befürchte, dass sie und Rudolf ... na ja, also, es könnte schwierig werden.«

»In der Tat.«

»Sie müssen verhindern, dass Rudolf mit ihr über Männer redet, verstehen Sie? Oder über Frauen.«

»Natürlich.«

»Oder über irgendetwas, worüber man eine Meinung haben kann.«

»Also eigentlich sollten sie gar nicht reden.«

»Sie haben es erfasst. Übrigens habe ich ihr gesagt, Sie sind der neue Fitness-Coach von Rudolf.«

»Schon klar. Von dem Buchprojekt darf niemand wissen.«

»Und Achtung: Vor dem Adlon lauern immer die Aasgeier von der Presse, wenn Rudolf kommt. Lassen Sie nicht zu, dass er Interviews gibt. Die sollen ihre Fragen schriftlich an meine Agentur schicken, dann werde ich sie beantworten.«

»Das heißt, Sie geben die Interviews für Ihren Mann?«

»Natürlich. Rudolf und ich sind uns eigentlich in allem einig. Aber er weiß nicht, wann man besser die Klappe hält.«

»Alles klar. Ich versuche mein Bestes.«

»Sie sind ein Engel. Maşallah, maşallah.«

Ich hörte sie noch spucken, auf Holz klopfen und ein Kussgeräusch machen, dann war das Gespräch beendet.

Die Bodyguards haben inzwischen eine Schneise durch die Journalisten geschlagen und geben Prinz Zeichen, dass er aussteigen kann. Okay, wenn ich verhindern will, dass Prinz Interviews gibt, muss ich vor ihm raus. Hastig schiebe ich mich an ihm vorbei und werde vom Blitzlichtgewitter geblendet. Okay, so fühlt es sich also an, wenn man berühmt ist: wie eine Sehstörung. Das Gewitter endet ebenso abrupt, wie es begann, und mich treffen ratlose Blicke. Ich höre die Sätze ›Wer ist das?‹ und ›Das ist nicht sein Sohn, oder?‹.

Ich finde die plötzliche Aufmerksamkeit gleichzeitig beängstigend und erregend. Ein Journalist um die fünfzig mit Vollbart und Cordjackett hält mir ein Aufnahmegerät unter die Nase:

»Wer sind Sie?«

»Ich, äh ... ich bin der neue Fitness-Coach.«

Der Reporter schickt mir einen irritierten Wo-bitte-sind-deine-Muskeln-Blick. Ich fühle mich beim Lügen immer furchtbar unwohl und neige dann zum Überkompensieren:

»Ja, in der Tat. Ich habe einen neuen Fitness-Zweig entwickelt: Weg vom stupiden Muskelaufbau hin zur *inneren* Fitness. Wobei Bewegung natürlich auch wichtig ist, aber äh ...«

Ein erneutes Blitzlichtgewitter erlöst mich: Prinz steigt aus. Vollprofi, der er ist, hat er sich vorher seine Sonnenbrille angezogen und lächelt. Der Reporter im Cordjackett ignoriert mich auf der Stelle und hält sein Gerät nun Prinz unter die Nase:

»Herr Prinz, in Ihrem neuen Film geht es um Frauenfußball. Ich wette, da sind Sie schon immer ein großer Fan gewesen?!«

Alle Anwesenden lachen. So, jetzt muss ich schnell sein. Aber sage ich besser ›Tut mir leid, Herr Prinz gibt heute keine Interviews‹ oder ›Danke, die Show ist vorbei‹? Als ich mich gerade für die zweite Variante entschieden habe, öffnet Prinz zu meinem Entsetzen den Mund:

»Ehrlich gesagt, ist Frauenfußball nur dann interessant, wenn man beim Duschen zusehen darf.«

Der Reporter im Cordjackett lächelt zufrieden, und einige Kollegen lachen, überraschenderweise sogar einige Kolleginnen. Mir wird plötzlich heiß, dann höre ich mich sagen:

»Danke, die Show ist vorbei.«

Im Adlon wird Prinz wie ein König hofiert, was ihm sichtlich guttut. Nach der überschwänglichen Begrüßung durch den Direktor, der klargestellt hat, wie enorm die Ehre ist, einen so großartigen, charaktervollen und begnadeten Künstler als Stammgast bezeichnen zu dürfen, wendet sich Prinz zu mir:

»Şahika sagt ja immer, ich soll keine Witze mehr machen, weil niemand mehr einen Spaß versteht – aber die haben doch alle gelacht, oder?«

Ich nicke, obwohl ich ein ungutes Gefühl habe.

Als ein Hotelmitarbeiter kurz darauf einen Wagen mit Gepäck hereinschiebt, schnappe ich mir meinen Koffer und verschwinde durch einen Seitenausgang, um in meinem Hotel einzuchecken, dem *B&B Potsdamer Platz* (75 Euro pro Nacht), während Rudolf Prinz die *Royal Suite* (15.000 Euro pro Nacht) bezieht, wo wir in einer guten Stunde auf die Regisseurin Kerstin Herzog treffen werden. Beim Überqueren des Landwehrkanals wähle ich Aylins Nummer. Anstelle einer Begrüßung imitiert mich Aylin:

»Wie schön ist das denn? Wir fliegen nach Sylt.«

»Es tut mir leid, Aylin, ich war in Panik.«

»Mit Rudolf Prinz nach Sylt, na toll ... Da können wir auf Millionärspartys abhängen und uns anhören, wo es die besten Blutdiamanten gibt oder welcher Chirurg dir am günstigsten deinen Charakter aus dem Gesicht entfernt ... Ehrlich, Daniel, das steht auf der Liste meiner Urlaubswünsche noch hinter einer Rattenplage auf Texel.«

»Bitte überleg's dir noch mal. Der Prinz ist echt in Ordnung, sage ich dir.«

»Okay, er war netter als gedacht, aber ...«

»Und dann hat er mir Fotos gezeigt: Die Villa ist auf der Düne, direkt am Meer, mit Riesenpool und Privatstrand. Der totale Hammer. Wir haben unseren eigenen Zugang, ein eigenes Bad mit Dusche und Whirlpool ... und das Bett ist so groß, darin könnte die WM im Bodenturnen stattfinden.«

»Was ist mit Lara? Die hat Schule im September.«

»Ja, ich weiß, wir haben sie nie länger als eine Nacht allein gelassen. Aber sie ist jetzt sechs ... und wir müssen langsam mal das Loreley-Trauma überwinden.«

»Erinnere mich nicht daran ...«

Lara war drei Jahre alt, und wir hatten sie seit Monaten nicht mehr allein gelassen. Als Baby konnten wir sie problemlos bei meinen oder Aylins Eltern abladen, denn sie lag einfach nur da, brabbelte unverständliche Laute, lachte und schien Dinge oder Wesen zu beobachten, die wir nicht sehen konnten. Wenn sie weinte, wollte sie Milch. Punkt.

Dann kam der Moment, als sie vom Sofa fiel. Aylin hatte sie wie immer hingelegt und ging nur kurz in die Küche, um Babybrei zu holen, als sie erst einen dumpfen Aufprall und dann Geschrei hörte. Zum Glück war nichts Schlimmes passiert, aber Aylin machte sich bittere Vorwürfe. Als ich kurz darauf nach Hause kam, war sie in Tränen aufgelöst:

»Daniel, ich hab richtig Mist gebaut ... Lara ist vom Sofa gefallen.«

Da Lara mich freudig anlächelte, konnte ich die Verzweiflung meiner Frau nicht ganz nachvollziehen:

»Aber das ist ja fantastisch!«

»Wie bitte?«

»Sie hat sich schon mit vier Monaten gedreht – das heißt, sie entwickelt sich schneller als andere Babys ... Lara, Papa ist stolz auf dich.«

Ich nahm sie auf den Arm und küsste sie. Aylin musste lachen:

»Du würdest dich sogar noch freuen, wenn sie als Erste aus dem Fenster fällt.«

»Selbstverständlich.«

Bald darauf fing die schwierigste Phase an: maximaler Bewegungsdrang bei minimalem Verstand. Das Krabbeln war noch sehr süß – vor allem Laras Wettrennen mit unserem Staubsauger-

Roboter *Stan* (ich hatte ihn nach Stan Laurel benannt, weil er sich ähnlich ungeschickt anstellte). Als sie schließlich mit nur neun Monaten zu laufen anfing, stieg mein Vaterstolz ins Unermessliche. Ich ahnte nicht, dass diese Fähigkeit Aylins und meine Nerven an ihre Belastungsgrenze bringen sollte.

Keine Ahnung, wie oft ich mir selbst das Knie oder den Kopf gestoßen habe, weil ich Lara vor einem Unfall bewahren wollte. Als Lara noch nicht laufen konnte, habe ich Eltern zutiefst verachtet, die ihre Kinder an die Leine nehmen. Später habe ich sie beneidet. Einmal habe ich mitten in der Nacht eine *Aomig*-Sicherheitsleine für Kinder in der Ausführung *Rosa Pony* bestellt, sie aber dann vor Aylin versteckt und drei Tage später heimlich im Restmüll entsorgt.

Mit übermenschlicher Anstrengung schafften wir es, dass unsere Tochter sich in dieser Zeit keine ernsthafte Verletzung zuzog. Doch kurz vor ihrem zweiten Geburtstag, als wir sie für eine Nacht bei Aylins Eltern »geparkt« hatten, machte sie dort nähere Bekanntschaft mit einer Tischkante und holte sich ein dickes blaues Auge. In den Wochen darauf hielt ich, sobald ich mit Lara das Haus verließ, in meinem Kopf minutenlange Verteidigungsreden – falls mir jemand vorwerfen würde, ich hätte meine Tochter geschlagen. Das Gegen-die-Tischkante-Rennen entsprach zwar der Wahrheit, kam mir aber irgendwann zu klischeehaft vor. So legte ich mir eine Version zurecht, in der Lara über ein Quietsche-Entchen gestolpert und dann auf ein *Montessori*-Lernspielzeug gestürzt sei. Als ich das auf einem Spielplatz einem anderen Vater erzählen wollte, geriet ich aufgrund meines Widerwillens gegen das Lügen ins Stottern und wirkte tatsächlich verdächtig. Zum Glück hat er nicht das Jugendamt angerufen. Dennoch: Seitdem hat Aylin Probleme, Lara wegzugeben. Sie handelt nach dem von ihrer Mutter wie folgt formulierten Motto: ›Vorsicht ist besser als Nachtisch‹.

Erst ein knappes Jahr nach dem Tischkantenunfall, an unserem achten Hochzeitstag, konnte ich sie endlich überreden – wir brachten Lara zu meinen Eltern.

Als wir uns verabschieden wollten, hatte ich ein ungutes Bauchgefühl und nahm meinen Vater beiseite:

»Rigobert, bevor Lara einschläft, sagt sie immer dem Mann im Mond Gute Nacht. Sie glaubt, dass der ihre Träume bewacht.«

Mein Vater lachte laut auf:

»Was für ein Unsinn. Hast du ihr das erzählt?«

»Nein, das war Aylin. Aber ...«

»Nun ja, die orientalische Kultur ist solchem Mumpitz gegenüber offener als die unsere, da will ich nichts sagen. Aber von dir hätte ich mehr erwartet.«

»Rigobert, ich bitte dich ...«

»Selbst wenn es den Mann im Mond tatsächlich gäbe, ist es doch eine Horrorvision, dass er unsere Träume überwacht. Was wäre der nächste Schritt? Dass ich verhaftet werde, weil ich im Traum die Regierung kritisiert habe?«

In mir sammelte sich Wut. Ich hatte mich bewusst dazu entschlossen, Lara kindgerechte Glaubenssysteme mit auf den Weg zu geben – einen Halt, den ich als Kind immer vermisst hatte. Ich nahm einen tiefen Atemzug, um mich zu beruhigen, dann lächelte ich:

»Rigobert, Lara ist drei Jahre alt. Drei. Nicht dreißig ... Sie macht sich solche Gedanken nicht. Also keine hämischen Kommentare zum Mann im Mond. Außerdem liest du ihr keine existenzialistische Lyrik vor, sondern die *Kleine Raupe Nimmersatt*. Und wenn sie sagt, du sollst ihrem Schnuffeltuch einen Gutenachtkuss geben, dann tu es einfach.«

»Warum sollte ich einem vollgesabberten Stofffetzen einen Gutenachtkuss geben?«

»Weil es deine Enkeltochter glücklich macht.«

»Na gut, das ist ein Argument ... Und wenn ihr eurer Tochter noch zwei, drei Jahre eine Blümchenwelt vorspielen wollt, muss ich das akzeptieren. Aber glaube mir, je länger man die bittere Wahrheit hinauszögert, desto härter wird's.«

»Rigobert, es gibt auch Erwachsene, die nicht alles so pessimistisch sehen wie du.«

»Mir ist durchaus bewusst, wie viele Idioten frei herumlaufen.«

»Ich bin auch einer davon, ist dir das eigentlich klar?«

Mein Vater schaute mich einen Moment irritiert an, dann wechselte er unvermittelt das Thema:

»Wusstest du, dass Mozart schon mit drei Jahren Klavier spielen konnte?«

Kurz darauf verabschiedeten wir uns, und mein Bauchgefühl hatte sich immerhin von *ungut* auf *so lala* verbessert. So versprach ich Aylin, dass Lara bei meinen Eltern perfekt aufgehoben sei.

Ich hatte ein Deluxe-Doppelzimmer mit Flussblick im *Hotel Schloss Rheinfels* gebucht, Teil des *UNESCO*-Weltkulturerbes Mittelrheintal. Das romantische Ambiente sollte unser erotisches Leben wieder in Gang bringen, das unter Elternstress und Schlafmangel gelitten hatte. Als wir unser Zimmer betraten, trat Aylin vor das Panoramafenster und schaute hinab ins Loreleytal. Derweil bugsierte ich meinen Koffer auf die Gepäckablage und sortierte meine Kleidung in den Schrank, denn wenn alles an seinem Platz ist, kommt man leichter in romantische Stimmung.

Ich war ein wenig angespannt, denn wir hatten fast ein halbes Jahr nicht mehr miteinander geschlafen, und ich wollte die Seltenheit des Ereignisses durch absolute Perfektion kompensieren. Nicht weniger als den spektakulärsten Beischlaf in der Geschichte der Kopulation hatte ich im Sinn. So hatte ich ein

Zimmer gebucht, wo man vom Bett aus auf den Rhein schaut. Der Sonnenuntergang würde das Loreleytal um exakt 21 Uhr 07 in purpurnes Licht tauchen, also hatte ich den Tisch auf der Terrasse des Schlossrestaurants für 19 Uhr bestellt, weil man mir versicherte, dass das Dreigangmenü nur knapp neunzig Minuten dauern würde. So hätten wir ausreichend Zeit für Absacker, Rückweg zum Zimmer und Frischmachen im Bad, um ganz entspannt wollüstig zu werden.

Während Aylin staunend den Ausblick genoss, checkte ich schnell im Netz den Regenradar. Für 21 Uhr wurden leichte Schleierwolken prognostiziert – die perfekte Voraussetzung für ein rosarotes Farbenspiel!

»Du bist unglaublich, Daniel. Ich wusste nicht, dass Deutschland so schön ist. Das sieht ja aus wie ein romantisches Gemälde aus dem 19. Jahrhundert.«

Ich nickte zufrieden und bemerkte eine Verkrampfung in meinem Unterkiefer. Das machte mir Sorgen: Kann man mit verkrampftem Unterkiefer überhaupt Zungenküsse durchführen? Ich machte mir Mut, weil ich beim Zahnarzt trotz noch größerer Verspannung zuverlässig die Lippen auseinanderkriege. Andererseits könnten Gedanken an meine letzte Zahntaschenreinigung durchaus eine Hürde auf dem Weg zu atemberaubendem Sex sein. Aylins Handy vibrierte. Wir erschraken, denn sie hatte es für alle Kontakte außer für meine Mutter gesperrt und ihr nachdrücklich erklärt, dass sie uns nur im Notfall anrufen soll. Kreidebleich drückte sie mir ihr Handy in die Hand. Ich nahm ab:

»Was ist passiert?«

»Lara wollte euch unbedingt ›Gute Nacht‹ sagen.«

Wir atmeten erleichtert auf. Dann hakte ich nach:

»Hat sie das gesagt?«

»Nein, aber wir nahmen es an.«

»Erika, was genau an dem Wort *Notfall* hast du nicht verstanden?«

An diesem Punkt brachte sich mein Vater ins Gespräch ein:

»Nun, das Vermissen der Eltern kann sich für ein Kleinkind durchaus traumatisch anfühlen, auch wenn es objektiv in guten Händen ist.«

»Hat sie denn geweint?«

»Nein.«

»Also hat es sich offenkundig nicht traumatisch angefühlt.«

»Touché.«

»Na gut, dann gib sie mir mal ... Hallo Lara?! Hallo? Geht es dir gut? Hallo?«

Eine Weile passierte nichts, dann redete wieder meine Mutter:

»Sie hat genickt.«

»Okay. Also, schlaf schön, Krümeline, ja?«

»Sie hat wieder genickt.«

»Denk dran, Krümeline: Ich habe dich sehr lieb.«

Nach einer Pause kam doch noch Laras Stimme:

»Iss hab diss auch lieb, Papa.«

Mir traten vor Rührung Tränen in die Augen. Es fühlte sich falsch an, dass unsere Tochter so weit weg war, aber wer perfekten Sex haben will, kann sich derartige Sentimentalitäten nicht erlauben. Also riss ich mich zusammen und nordete meine Mutter noch einmal ein:

»Vielen Dank für den Anruf, Erika, das war sehr nett, aber wenn du noch einmal Aylins Nummer wählst, ohne dass es sich um einen echten Notfall handelt, dann ...«

Wenn man als harmoniesüchtiger Mensch einen Satz mit einer Drohung anfängt, hat man eigentlich schon verloren.

»... dann äh ... also, dann würde ich mich gar nicht mal so sehr darüber freuen.«

Ich legte auf und küsste Aylin sanft auf die Wange:

»Das Zimmer ist doch genial, oder?«

»Ja. Der Ausblick ist wunder-wunderschön ... Ich desinfiziere nur noch kurz die Toilette.«

Aylin schnappte sich die mitgebrachte Sagrotan-Sprühflasche und verschwand im Bad. Keimfreie Erotik – so wird ein Schuh draus. Ich schaute zur Uhr: 18 Uhr 52. Ich hatte schon den Weg vom Restaurant zum Zimmer gestoppt: 4:53 Minuten bei mittlerem Tempo. Also hatte Aylin noch drei Minuten, um sich im Bad frisch zu machen. Perfekt!

Um 19:17 setzten wir uns an den Tisch mit Rheinblick – Aylin hatte ein außerplanmäßiges Zeitfenster vor dem Spiegel, aber kein Problem: Ich strich innerlich den Absacker – den könnten wir ja auch im Zimmer aus der Minibar nehmen. Als um 19:53 die Brokkoli-Cremesuppe serviert wurde, versuchte ich mich mit einigen tiefen Atemzügen zu beruhigen und schaute Aylin an, um in romantische Stimmung zu kommen. Sie hatte sich die Haare hochgesteckt, leichten Lidschatten, Mascara sowie Lippenstift aufgetragen und trug ein cremefarbenes Minikleid mit atemberaubendem Dekolleté. Sie sah so umwerfend aus, dass sich beim Gedanken an das, was in exakt (ich schaute zur Uhr) ... einer Stunde und vierzehn Minuten passieren würde, ein vorfreudiger Optimismus einstellte.

Hatte ich Aylin gesagt, wie hinreißend sie aussah, oder war das nur in meinem Kopf? Verdammt, es war nur in meinem Kopf.

»Du siehst bezaubernd aus, Aylin.«

Ich tadelte mich innerlich für das Wort ›bezaubernd‹ – ich versuche es zu vermeiden, seit Horst Lichter es bei *Bares für Rares* inflationär benutzt: *Unsere bezaubernde Wendela Horz, meine bezaubernde Heide Rezepa-Zabel, die bezaubernde Bianca Berding* ... Für

Frauen scheint er nur dieses eine Adjektiv zu kennen. Und noch nie hat er gesagt: *der bezaubernde Detlev Kümmel.*

Trotz meiner verbesserungswürdigen Wortwahl schaute Aylin mich verliebt an und nahm meine Hand.

»Danke, Daniel. Für alles. Das ist einfach ein perfekter Abend.«

Wir lächelten uns so verliebt an wie lange nicht mehr. Aylin hatte recht. Es war ein perfekter Abend. Und er würde sogar noch perfekter werden, wenn wir im Zeitplan blieben. Es hatte 36 Minuten bis zum ersten Gang gedauert, sodass bei gleichbleibendem Tempo der zweite Gang um 20:29 Uhr serviert werden würde und der dritte um 21:05. Also hoffte ich inständig, die Küche würde ihr Tempo steigern. Aber das sagte ich Aylin natürlich nicht, denn die rosarote Traumkulisse sollte ja eine Überraschung sein.

»Alles in Ordnung, Daniel?«

»Wieso?«

»Du guckst so nachdenklich.«

»Was? Nein. Ich bin nur überwältigt ... weil du so *hinreißend* aussiehst.«

Ich war stolz auf das alternative Adjektiv und beugte mich über den Tisch, um Aylin zu küssen. Als ich ihre Zunge an meiner spürte, vergaß ich für einen kurzen Moment, dass wir noch nicht im Zimmer waren, und stoppte meine rechte Hand erst im letzten Moment bei dem Versuch, Aylin den Träger ihres Minikleids von der Schulter zu streifen. Ich setzte mich wieder und lächelte selig, denn so zärtlich hatten wir uns seit Monaten nicht geküsst. Erleichtert registrierte ich, dass die Verkrampfung meines Unterkiefers ebenso verschwunden war wie die Angst, irgendetwas könne schieflaufen. Beseelt stieß ich meine Gabel in den Beilagensalat, steckte sie mir in den Mund, und biss auf eine Zwiebel – oh nein! Ein Anflug von Panik suchte mich heim, weil perfekter Sex und Zwiebelgeruch sich gegenseitig ausschließen. Ich hatte doch bisher sorgfältig an den Zwiebeln vorbeigestochert, verdammt! Ich hätte mich niemals entspannen dürfen.

Der Hauptgang kam um 20:26. Sehr gut, die Küche hatte drei Minuten aufgeholt – und der Nachtisch war vielleicht schon vorbereitet. Während Aylin ihren Gemüsespieß in Tempurateig mit Wildkräuterdip genoss, fügte ich meinem inneren Zeitplan eine kurze Zahnreinigung inklusive Mundspülung unmittelbar vor Sonnenuntergang hinzu.

Moment, war mein Weinglas nicht gerade erst gefüllt worden? Ich musste es bei meiner Zeitplankorrektur unbewusst geleert haben. Jetzt bohrten mich zwei Fragen: Wie lange muss man gurgeln, um den Geruch eines winzigen Zwiebelfragments loszuwerden, und sollte ich mir Sorgen wegen der negativen Wirkung von Alkohol auf die männliche Potenz machen?

Um exakt 20:47 wurde die Crème brûlée serviert. Fantastisch, wir waren wieder im Plan. Um 20:58 unterschrieb ich die Rechnung; um 21:04 waren wir zurück im Zimmer. Und tatsächlich: Der Himmel über dem Rheintal hatte sich rosarot gefärbt und spiegelte sich beeindruckend im Fluss. Im Hintergrund verschwand ein Ausflugsschiff hinter dem Loreleyfelsen, einige Schwalben flogen vorbei, und Aylin stand mit Tränen der Rührung vor dem Panoramafenster, während ich in ihrem Rücken mit vorgehaltener Hand meinen Atem kontrollierte. Da ich nur eine Mischung aus Portwein und Mousse au Chocolat wahrnahm und die ansonsten sehr geruchsempfindliche Aylin sich nicht beschwerte, entspannte ich mich ein wenig. Vor uns eine reale Kitschpostkarte, dazu Aylins Parfüm, ihr Dekolleté, ihre Wärme ... Ich war so erregt, dass ich die Mundspülung spontan verwarf und Aylins Hals küsste, wobei ich die Luft beim Ausatmen sicherheitshalber über ihren Rücken nach unten pustete.

Wir sanken ins Bett, und Aylin begann damit, mein Hemd aufzuknöpfen. Oder sollte ich doch schnell zur Mundhygiene ins Bad? Nein, der Augenblick war einfach zu perfekt und duldete keine Unterbrechung. Also öffnete ich den Reißverschluss von Aylins Minikleid, und wir wälzten uns in Unterwäsche in unserem Kingsize-Bett mit Allergikerkissen und -decke.

Ich küsste ihren Bauchnabel und arbeitete mich langsam nach oben. Als ich dabei war, mich über Busen und Hals dem Mund zu nähern, merkte ich, dass ich Angst vor einem Zungenkuss hatte, weil ich meinen Atem dann nicht mehr von Aylin wegpusten könnte. Was sollte ich nur tun?

»Daniel?«

»Mhm?«

»Ist irgendwas?«

»Wieso?«

»Du wirkst ein bisschen ... abwesend.«

Ich suchte fieberhaft nach einem Satz, der eleganter ist als ›Ich habe vorhin in eine Zwiebel gebissen und denke darüber nach, ob ich mir den Mund spülen soll‹. Mir kamen spontan drei Ideen:

1. *(mit der Stimme von Udo Lindenberg)* »Sorry, aber der Panik-Panther muss el-schnello-technisch zum Wett-Gurgeln in die Pfefferminz-Arena.«

2. *(mit der Stimme von Willy Brandt)* »Wir Sozialdemokraten hatten eine Zwiebel im Salat, und das lasse ich nicht durchgehen.«

3. *(mit der Stimme von James Bond)* »Baby, uns bleiben zehn Sekunden, bis die Zwiebel detoniert. Ich muss nur den Zünder entschärfen, dann bin ich wieder da.«

Spontan gefiel mir Version 3 am besten. Aber leider kann ich nicht einen einzigen Bond-Darsteller imitieren – und das bezieht sich sowohl auf die Original- als auch auf die Synchronstimmen.

Ich löste meine Lippen von Aylins Schulter und sah, dass sie mich verwirrt anschaute. Meine Unterlippe senkte sich unwillkürlich für eine Udo-Lindenberg-Imitation ab, und ich schaffte es erst im letzten Moment, mich zu stoppen. Dann merkte ich leider zu spät, dass ich meine Stimmlage erhöhte und in die Kindersprache unserer dreijährigen Tochter verfiel:

»Iss hab in die Sswiebel gebisst.«

Oh mein Gott! Welcher Teufel hatte mich da bitte geritten? Wenn man seine Frau in Rekordzeit von hundert auf null bringen will, hatte ich jetzt das Patentrezept. Aylin setzte sich auf:

»Sag mal, hast du gerade Lara imitiert?«

»Äh ... könnte sein.«

»Warum?«

»Weil äh ... keine Ahnung, ist mir so rausgerutscht. Was ich sagen wollte: Ich hatte dummerweise eine Zwiebel im Salat, und ...«

»Ist doch nicht so schlimm, ich hab's kaum gerochen.«

»Also hast du es gerochen.«

»Schon, aber ...«

»Aber es sollte perfekt sein.«

»Ist es doch. Der Sonnenuntergang ist unglaublich.«

»Und gleich kannst du sehen, wie er sich in meinen Schneidezähnen spiegelt.«

Ich ging ins Bad, und Aylin ließ sich mit einem Stoßseufzer zurück aufs Kissen fallen, dann fing sie an zu lachen:

»Meinst du, Brad Pitt hat auch seine Tochter imitiert? Ist seine Ehe mit Angelina Jolie deshalb gescheitert? Oder hatte er Zwiebeln im Salat?«

Normalerweise gurgle ich wie ein Weltmeister, manchmal gurgle ich sogar Melodien – am liebsten die Hymne des 1. FC Köln –, aber jetzt wollte ich unbedingt minimalen Zeitaufwand bei maximaler Effizienz, und es kam, wie es kommen musste: Ich verschluckte mich heftig. Aylin stürmte besorgt ins Bad. In ihren Augen sah ich die Angst, ihren Ehemann durch Erstickungstod zu verlieren. Sie klopfte mir kräftig auf den Rücken, und ich beruhigte mich langsam:

»Alles okay, danke. Ich hab mich nur verschluckt.«

»Echt? Darauf wäre ich nie gekommen.«

»Die positive Nachricht ist, dass jetzt nicht nur mein Hals gut riecht, sondern auch meine Luftröhre.«

Ich zeigte Aylin den gestreckten Daumen, und sie verschwand, ironisch die Augen verdrehend, wieder im Schlafzimmer. Vor dem Spiegel trainierte ich einen erotischen Blick und überlegte, was ich sagen könnte, um mich auf der erotischen Skala von einem fast erstickten Kleinkindsprachebenutzer wieder zurück in Richtung Sexgott zu bewegen. Ich kam zu dem Schluss, dass es meinem Anliegen dienlicher war, einfach die Klappe zu halten.

Als ich Aylin dann sah, verschlug es mir sowieso die Sprache: Sie hatte sich verführerisch auf den Bauch in Pose gelegt und präsentierte mir ihren perfekt geformten Hintern im inzwischen dunkelroten Dämmerlicht. Die Loreley-Statue unten im Rhein musste vor Neid erblasst sein. Jetzt, mit minzfrischem Atem, erfasste mich die gesamte Erregung aus den Monaten der Enthaltsamkeit. Sanft küsste ich Aylin am ganzen Körper. Von den Füßen arbeitete ich mich langsam nach oben. Erst als ich am Nacken ankam, merkte ich, dass sich Aylin keineswegs für mich in Pose gelegt hatte, sondern eine SMS schrieb.

22

Es war, als hätte man mir mit dem Holzhammer auf den Kopf geschlagen. Ich stammelte:

»Was ... ich ... du ... hä?«

»Ich hatte das Handy auf Vibration im Restaurant, und da hab ich einen Anruf deiner Mutter verpasst. Deshalb hab ich eine SMS geschickt, was los ist, aber sie hat geschrieben, es hat sich erledigt.«

»Was hat sich erledigt?«

»Keine Ahnung. Auf jeden Fall sollen wir uns keine Sorgen machen.«

»Oh. Okay. Ja dann ...«

Ich war immer noch sehr erregt und nahm die Zärtlichkeiten wieder auf. Aylin ließ das Handy liegen, drehte sich um und küsste mich. Eine knappe Minute lang versuchte ich mir vorzumachen, dass wir uns vielleicht nicht mehr ganz oben im Ranking der besten Kopulationen aller Zeiten bewegten, aber immer noch einen Platz im gesicherten Mittelfeld ansteuern könnten. Dann wurde mir klar, dass Aylins Zunge seit einigen Sekunden nicht etwa mit meiner spielte, sondern etwas sagen wollte:

»MmmstuuuNnnnduuudwmlllannnfffnnnn ...«

Ich löste meine Lippen von Aylins:

»Bitte?«

»Meinst du nicht, dass wir doch mal kurz anrufen sollten?«

Ich wusste zwar, dass es sinnlos war, und sagte dennoch:

»Sie hat doch geschrieben, wir sollen uns keine Sorgen machen.«

»Ich mache mir aber Sorgen.«

»Und genau das ist der Fehler. Hier sind nur du und ich … und draußen die Loreley. Alles ist gut …«

Ich küsste Aylins linke Pobacke, hatte aber plötzlich die rechte an den Lippen, weil Aylin sich zum Handy drehte. Ich seufzte tief, zog mir meine Boxershorts wieder an und nahm das Handy, das sie mir in die Hand drückte. Mein Vater nahm ab.

»Rigobert hier. Erika kann gerade nicht sprechen, denn sie bringt Lara wieder ins Bett.«

»Was ist denn los? War was?«

Im Hintergrund hörte ich Lara weinen. Mein Vater räusperte sich:

»Nun, zunächst die gute Nachricht: Physisch ist alles im grünen Bereich …«

Aylin zog sich ihre Unterwäsche wieder an und hörte angespannt zu.

»… Aber psychisch … äh … nun ja, ich habe ihr *Die kleine Raupe Nimmersatt* vorgelesen, wie du es gewünscht hast, aber Lara hat sich beschwert, nur weil ich die Geschichte in der Realität verankert habe.«

»Welche Realität?«

»Ich habe erwähnt, dass der Buchsbaumzünsler durch seine Gefräßigkeit ganze Barockgärten zerstört … da fing Lara an zu quengeln, und Erika schlug vor, dass Ingeborg übernimmt. Aber vielleicht war das keine so gute Idee.«

Mir schwante Übles. Ingeborg Trutz, die inzwischen pensionierte Diva des Kölner Schauspielhauses, ist eine der ältesten Freundinnen meiner Eltern und bekannt dafür, weder ihre Emotionen noch ihre Sprechlautstärke im Griff zu haben. Wie kann man einen solchen Menschen nur auf ein Kleinkind loslassen? Ich atmete tief durch und schluckte meine Wut herunter:

»Okay, dann gib mir Lara bitte.«

Doch anstelle von Lara hörte ich die Stimme von Ingeborg Trutz:

»Daniel, glaube mir, ich werde mich gleich aus dem Fenster stürzen. Oh Gott, es gibt nicht genug Asche auf der Welt, die auf mein Haupt rieseln kann, um diese Schande zu tilgen. Ich fühle mich so furchtbar. So gedemütigt, so ...«

Weiter kam sie nicht, denn sie fing an, pathetisch zu schluchzen. Jetzt musste ich nicht nur meine dreijährige Tochter trösten, sondern auch noch eine fünfundsiebzigjährige Narzisstin mit Schilddrüsenüberfunktion.

»Schon gut, Ingeborg, du hast halt keine Erfahrung mit Kindern, aber jetzt gib mir einfach ...«

»Nein, du bist zu gnädig, Daniel. Bitte, bitte beschimpf mich! Nenn mich eine ... verantwortungslose Person. Oh, ich ... ich kann mit dieser Schande nicht leben. Ich ... oh Gott!«

Ingeborg schluchzte auf.

»Ingeborg, sag mal, wie viel hast du getrunken?«

Ich hörte, wie Ingeborg, pathetisch gegen ihr Schluchzen ankämpfend, an einer Zigarette zog. In der Regel rauchte sie *Roth Händle* in einer schwarz-goldenen Spitze.

»Weißt du, ich hatte *Die kleine Raupe Nimmersatt* nie gelesen, aber wenn sie sich am Ende in den Schmetterling verwandelt, das ist so ergreifend, so ... überwältigend ... so ... hach, ich bin doch auch eine kleine Raupe! Ich fresse und fresse und fresse, aber werde ich jemals ein Schmetterling sein? Irgendwann? Jemals?«

»Ingeborg, ich denke, wir sind uns einig, dass die Frage rhetorisch war.«

Am anderen Ende der Leitung war ein Schluchzen zu hören, aber nicht von Lara.

»Nein, ich werde nie ein Schmetterling sein, niemals, nie, nie, nie! Ich bleibe für immer eine Raupe. Für immer und immer.«

»Du kannst auch als Raupe Spaß haben, Ingeborg, aber jetzt gib mir bitte meine Tochter.«

Nun kam meine Mutter ans Telefon. An ihrer verlangsamten Art zu sprechen konnte ich heraushören, dass auch sie ein wenig angetrunken war:

»Lara ist gerade eingeschlafen.«

»Gott sei Dank. Was ist denn passiert?«

»Also, Ingeborg wollte ihr ein Schlaflied singen, und na ja, du kennst ja ihre Stimme, es ist kein Zufall, dass sie damals nicht als gute Fee besetzt wurde, sondern als Hexe ... Auf jeden Fall hat Ingeborg *ABC, die Katze lief im Schnee* gesungen, und das hat sie an ihren verstorbenen Kartäuserkater erinnert. Sie hat zwar tapfer gegen ihre Tränen gekämpft und das Lied zu Ende gebracht, aber am Ende war sie von ihrer eigenen Performance so überwältigt, dass sie in einen Heulkrampf ausbrach. Lara hat ihr dann wohl Kakao und Kekse aus der Küche geholt, um sie zu trösten, so wie wir das immer bei ihr machen ... Aber das haben wir gar nicht mitbekommen, weil wir im Wohnzimmer mit Dimiter darüber diskutiert haben, ob Hamlet nicht in Wirklichkeit eine Frau ist.

Jedenfalls kam Lara plötzlich rein und sagte, sie kann nicht einschlafen, weil Ingeborg auf ihrem Bett liegt und laut schnarcht ... Na ja, ich habe Ingeborg geweckt und gesagt, dass das so nicht geht; dann bestand sie darauf, es wiedergutzumachen, indem sie Lara was vorliest. Ich war erst dagegen, aber Ingeborg hat geschworen, mit der sanftesten Engelsstimme zu sprechen, die sie zur Verfügung hat, und das hat auch geklappt ... na ja, ich würde es jetzt nicht Engelsstimme nennen, aber Lara ist trotzdem eingeschlafen, und alles war gut, aber Ingeborg hat weitergeblättert, und dann kam halt die Stelle mit dem Schmetterling, und ich muss zugeben, sogar ich hatte Angst, weil ich dachte, Ingeborg hat ihre Zigarettenspitze verschluckt und erstickt qualvoll. Dann ist Lara aus dem Schlaf geschreckt und hatte Ingeborgs Gesicht direkt vor sich, das mit dem tränenverschmierten Mascara tatsächlich aussah wie in einem Horrorfilm ... Sorry, Ingeborg, du, das ist mir so rausgerutscht, bitte nicht weinen, du siehst wunderbar aus, dein Gesicht erzählt ganz viele Geschichten, es ist ein Kunstwerk, ehrlich, nein, bitte wein doch nicht ... Rigobert, nimmst du kurz das Handy?«

Offenbar legte mein Vater nun aus Versehen auf, denn das Gespräch war beendet. Ich drückte auf Wahlwiederholung, und mein Vater nahm ab:

»Tut mir leid, ich bin da irgendwie ... äh ... auf jeden Fall: Alles ist gut, macht euch keine Sorgen, Dimiter hat wirklich nur ein ganz kleines bisschen Cognac in Laras Milch gemischt.«

Aylins Augen weiteten sich vor Entsetzen. Dimiter Zilnik, Theaterregisseur moderner Blut- und Brüll-Inszenierungen, ist Ingeborgs Exfreund, mit dem sie auch über zehn Jahre nach der Trennung noch zusammenlebt. Aylin riss mir das Handy aus den Fingern:

»Dimiter hat *was* getan?«

»Das hat Erika nicht gemerkt, weil sie gerade mit Lara auf dem Arm das Schnuffeltuch gesucht hat, bis ihr wieder einfiel, dass sie es über die Giacometti-Plastik gestülpt hatte, weil diese dürre Gestalt mit dem winzigen Kopf Lara irgendwie Angst gemacht hat, na ja, mit zwei hat sie natürlich noch keinen Sinn für expressionistische Skulpturen, das nehme ich ihr nicht übel ... Wobei ich das Schnuffeltuch über der Gicaometti-Skulptur gar nicht so schlecht fand, das wirkte wie ein ironischer Kommentar, irgendwie postmodern, aber egal. Was ich sagen wollte: Deine Mutter war mit der Schnuffeltuch-Suche beschäftigt, und ich habe gerade im großen Brockhaus den Geburtsort von Elfriede Jelinek nachgeschlagen, sonst hätten wir das mit dem Cognac natürlich verhindert, aber es war gut gemeint, das kannst du mir glauben. Dimiter wollte nur, dass sich Lara beruhigt, weil sie so in Panik war ... und dann fing sie auch noch an zu husten ... dabei hat Dimiter nur eine einzige Zigarre geraucht ...«

Aylin war kurz davor, die Fassung zu verlieren:

»Zigarre? Ernsthaft???«

»Ja, aber Erika hat die ganze Zeit gelüftet, nur ist Laras Lunge offenbar sehr empfindlich ... und äh ... Ingeborg, am besten machst du die Zigarette jetzt mal aus, ja? ... Nun gut, wie dem auch sei, der Cognac hat tatsächlich geholfen ... womit ich das natürlich nicht verharmlosen will, aber: Wer heilt, hat recht, sagt man ja immer. Schwamm drüber. Übrigens, es war Mürzzuschlag.«

»Was?«

»Der Geburtsort von Elfriede Jelinek. Das liegt in der Steiermark.«

Im Hintergrund schluchzte Ingeborg Trutz erneut auf:

»Ich werde nie aus einem Kokon schlüpfen ... Mein Kokon wird ein Holzsarg sein, in dem ich vermodere.«

Ingeborg weinte hemmungslos, und kurz darauf mischte sich Laras Stimme zu einem gemeinsamen Jammergesang hinzu. Aylin atmete einmal tief durch, dann sagte sie:

»Alles klar. Wir sind in einer Stunde da.«

Aylin legte auf und packte ihre Sachen:

»Das tut mir total leid, Daniel, du hast dir so viel Mühe gegeben, aber da können wir Lara nicht eine Sekunde länger lassen.«

Mein Kopf sah ein, dass sie recht hatte. Trotzdem gab es eine Stimme in mir, die sich einreden wollte, dass man auch im Zustand von Eile und Sorge noch einen akzeptablen Quickie hinbekommen könnte, der zwar in den Geschichtsbüchern der Kopulation keine besondere Erwähnung mehr finden würde, aber zumindest ... na ja ... stattfinden würde. Also versuchte ich, einen verführerischen Gesichtsausdruck aufzusetzen. Aylin schloss sanft die Augen und schüttelte mitleidig den Kopf.

Kurz darauf erschien der Vollmond über dem Rhein und tauchte das Loreleytal in magisches Licht. Caspar David Friedrich hätte in diesem Ambiente ein Meisterwerk auf eine Leinwand gezaubert. Ich tippte die Adresse meiner Eltern ins Navi meines *Ford Focus*.

Das ist nun vier Jahre her, und es ist nicht so, dass wir seitdem gar keinen Sex hatten. Aber es war immer dieser Lass-uns-bitte-nicht-zu-laut-stöhnen-sonst-wacht-Lara-auf-Sex. Also denke ich, dass eine Woche auf Sylt die perfekte Gelegenheit wäre, die alte Leidenschaft wieder zu entfachen:

»Was sagst du, Aylin? Dr. Matuscheck fand auch, dass es eine gute Idee ist.«

»Wie jetzt? Du besprichst unser Sexleben mit einer fremden Frau?«

»Sie ist Therapeutin. Und sie hat Schweigepflicht.«

»Warum sprichst du nicht mit *mir* darüber, Daniel?«

»Lustig, das hat Dr. Matuscheck auch gefragt.«

»Na bravo.«

»Und jetzt spreche ich ja mit dir darüber.«

»Weil Dr. Matuscheck es gesagt hat.«

»Na und?«

»Also sagt deine Therapeutin nichts anderes als ich. Da hättest du auch gleich mit mir reden können.«

»Aber wenn ich nicht mit meiner Therapeutin gesprochen hätte, hätte ich doch gar nicht gemerkt, dass ich gar nicht mit ihr hätte sprechen müssen.«

»Bitte. Jeder braucht ein Hobby.«

»Auf jeden Fall hat sie gesagt, dass es eine gute Idee ist, wenn wir nach Sylt fliegen.«

»Dann flieg doch mit *ihr.*«

»Aylin, das ist kontraproduktiv.«

In meinem Handy klopft jemand an. Es ist Şahika Prinz. Ich will aber erst ein versöhnliches Gesprächsende mit Aylin erreichen:

»Denk dran: Auf Sylt hat Christian Lindner geheiratet. Das heißt, die Insel ist erotisch aufgeladen.«

»Daniel, ich glaube, da klopft jemand an.«

»Ja, es ist die Frau von Prinz. Aber lass uns zuerst ...«

»Na toll, jetzt telefonierst du schon mit Schlampen, die sich für den Playboy ausziehen.«

»Hä? Seine Frau hat sich nie für den Playboy ausgezogen, das war seine Enkelin.«

»Wie jetzt? Ich dachte, der Prinz ist mit dieser Tusnelda verheiratet.«

»Ach deshalb hast du mich so komisch angeguckt, als ich gesagt habe: ›Seine Frau ist sehr klug.‹«

»Klar. Ich dachte, du bist ein verdammt schlechter Lügner ... Okay, dann ist Prinz vielleicht doch nicht so schlimm, wie ich gedacht hatte. Grüß seine Frau.«

»Mach ich. Und du küss Lara von mir ... und Hamsti-Dampti. Liebe dich.«

»Liebe dich auch.«

Ich lege auf und nehme den Anruf von Şahika Prinz an:

»Hallo Frau Prinz, wir sind gerade in Berlin angekommen.«

»Ich hatte doch gesagt, Sie dürfen ihn kein Interview geben lassen. Jetzt hat er einen Riesen-Shitstorm wegen dieses dummen Spruchs mit der Dusche.«

»Wie bitte? Das ist doch gerade mal zehn Minuten her, und ...«

»... jetzt ist es das Topthema in allen sozialen Netzwerken. Und Rudolf steht mal wieder als alter weißer Macho da ... Hach, ich fürchte, ich muss ihm irgendwann die Zunge rausschneiden!«

»Tut mir leid, ich wollte es verhindern, aber plötzlich ging alles so schnell, und …«

»Ich mache Ihnen keinen Vorwurf, Herr Hagenberger, Sie sind den Umgang mit diesen Pressehyänen nicht gewohnt. Stellen Sie sich vor, fünf Minuten nach dem Interview hat mich schon die Redaktion von Markus Lanz angerufen. Sie planen eine Sendung zum Thema *Political Correctness – notwendig oder nervig?*«

»Das ging aber schnell. Haben Sie zugesagt?«

»Natürlich nicht. Da würde Rudolf von den Gralshütern der Wokeness geteert und gefedert. Aber ich habe jetzt doch ein schlechtes Gefühl, dass ich bei dem Gespräch mit Kerstin Herzog nicht dabei bin.«

»Nein, das wird sicher kein Problem. Ich passe schon auf.«

»Das hoffe ich … So, ich muss jetzt auflegen und diesen schwachsinnigen Werbefuzzis ihre Idee ausreden, dass sich Helena im Manoa-Wasserfall duscht.«

»Wieso?«

»Da kommt das Wasser mit einer Riesenwucht aus fünfzig Metern runter – genauso gut können sie Helena mit einem Baseballschläger auf den Kopf schlagen … Jessesmaria! Die nennen sich *Creative Brains Unit,* aber das Gehirn kann man getrost aus dem Namen streichen … bis bald!«

Frau Prinz legt auf und lässt mich mit drei Gedanken zurück:

Erstens: Es ist seltsam, wenn eine Türkin ›Jessesmaria‹ sagt.

Zweitens: Helena Prinz dreht für meinen Exarbeitgeber – die Welt ist ein Dorf.

Drittens: Ich habe eine schlimme Vorahnung, was das Gespräch zwischen Prinz und seiner Regisseurin betrifft.

23

Fünfundvierzig Minuten später klingele ich an der Tür zur *Royal Suite* im *Adlon*. Rudolf Prinz öffnet mir, in Anzughose mit hellblauem Hemd:

»Haben Sie das auch gehört? Alle regen sich auf, nur weil ich diesen harmlosen Gag mit dem Duschen gemacht habe!«

»Tja.«

»Şahika hat recht: Die Deutschen sind verrückt geworden ... Ach, was soll's ... Am besten nehmen Sie das Gespräch mit Ihrem Handy auf, Herr Hagenberger, dann können Sie später eins zu eins beschreiben, wie ich das Mädchen einnorde.«

»Äh ... Also, eventuell wäre es taktisch geschickter, wenn Sie Frau Herzog nicht *Mädchen* nennen. Schließlich ist die Dame dreiundfünfzig Jahre alt und hat schon über zwanzig Filme gedreht.«

»Echt? Na, dann weiß sie hoffentlich, was sie tut.«

Prinz führt mich durch den Flur in ein gigantisches Wohnzimmer: ein schwarzer Flügel von *Boston,* Möbel aus edlem Holz, eine Fensterfront mit perfektem Blick auf das Brandenburger Tor sowie ein gerahmtes Foto von Queen Elisabeth II. mit Prinz Philip, die hier zu Gast waren. Auf dem Couchtisch wartet ein großes Silbertablett mit Sushi und Champagner. Prinz nimmt auf einem der beiden Sofas Platz und weist mir einen Sessel zu.

»Herr Hagenberger, die Assistentin von Frau Herzog hat eben angerufen, dass es später wird. Da habe ich gesagt, Sie sind mein Finanzberater. Nur, damit keine Fragen aufkommen.«

»Ich weiß. Aber Ihre Frau hat Frau Herzog wohl gestern am Telefon gesagt, ich sei Ihr neuer Fitness-Coach.«

»Oh. Tja … Ach, egal. Das interessiert eh keinen.«

Zehn Minuten später klingelt es, und während Prinz im Wohnzimmer wartet, öffne ich die Tür. Kerstin Herzog, sportlich in Sneakers, Jeans und weißer Bluse, streckt mir die Hand entgegen.

»Kerstin Herzog, sehr erfreut.«

»Daniel Hagenberger, die Freude ist ganz bei mir.«

»Meine Assistentin hat gesagt, Sie sind der Finanzberater von Herrn Prinz.«

»So ist es.«

»Interessant. Weil Şahika Prinz gestern erklärt hat, Sie sind der neue Fitnesstrainer.«

»Was? Äh … ja, das bin ich auch, haha. Ich coache ihn in puncto Fitness und Finanzen. Das ergänzt sich perfekt, weil … äh … wenn man sein Geld gut angelegt hat, dann … äh … entspannt sich die Muskulatur, und das ist ja die Grundvoraussetzung für ein gutes Work-out.«

»Ach so.«

»Ich bewundere Ihre Filme sehr, Frau Herzog. Vor allem *Opfer des Hasses* … Also, wie die einbeinige kasachische Prostituierte ihrem perversen Zuhälter am Ende die Hoden abschneidet, das war ganz großes Kino, ehrlich … Aber kommen Sie doch rein.«

Als wir das Wohnzimmer betreten, erhebt sich Prinz vom Sofa:

»Freut mich, dass wir uns endlich kennenlernen, Frau Herzog. Ich habe viel von Ihnen gehört.«

Prinz misslingt erneut sein Augenzwinkern – diesmal kneift er aus Versehen beide Augen zu. Kerstin Herzog reicht ihm die Hand.

»Freut mich sehr, Sie an Bord zu haben, Herr Prinz …«

Prinz nimmt ihre Hand, und sie verzieht schmerzvoll das Gesicht:

»… aber beim nächsten Treffen dürfen Sie ruhig etwas sanfter drücken.«

»Ich habe Champagner und Sushi kommen lassen. Greifen Sie einfach zu.«

»Tut mir leid, ich ernähre mich vegan und trinke keinen Alkohol.«

»Hahaha, der war gut … Ach, das war ernst gemeint. Aber kein Problem, da drüben ist eine Nespresso-Maschine.«

»Kaffee trinke ich auch nicht. Aber mit Wasser bin ich sehr zufrieden, vielen Dank.«

»Wie Sie meinen … Also, trinken Sie nie Alkohol oder nur nicht tagsüber?«

»Nie. Ich achte auf meinen Körper.«

»Ich achte auch auf meinen Körper, und der sagt mir: Trink Alkohol, wuahaha …«

Ich lache höflich mit, Kerstin Herzog nicht. Prinz kratzt sich kurz irritiert am Kopf, dann nimmt er auf seinem Sofa Platz und weist seiner Regisseurin das andere Sofa zu. Ich setze mich wieder auf meinen Sessel. Eine unangenehme Pause entsteht, in der sich Frau Herzog Wasser aus einer Karaffe in einen der Champagnerkelche schenkt. Sie nimmt einen Schluck, dann spricht sie kühl und professionell:

»Also, Herr Prinz, zuerst möchte ich Ihnen danken, dass Sie so kurzfristig für Uwe Ochsenknecht eingesprungen sind, ich weiß das sehr zu schätzen.«

Prinz schaut entsetzt:

»Wie, Uwe Ochsenknecht? Ich dachte, ich bin die Wunschbesetzung.«

Ich versuche mich als Chefdiplomat:

»Das waren Sie auch ganz sicher, aber die Filmproduktion hat sich einfach nicht getraut anzufragen, weil die dachten, Sie haben sowieso keine Zeit.«

Jetzt ist Kerstin Herzog irritiert:

»Na ja, eigentlich ... obwohl, ja, vielleicht war es so. Was ich Sie fragen wollte: Haben Sie mein Drehbuch inzwischen gelesen?«

»Sie wollten Uwe Ochsenknecht besetzen? Ernsthaft?«

»Was? Nein, nein, ich äh ... Ist doch nicht so wichtig. Also zum Drehbuch ...«

»Ja, hab ich gelesen.«

»Und?«

»Also, ich hätte da noch ein paar Ideen.«

Eine viel zu lange Pause entsteht. Prinz gießt sich ein Glas Champagner ein und schiebt sich ein Lachs-Sashimi in den Mund. Ich nehme ebenfalls ein Lachs-Sashimi. Kerstin Herzog scheint einige Sätze herunterzuschlucken und nippt stattdessen an ihrem Wasser. Dann atmet sie tief durch und zwingt sich zu einem Lächeln:

»Na, dann lassen Sie hören. Ich bin gespannt.«

Prinz blättert im Drehbuch und deutet dann auf eine Textstelle:

»Hier zum Beispiel, die Szene in der Kneipe, da soll ich zum Wirt sagen: ›Fußball ist kein geeigneter Sport für Frauen.‹ So redet doch keiner an der Theke, da muss die Sprache viel deftiger sein.«

»Deftiger?«

»Ja, so was wie ... ›Weiberfußball, was soll die Scheiße?‹«

Kerstin Herzog muss kurz schlucken, dann kommt überraschend ein Lächeln in ihr Gesicht:

»Sie haben absolut recht. Das ist besser. Authentischer.«

»Genau, und hier: Das muss *Titten* heißen und nicht *Brüste*.«

Kerstin Herzog macht sich begeistert Notizen.

»Sehr gut. Weiter!«

»Da, auf Seite 24, wo sein Sohn sagt, dass er zum Ballett will, da kann er nicht sagen: ›Ganz ehrlich, ich finde das nicht gut.‹ Das muss heißen: ›Bist du jetzt 'ne Schwuchtel oder was?‹«

»Hm, verstehe, worauf Sie hinauswollen. Aber das Wort *Schwuchtel* ist doch sehr despektierlich, also ... äh ... passt es perfekt zum Charakter. Natürlich. Sie sind gut! Das Zitat von gerade eben, dass Frauenfußball nur interessant ist, wenn man beim Duschen zuschaut, das baue ich auch noch ein.«

»Der Spruch war gut, oder? Der passt doch hier auf Seite 61 Mitte, anstelle von ›langweilig‹.«

»Perfekt! Herr Prinz, Sie hat mir wirklich der Himmel geschickt.«

Prinz schaut mich zufrieden an, mit einem Na-bitte-geht-doch-Ausdruck im Gesicht. Ich antworte mit gestrecktem Daumen. Prinz blüht sichtlich auf und blättert weiter im Drehbuch:

»Und hier, in den Spielszenen, da verschenken Sie ganz viel Humor.«

»Inwiefern?«

»Na ja, Sie könnten zum Beispiel ... kchkchahahahuauaua ... Also, man könnte so eine Slapstick-Sequenz filmen: Eine tritt beim Elfmeter in den Boden, und der Ball rollt nur ein paar Zentimeter. Dann eine Torhüterin, die sich beim Abwurf die Pille ins eigene Tor schmeißt. Oder eine Spielerin, die nach der Pause nicht mitbekommt, dass die Seiten gewechselt wurden ... kchchchuauahahaha, das wird saukomisch.«

Kerstin Herzog entgleisen die Gesichtszüge. Ich überlege panisch nach Sätzen, die die Situation retten könnten, während sich Prinz vor Lachen kringelt. Kerstin Herzog atmet tief durch:

»Herr Prinz, in meinem Film geht es darum, wie sich die deutsche Torhüterin bei der ersten Frauenfußball-WM in die

Mittelstürmerin des Gegners verliebt. Das wird ein Plädoyer für die Würde von Frauen. Der Fußball ist nur eine Metapher für das Patriarchat.«

»Wie, das soll gar nicht komisch werden? Aber es geht doch um Frauenfußball.«

»Nein, die einzig komische Figur ist *Ihre* Rolle: der homophobe alte DFB-Funktionär Hans Brühne ...«

Beim Wort *alt* zuckt Prinz unwillkürlich mit den Augen.

»... der nicht nur seiner Tochter das Fußballspielen verbietet, sondern auch verhindert, dass die ARD-Sportschau über das in seinen Augen ›unwürdige‹ Ereignis berichtet.«

»Aber was ist daran komisch?«

»Na ja, vielleicht ist es eher tragikomisch: ein Mann, der die Zeichen der Zeit nicht erkennt und am Ende ganz allein dasteht.«

»Wie, ganz allein? Das denken doch die meisten. Dass Frauenfußball ungefähr so spannend ist wie Sackhüpfen und Topfschlagen.«

Erneut entsteht ein Schweigen. Als es sich unangenehm in die Länge zieht, habe ich endlich einen Geistesblitz:

»*Method Acting*. Herr Prinz ist einfach schon total in seiner Rolle drin.«

Prinz schaut mich irritiert an. Kerstin Herzog runzelt die Stirn:

»Ist das wahr?«

Prinz bricht der Schweiß aus. Dann schaut er mich Hilfe suchend an. Ich versuche, ihn durch dezentes Nicken zum Zustimmen zu bewegen. Er windet sich:

»Nun, also, sicher, das äh ... doch, kann man so sagen: Method Acting.«

Ich unterdrücke einen Lachimpuls, weil Prinz das *th* als *ss* ausspricht. Kersin Herzog lächelt:

»Puh, da fällt mir aber ein Stein vom Herzen, Herr Prinz. Ich dachte schon, Sie meinen das ernst, hahaha ...«

Ich zeige Prinz den gestreckten Daumen. Der wirkt verunsichert und gleichzeitig erleichtert:

»Was? Nein, natürlich nicht, hahaha. In Wirklichkeit finde ich Frauenfußball toll ... Und zwar nicht nur wegen der engen Trikots.«

Ich zucke kurz zusammen, aber Kerstin Herzog bleibt entspannt:

»Haha, köstlich, Sie sind schon wieder in der Rolle ... Aber wenn Sie auf Frauenfußball stehen, dann freut es Sie sicher, dass Alexandra Popp einen Gastauftritt im Film haben wird.«

»Alexandra Popp? Wer soll das sein?«

Kerstin Herzog ist irritiert:

»Die populärste deutsche Fußballerin.«

»Natürlich. Ich war nur wieder in der Rolle. Und in der Rolle würde ich sie nicht kennen. Aber in der Realität kenne ich sie natürlich: Alexandra ... äh ... Plopp. Die kennt ja jeder.«

»Beziehungsweise jede.«

»Oh mein Gott, sind Sie etwa auch eine von diesen Gender-Tanten? Wahrscheinlich wählen Sie auch die Grünen und treiben es nur mit selbstgestrickten Kondomen ... Oh, tut mir leid, ich bin schon wieder in der Rolle.«

Prinz zwinkert mit Knacklaut. Mit leichter Verzögerung will er den Zeigefinger einsetzen, stoppt sich aber und kratzt sich damit am Kopf. Jetzt ist Kerstin Herzog doch ein wenig skeptisch geworden:

»Also, Sie kennen Alexandra Popp und finden sie gut.«

»Absolut.«

»Und Sie wissen auch, auf welcher Position sie spielt?«

»Sicher.«

»Und zwar?«

»Na ja, also, äh, die Alexandra Plopp ...«

»Popp.«

»Genau. Die ist natürlich sehr flexibel. Also man kann sie so oder so einsetzen. Das entscheidet am Ende der Trainer ... Oder die Trainerin. Je nachdem, wer gerade das Sagen hat.«

»Aber es gibt eigentlich nur eine Position, auf der sie meistens spielt, und das ist ...«

Prinz schaut mich Hilfe suchend an. Ich forme mit den Lippen das Wort *Sturm.* Prinz rutscht unruhig auf dem Sofa hin und her.

»Das Tor ...«

Ich reiße die Augen auf und schüttle unmerklich den Kopf:

»... das schießt sie gerne. Und deshalb ist sie ja auch, äh ... Stürmer.«

»Sie meinten: Stürmerin.«

»Absolut. Sie ist Stürmerin. Und was für eine, hohoho!«

In einer Übersprunghandlung mimt Prinz mit seinen Händen große Brüste. Als er merkt, was er getan hat, verharrt er in der Bewegung. Erneut komme ich zu Hilfe:

»Und schon wieder: *Method Acting.*«

Kerstin Herzog lacht gequält mit. Sichtlich irritiert nimmt sie einen Schluck Wasser und versucht, sich nichts anmerken zu lassen:

»Wie auch immer: Sie sind die perfekte Besetzung für die Rolle, ehrlich, jetzt freue ich mich sogar, dass Heiner Lauterbach keine Zeit hatte.«

»Heiner Lauterbach? Ich dachte: Uwe Ochsenknecht.«

»Nein, Heiner Lauterbach hat direkt abgesagt. Dann wollte der Verleih Christoph Maria Herbst, aber da habe ich von meinem Vetorecht Gebrauch gemacht, der war mir einfach zu jung ...«

Rudolf Prinz entgleisen kurz die Gesichtszüge.

»... Danach waren wir uns einig mit Uwe Ochsenknecht, aber dem kam etwas dazwischen, und deshalb ...«

»... bin ich nur die vierte Wahl.«

»Nun ja, das stimmt zwar, aber ich merke, dass niemand diesen reaktionären alten Sack so authentisch verkörpern könnte wie Sie, Herr Prinz.«

»Vielen Dank.«

24

Eine halbe Stunde später – Kerstin Herzog hat sich distanziert-höflich verabschiedet – sitze ich Prinz gegenüber, und wir hören uns die Handy-Aufnahme des Gesprächs an:

»... wenn Sie auf Frauenfußball stehen, dann freut es Sie sicher, dass Alexandra Popp einen Gastauftritt im Film haben wird.« – »Alexandra Popp? Wer soll das sein?«

»Stoppen Sie mal kurz das Band, Herr Hagenberger.«

»Das *Band*?!«

»Ich meine natürlich, das ... äh ... Dingsda in Ihrem Handy.«

Ich drücke auf Pause. Prinz wirkt nachdenklich, in sich gekehrt. Er sammelt sich eine ganze Weile, dann redet er für seine Verhältnisse ungewöhnlich leise:

»Diese Alexandra Popp ... sagen Sie mal: Kennt man die wirklich, ich meine: die Mehrheit? Oder ist das Special-Interest-Wissen, so was wie ›Wer wurde 1987 Europameister im Heuballen-Weitwurf‹?«

»Nein. Sie ist ein Star. Echt ... Gut, ich bin eher Fan von Sara Däbritz und Jule Brand, aber ...«

»Jule Brand? Jetzt sagen Sie nicht, Julian Brandt wurde umoperiert und spielt jetzt als Transe bei den Frauen mit?!«

»Nein, ganz bestimmt nicht, hahaha ...«

Ich bin überrascht, dass Prinz' Augen plötzlich feucht schimmern.

»... äh, ich wollte Sie nicht auslachen, das war nur ...«

»Nein, nein ... Sie lachen völlig zu Recht. Ich weiß nicht mehr, was in diesem Land passiert. Ich lebe hinterm Mond.«

»Ist doch nicht schlimm. Sie interessieren sich halt nicht für Frauenfußball, und auch wenn die meisten das heute anders sehen …«

»Exakt das ist der Punkt. Wissen Sie, die Menschen haben mich immer geliebt, weil ich so bin, wie ich bin: einer von ihnen. Einer, der nicht groß nachdenkt, was er sagt. Der einfach aus dem Bauch agiert. Und der Grund war: Die meisten Leute haben so gedacht wie ich. Aber jetzt … Plötzlich wird in Talkshows gebuht, wenn ich einen Witz mache … Auf einmal hassen mich alle, weil ich so bin, wie ich bin.«

Prinz ringt um Fassung. Ich überlege fieberhaft nach tröstenden Worten. Dann sage ich:

»Sie kommen halt aus einer Zeit, in der Frauen noch keine Penisse hatten.«

Prinz lacht kurz auf, dann verdüstert sich seine Miene wieder:

»Die einzige Titelstory, die ich in den letzten Monaten hatte, war in der *Apotheken-Umschau*. Mein letzter Film war ein Flop … Diese Suite hier, die steht zwar im Vertrag drin, aber die Produktionsfirma gibt uns nur den üblichen Satz … den Rest bezahlen wir selbst. Ich habe das mal zufällig entdeckt. Şahika versucht alles, um mir das Gefühl zu geben, es wäre noch wie früher, aber das ist es nicht … Sie denkt, ich kriege nichts mit, weil ich mich nicht im Internet herumtreibe. Aber ich erfahre viel mehr, als ich will. Was meinen Sie, warum mein Buch in einem kleinen Verlag erscheint und nicht bei Rowohlt oder Fischer?«

»Weil Sie auf Qualität setzen und nicht aufs große Geld?!«

»So hat es mir Şahika verkauft. Aber in Wirklichkeit haben die großen Verlage Schiss, dass ich ihrem Image schade. Die schmücken sich lieber mit syrischen Transsexuellen oder Klimaklebern mit Down-Syndrom – aber nicht mit einem Heteromann über sechzig ohne Migrationshintergrund, der keine Strapse trägt und die üblichen Pronomen verwendet ... Rudolf Prinz hat sich nicht verändert, aber die Zeit hat sich verändert. Jeden Tag wird irgendwo ein Denkmal abgebaut oder ein Straßenname geändert ... Bei meinem Denkmal ist das anders. Da verschwindet jeden Tag ein Zentimeter, und dann noch einer und noch einer ... Wahrscheinlich finden Sie mich lächerlich, Herr Hagenberger ... ich habe ja alles, was man sich nur wünschen kann, und noch mehr. Vielleicht bin ich nur ein eitler Fatzke voller Selbstmitleid, aber ... es tut einfach weh, wenn man nicht mehr geliebt wird. Jeder Shitstorm ist ein Stich ins Herz, glauben Sie mir ... Und wenn sich mein Publikum von mir abwendet ... ich weiß nicht, ob ich das schaffe. In letzter Zeit habe ich das Gefühl, meine Enkeltochter ist beliebter als ich.«

»Unsinn, Sie sind eine Legende, Herr Prinz. Und nur weil Helena inzwischen mehr verdient als Sie, heißt das noch lange nicht ... äh ...«

Prinz schaut mich fassungslos an:

»Wie bitte?«

Panik steigt in mir hoch:

»Was? Äh, also ich, ich, ich ... äh, tut mir leid, das ist mir nur so rausgerutscht, und das stimmt auch gar nicht, das habe ich mir nur ausgedacht, weil ... äh ... nein, ich will Sie nicht belügen, das stimmt. Aber ... äh ... mal verdient der eine mehr, mal der andere, das sind ganz normale Wirtschaftszyklen. Hauptsache, das Geld bleibt in der Familie, haha ...«

Ich stoppe mich, denn Prinz schaut mich so durchdringend an, dass ich Angst bekomme. Oh mein Gott, er will mich umbringen. Oder sich selbst? Sein Gesichtsausdruck wechselt im Sekundentakt, von Fassungslosigkeit über einen Anflug von Wahnsinn bis hin zu tiefer Traurigkeit. Als ich gerade das Gefühl habe, dass Prinz kurz vor einer Heulattacke steht, bekommt er unvermittelt einen Wutanfall:

»In was für einer Welt leben wir eigentlich? Ich kriege von allen Seiten auf die Fresse, nur weil ich einen Witz darüber mache, dass man Frauen gerne beim Duschen zusieht … Aber kein Schwein regt sich darüber auf, dass meiner Enkeltochter bald jeder notgeile Vollpfosten beim Duschen zusehen kann, und zwar in jeder gottverdammten Werbepause!«

»Tja, also …«

»Fällt dieser Irrsinn denn niemandem auf? Da werden Leute für eine flapsige Bemerkung an den Pranger gestellt, und gleichzeitig bringen uns die Privatsender jeden Tag eine Mischung aus brutalster Gewalt, Pornografie und Ekel ins Wohnzimmer, für die man jeden Programmdirektor in den Achtzigern noch völlig zu Recht eingesperrt hätte! Diese Welt ist doch völlig schizophren, da dreht man doch als normal denkender Mensch irgendwann am Rad, das … das … sind doch alles Scheinheilige und Pharisäer! Ich lasse mir doch von denen nicht vorschreiben, welche Witze ich machen darf! Ich bin Rudolf Prinz, und Rudolf Prinz ist so, wie er ist, findet euch damit ab! Wisst ihr was, ihr könnt mich alle mal – ich scheiße auf euch alle, ihr, ihr, ihr … Arschlöcher!!!«

Prinz stampft ins Badezimmer und schließt ab. Eine Weile ist nichts zu hören, eine beängstigende Stille. Dann ertönt ein markerschütternder Schrei, der Prinz sofort einen Job als Frontsänger jeder Death-Metal-Band einbringen würde. Schließlich ein Geräusch, das mit hoher Wahrscheinlichkeit vom Aufprall eines gefüllten Zahnputzbechers auf Badfliesen verursacht wurde (alternativ könnte es sich auch um einen originellen Handy-Klingelton handeln).

Dann erneut Stille. Nach gut dreißig Sekunden kommt Prinz aus dem Bad zurück und tut so, als sei nichts geschehen. Er gießt sich einen weiteren Champagner ein, setzt sich zurück aufs Sofa und schweigt eine ganze Weile. Ich traue mich nicht, etwas zu sagen. Dann spricht er mit leiser Stimme:

»Ich … ich will doch einfach nur geliebt werden. Was soll ich denn machen?«

Er ext den Champagner und schaut mich fast flehend an. Ich fühle mich maximal unwohl: Ich bin doch schon überfordert, wenn einer Sechsjährigen das Butterbrot geklaut wird. Aber wenn einem Siebzigjährigen das ganze Leben aus den Fugen gerät?

Andererseits will auch ich geliebt werden, und vielleicht werde ich ja geliebt, wenn ich jetzt einen guten Rat gebe? Zu meiner eigenen Überraschung sprudelt es aus mir wie ein Wasserfall:

»Herr Prinz, ich verstehe Sie ja, ich finde übertriebene Political Correctness genauso zum Kotzen wie Sie … Aber im Kern hat es ja auch etwas Gutes, wenn man sich darüber Gedanken macht, ob man jemanden verletzen könnte. Sie wissen doch: Die Dosis macht das Gift … Vielleicht müssen Sie sich einfach nur ein kleines bisschen anpassen – nicht viel, einfach nur ein klitzekleines bisschen. Ein paar Wörter weglassen wie *Schwuchtel* oder *Zwerg*, das ist gar nicht so schwer, glauben Sie mir. Und tief in sich respektieren Sie doch Frauen. Nur geht bei Ihnen auf dem Weg vom Herz zur Zunge manchmal was verloren … Vielleicht verzichten Sie einfach auf die Sprüche und sagen was Nettes, dann kommt die Liebe des Publikums von ganz allein wieder, glauben Sie mir. Ich denke …«

Prinz kommt zu mir, fasst mich sehr fest an den Oberarm und bringt mich zum Schweigen. Er scheint intensiv nachzudenken … Okay, jetzt schmeißt er mich aus dem Fenster. Und sicher hat er ein Team von Top-Anwälten, der kommt nicht mal in U-Haft … Unvermittelt fängt Prinz an zu lächeln. Das ist ein gutes Zeichen. Oder?

25

Prinz lässt mich los und bekommt plötzlich einen euphorischen Gesichtsausdruck, der ein klein wenig an Wahnsinn grenzt. Dann klatscht er in die Hände:

»Das ist es!«

»Das ist es?«

»Das ist es. Das ist die Lösung. Haha, es ist ganz einfach.«

»Oh. Okay ... Und was genau ist die Lösung?«

»Ich war ein sturer Bock. Ich habe mich jeder Veränderung strikt verweigert. Und *deshalb* verlässt mich mein Publikum.«

»Nun ja ...«

»Aber in der Natur überleben nur die Arten, die sich anpassen. *Survival of se fittest.* Wenn ich wieder geliebt werden will, muss ich mich anpassen.«

»Das äh ... könnte man so sehen, ja.«

»Wissen Sie noch, dieser Witz, für den ich neulich in der NDR Talkshow ausgebuht wurde ... *Was ist der Unterschied zwischen einer Blonden und einer Brünetten? Ungefähr dreißig Minuten Überzeugungsarbeit.*«

»Ja, ich erinnere mich.«

»Der ist diskriminierend. Weil ich damit sage: Blondinen gehen sofort mit dir ins Bett. Aber das stimmt gar nicht. Manchmal gehen auch Brünette sofort mit dir ins Bett.«

»Genau. Oder wie in meinem Fall: gar keine.«

»Aber wenn ich jetzt sage: *Was ist der Unterschied zwischen einer Blonden und einer Brünetten? Keine Ahnung, das kann man nicht verallgemeinern* ... Dann ist irgendwie der Witz weg.«

»Absolut.«

»Also reite ich mich mit Witzen immer in die Scheiße, egal ob das Frauen sind oder andere Minderheiten …«

»Wobei Frauen im strengen Sinne gar keine Minderheit …«

»Irgendwer ist doch immer beleidigt. Und deshalb … hahaha … ich lasse das einfach mit den Witzen. Wer braucht schon Humor? Humorlose Menschen sind heutzutage viel beliebter.«

»Das stimmt … Und Kabarett-Sendungen kann man oft nicht mehr vom *Wort zum Sonntag* unterscheiden.«

»Ich bin die ganze Zeit gegen den Strom geschwommen, und was hat es mir gebracht? Gar nichts. Es hat mich nur Kraft gekostet, und man hasst mich dafür. Aber wenn ich mich einfach treiben lasse, dann … Gerade eben, als ich gesagt habe, ich finde Frauenfußball gut, da war alles plötzlich ganz leicht. Nur weil ich diese Sandra Plopp nicht kannte …«

»Alexandra Popp.«

»Genau. Da wurde die Regisseurin wieder skeptisch. Wissen Sie was? Ich gucke mir das nächste Frauen-Länderspiel an und werde es super finden. Frauenfußball ist eh praktischer als Männerfußball, da braucht man keine Zeitlupe, wuahaha … Und solche Gags mache ich auch nicht mehr.«

»Sehr gut.«

»Ich bin doch nicht dumm. Ich weiß, was diese politisch korrekten Langweiler richtig finden. Und genau das kriegen sie ab sofort von mir zu hören.«

»Trotzdem ist es sicher gut, dass Ihre Frau die Anfrage von Markus Lanz abgesagt hat.«

»Welche Anfrage?«

»Nächste Woche, zum Thema: *Political Correctness – notwendig oder nervig?*«

»Das wusste ich gar nicht.«

»Oh, dann … äh … vergessen Sie's einfach.«

»Ganz im Gegenteil. Ich gehe dahin. Und ich weiß, was die von mir hören wollen. Aber genau das werde ich *nicht* sagen. Na, die werden sich wundern, hahaha.«

Ich lächle, obwohl ich ein ganz mieses Bauchgefühl habe. Rudolf Prinz greift strahlend meine beiden Schultern:

»Sie haben mir wieder Hoffnung gegeben. Ihretwegen sehe ich ein Licht am Ende des Tunnels. Ich ... Danke.«

Prinz umarmt mich fest. So fest, dass mein Atem langsam flacher wird. Kurz vor dem Moment, an dem das Leben an einem vorbeizieht, lässt er los und blickt mir gerührt in die Augen:

»Herr Hagenberger ... nun ... es gibt nicht viele Menschen in meinem Leben, denen ich das Du anbiete. Aber jetzt ... Also: Ich heiße Rudolf.«

»Daniel.«

»Ich hoffe, Sie wissen das zu schätzen. Ich vergebe das Du niemals leichtfertig ... oh, wie ich diese neumodische Scheiße beim Fernsehen hasse: Jeder duzt jeden, bah, das ist doch respektlos. Das Du von Rudolf Prinz muss man sich verdienen. Glauben Sie mir: Wenn mir einer sagt: ›Du bist ein Arschloch‹, dann ärgere ich mich viel mehr über das *Du* als über das *Arschloch*.«

»Äh, ich dachte, Sie wollen nicht mehr gegen den Strom schwimmen?!«

»Wie meinen Sie das?«

»Na ja ... Duzen ist halt modern, aber Sie kämpfen dagegen an ... beziehungsweise: *Du*.«

»Was? Sie meinen ... Natürlich! Sie haben völlig recht, haha, der neue Rudolf Prinz findet das Duzen absolut fantastisch. Sie sind ein Genie, Herr Hagenberger!«

»Sie?«

»*Du*. Du bist ein Genie ... Oh, die Gäste bei Lanz werden Augen machen, wenn ich sie nächste Woche alle duze! Darauf müssen wir anstoßen!«

Prinz holt euphorisch eine neue Champagnerflasche aus dem Kühlschrank, füllt unsere Kelche und erhebt feierlich sein Glas. Plötzlich hält er nachdenklich inne und lässt das Glas wieder sinken:

»Seltsam.«

»Was ist seltsam?«

»Vor einem Jahr habe ich mit meinem Sohn über dieselben Themen geredet wie jetzt mit dir. Er hat mir auch gesagt, dass meine Witze frauenfeindlich sind.«

»Und was hast du geantwortet?«

»Ich habe ihn angebrüllt, er soll sich seinen woken Zeigefinger in den Hintern stecken …«

»Oh nein.«

»Seitdem redet er nicht mehr mit mir … Ich bin schon ein großartiger Vater, oder?!«

»Gut, der Satz mit dem Zeigefinger war natürlich kein pädagogisches Highlight … äh … aber du hast ihm eine Villa auf Mallorca geschenkt. Du bist mein schärfster Konkurrent um den Titel *Bester Papa der Welt.*«

»Als Harald eingeschult wurde, war ich in einem Paderborner Bordell, um als Kalle Kress Prostituierte zu verhören. Bei seiner Abiturfeier war ich in Leipzig, um die *Goldene Henne* entgegenzunehmen. Und während seiner Hochzeit habe ich bei Florian Silbereisen den Song *Albtraum der Liebe* präsentiert … Ich war einfach nie da. Nicht, wenn es wirklich wichtig war. Darf ich dir einen Rat geben, Daniel – von Vater zu Vater?«

»Ja.«

»Kein Film ist wichtiger als eine Einschulung. Kein Preis ist wichtiger als eine Abiturfeier. Und wenn dein Kind heiratet, gibt es nur eine Entschuldigung für dein Nichterscheinen: wenn du tot bist.«

»Danke, ich werde es mir merken.«

»Ich bin nicht der beste, sondern der schlechteste Papa der Welt – und Harald hat sich genauso von mir abgewendet wie mein Publikum. Aber jetzt ...«

Seine Miene hellt sich wieder auf, und er erhebt das Glas erneut:

»... hole ich mir nicht nur das Publikum zurück, sondern auch meinen Sohn, haha! Wenn er sieht, dass ich mich geändert habe, wird er mir bestimmt verzeihen ... Also trinken wir einfach auf die Geburt des neuen Rudolf Prinz: auf einen Mann, der keine Witze macht, Frauenfußball gut findet und ... äh ... ein Patenkind in Afrika hat. Oh, die Idee ist gut! Oder sollte ich besser den Regenwald retten?«

»Vielleicht rufst du einfach deinen Sohn an und sagst ihm, dass es dir leidtut?!«

Aber Prinz hat den Champagner schon geext, das Handy gezückt und tippt eine Kurzwahl:

»Herr Schulze? Können Sie bitte eine Kinderpatenschaft in Afrika über mein Konto laufen lassen, vielleicht kaufen Sie dem Kind ein kleines Haus, die Immobilien sind doch sicher günstig da unten, oder zumindest einen Kühlschrank. Und dann retten Sie bitte für mich einen Hektar Regenwald. Oder fünf, finden Sie mal raus, wie viel das kostet. Bis zehntausend bin ich dabei. Ach, was sage ich: zwanzigtausend ... Keine Ahnung, suchen Sie eine Organisation aus ... Okay, und faxen Sie mir die Urkunden dann bitte spätestens Montag. Danke.«

Prinz legt auf und reibt sich die Hände.

»Fantastisch. Der Lanz wird vom Stuhl fallen nächste Woche ... Ach stimmt, da muss ich noch zusagen.«

Prinz ext seinen Kelch und tippt eine weitere Nummer in sein Handy. Mein Bauchgefühl ist inzwischen so schlecht, dass ich kurz vor einer Panikattacke stehe:

»Äh ... Herr Prinz ... Rudolf ... vielleicht sollten Sie ... solltest *du* das alles erst einmal sacken lassen und die neue Strategie in aller Ruhe abwägen ... und am besten mit deiner Frau besprechen ...«

»Hallo, ist da die Redaktion von Markus Lanz? Ja, Rudolf Prinz hier. Ich wollte nur sagen: Ich kann nächste Woche doch in die Sendung kommen ... Nein, das müssen Sie nicht mehr mit meiner Frau besprechen. Sie haben mein Wort. Danke, Wiederhören ...«

Prinz legt auf und lächelt euphorisch:

»Ha, ich bin doch nicht eins von diesen Weicheiern, die für jeden Furz ihre Frau um Erlaubnis fragen ...«

»Und genau diese Sätze wolltest du ja eigentlich nicht mehr ... äh ...«

»Natürlich nicht. Das bleibt unter uns Männern. Aber Daniel, eins musst du wissen: Rudolf Prinz ist kein Zauderer. Wenn Rudolf Prinz einen Entschluss gefasst hat, dann zieht er das durch. Endlich, endlich habe ich den Schlüssel. Und mit dem werde ich nächste Woche bei Lanz die Herzen des Publikums wieder öffnen.«

Prinz stellt seinen Kelch auf den Tisch, breitet seine Arme aus und spricht gen Himmel:

»Rudolf Prinz ist wieder daaaaaaa!«

Was habe ich nur getan?

26

»Frau Krause, könnte ich Sie kurz sprechen?«

Laras Klassenlehrerin, die gerade dabei ist, ihren *SEAT Ibiza* aufzuschließen, nimmt instinktiv eine Verteidigungshaltung ein. Was hat die arme Frau mit anderen Eltern erlebt, um derart verschreckt zu reagieren? Ich gebe mir Mühe, harmlos zu erscheinen:

»Oder passt es gerade nicht? Ich bin der Vater von Lara.«

Als sie merkt, dass ich offenbar nicht vorhabe, sie körperlich zu attackieren, entspannt sie sich und lächelt mit dem üblichen Erstaunen:

»Ah ja, guten Tag. Kein Problem, worum geht's?«

»Lara sitzt da drüben in meinem Auto und weint, weil heute schon wieder ihr Essen geklaut wurde.«

»Oh, okay ... Aber gut, dass Sie da sind, ich wollte mich schon bei Ihnen melden. Ich habe den Dieb nämlich gestern auf frischer Tat ertappt.«

»Oh. Und?«

»Der Übeltäter heißt Friedrich Wilhelm, und er hat mir versprochen, dass er das nie wieder tun wird.«

»Aber er *hat* es wieder getan.«

»Vermutlich.«

»Wie bitte?«

»Na ja, ich habe ihn gestern erwischt, nicht heute. Da gilt natürlich die Unschuldsvermutung.«

»Was haben Sie ihm denn gesagt, was passiert, wenn er das noch mal macht?«

»Ehrlich gesagt: Ich bin davon ausgegangen, dass er es nicht noch mal macht.«

»Hat er aber.«

»Das sagen *Sie*.«

»Also: Was tun Sie jetzt? Sie müssen doch etwas tun.«

»Der Junge ist sechs. Soll ich ihn ins Gefängnis stecken, oder was schlagen Sie vor?«

»Der Junge bringt meine Tochter zum Weinen. Immer wieder. Das muss doch Konsequenzen haben.«

Ich habe das Gefühl, dass Frau Krause etwas weniger erstaunt schaut. Liegt es daran, dass sie die Brauen genervt nach unten gezogen hat, oder habe ich mich einfach nur an den Blick gewöhnt?

»Hören Sie, Herr Hagenberger, ich habe genug zu tun, wir haben nämlich einen sehr unangenehmen Geruch im Treppenhaus und keine Ahnung, wo der herkommt. Aber Friedrich Wilhelm hat mir versprochen, dass er das nicht mehr macht. Und wenn er es doch noch mal gemacht haben sollte – und wie gesagt, das ist noch nicht erwiesen –, dann werde ich ihn an sein Versprechen erinnern.«

»Oh toll. Und wenn er demnächst hier Amok läuft, mit Toten und Verletzten, reicht es dann auch, wenn er sagt: ›Sorry, kommt nicht wieder vor?‹«

Jetzt hat sich das Erstaunt-Schauen wieder auf das übliche Maß eingependelt:

»Wollen Sie allen Ernstes das Stehlen von Butterbroten mit einem Amoklauf vergleichen?«

»Natürlich nicht. Aber meine Tochter ist vom wiederholten Verschwinden ihrer Butterbrote traumatisiert. Wissen Sie eigentlich, wie oft ich mit ihr ins Phantasialand fahren muss, um das wieder auszugleichen?«

Unwillkürlich nimmt Frau Krause wieder die Verteidigungshaltung ein. Ich habe mehrere Artikel über Gewalt in der Schule gelesen und war immer aufseiten des armen Lehrpersonals. Aber jetzt spüre ich eine Wut wie neulich auf den Video Assistant Referee, der sich bei einem klaren Foul im Strafraum an einem Spieler des 1. FC Köln nicht eingeschaltet hat. Für gut fünf Sekunden habe ich das Bedürfnis, Frau Krause mit einem *Edding* die Augenbrauen zu korrigieren, weil ich ihren erstaunten Blick nicht mehr ertragen kann. Dann schäme ich mich für meinen aggressiven Impuls und lächle sie unschuldig an. Sie schaut erstaunt zurück:

»Also, ich rede morgen noch mal mit Friedrich Wilhelm, okay?«

»Alles klar, Frau Krause. Vielen Dank.«

Sie steigt in ihren Wagen und fährt los. Während ich zurück zu Lara gehe, spiele ich im Kopf eine Szene durch: Ich nehme Friedrich Wilhelm auf dem Schulhof heimlich zur Seite und frage ihn nach seinem Lieblingskuscheltier. Er sagt: ›Micky Maus.‹ Und ich antworte: ›So, Freundchen, wenn du meiner Tochter noch ein einziges Mal das Butterbrot klaust, dann schnappe ich mir deine gottverdammte Micky Maus, fahre mit ihr zum Aquarium, kaufe mir ein Ticket und schmeiße sie ins Piranhabecken. Haben wir uns verstanden?‹

Ich gratuliere mir innerlich, dass ich selbst in einer Gewaltfantasie noch genügend Anstand habe, den Eintritt ins Aquarium zu bezahlen. Als ich zu meinem Auto gehe, erblicke ich eine Gruppe von Eltern aus der Koalabärenklasse, die inzwischen alle Besitzer von Hundewelpen geworden sind, darunter die Mutter von Liv. Auch sie vergibt Termine zum Spielen mit ihrer Tochter nur noch per *Doodle*. Antonias Vater Erik mimt derweil den Experten, als hätte er Brian schon seit Jahren und nicht erst seit zwei Wochen. Ich höre exakt die Sätze, die Hundeexperte Martin Rütter vor Kurzem in der *NDR Talkshow* zum

Besten gab. Als Erik zu allem Überfluss auch noch damit prahlt, dass er Antonia ein sauteures Kleid gekauft hat, lasse ich mich zu dem Satz hinreißen:

»Ich kenne einen Vater, der hat seinem Sohn eine Villa mit Meerblick auf Mallorca geschenkt – also spiel dich nicht so auf, als wärst du der beste Papa der Welt.«

Erik ist einen Moment perplex, dann erwidert er:

»Ach, du meinst Rudolf Prinz. Da hat der Sohn den Kontakt abgebrochen. Hab ich beim Arzt in der *Gala* gelesen ... Aber warum kennst du Rudolf Prinz?«

Auch die anderen Eltern schauen mich fragend an. Ach, wie hätte ich es genossen, jetzt mit meinem prominenten Buddy anzugeben. Gestern habe ich geträumt, dass ich vor Eriks BMW geparkt habe, um Lara von der Schule abzuholen. Dann öffnete ich den Kofferraum meines *Ford Focus,* und völlig selbstverständlich sprang Rudolf Prinz heraus. Ich führte ihn an der Leine zu Lara, und eine kreischende Mädchentraube bildete sich um uns – woraufhin ich mein Handy zückte und Eriks herabsinkende Kinnlade filmte.

»Daniel? Warum grinst du so komisch?«

»Was? Ach, ich habe mich nur an etwas erinnert.«

»Also woher kennst du Rudolf Prinz?«

»Nur aus seinen Filmen.«

Ich öffne die Tür meines Autos, wo sich Lara offensichtlich ausgeheult hat, denn sie lächelt mich an:

»Was krieg ich denn jetzt, Papa?«

»Wie meinst du das?«

»Na ja, immer wenn ich weine, kriege ich was von dir.«

»Ist das so?«

»Ja.«

»Okay, dann kriegst du heute mal einen Kuss.«

Ich küsse sie auf die Stirn, dann begebe ich mich auf den Fahrersitz. Lara schmollt:

»Küsse gibt's auch, wenn ich nicht geweint habe. Ich will ins *Phantasialand.*«

»*Ich will, ich will, ich will* ... du machst dich unsympathisch, Krümeline.«

»Okay, ich *möchte* ins Phantasialand.«

»Was hältst du davon, wenn wir nach Hause fahren und mit Hamsti-Dampti spielen?!«

»Hamsti-Dampti will auch ins Phantasialand. Das hat er mir gestern noch gesagt.«

»Weißt du eigentlich, wie teuer das ist?«

Wie auf Knopfdruck fängt Lara wieder an zu weinen:

»Immer wird mein Butterbrot geklaut. Immer und immer wieder ...«

Lara schluchzt. Das ist doch jetzt Show, oder? Sie hat gemerkt, welchen Knopf sie bei mir drücken muss. Aber ich habe inzwischen dazugelernt. Ich lasse mich nicht mehr durch emotionalen Druck erpressen. Dr. Matuscheck wäre stolz auf mich ... Wann habe ich eigentlich den nächsten Termin bei ihr? Morgen. Und Aylin ist bei der Arbeit. Es ist halb zwei. Das Phantasialand schließt um halb sieben. Hmmm ...

Exakt vierunddreißig Minuten später sitze ich neben Lara in der Lokomotive der Achterbahn *Colorado Adventure*. Meine Tochter ist glücklich, und ich weiß, worüber ich morgen mit Dr. Matuscheck sprechen werde.

Immerhin ist es ein historischer Moment: Laras allererste Achterbahnfahrt. Bisher haben wir nur das Kinderprogramm absolviert; aber nachdem Lara beim letzten Mal Spaß an der Wildwasserbahn hatte, dachte ich, sie ist reif genug für etwas mehr Action. Zugegebenermaßen waren auch egoistische Motive im Spiel, denn Achterbahnfahren macht einfach mehr Spaß als *Die fröhliche Bienchenjagd,* bei der man in einem Frosch sitzt und sich äußerst langsam im Kreis bewegt. Das ist ungefähr so, als würde man vom *ZDF-Fernsehgarten* umschalten zu *Mission Impossible.*

Aylin hat zwar gesagt, Lara ist noch zu jung für die Achterbahn, aber die Mindestgröße beträgt einen Meter, und meine Tochter misst einen Meter zwölf. Also habe ich einen Versuch gewagt:

»Was meinst du, Lara, willst du Achterbahn fahren?«

»Ist die sehr schnell?«

»Ja, schon ... aber unser Auto fährt schneller.«

»Okay.«

»In der Achterbahn sind nur die Fliehkräfte größer, weil es so schnell um die Kurven geht.«

»Was sind Fliehkräfte?«

»Weißt du noch gestern? Als ich dich an den Füßen genommen und schnell im Kreis gedreht habe?«

»Das war lustig.«

»Das waren die Fliehkräfte. Du hast recht: Fliehkräfte sind lustig.«

»Gut, dann will ich Achterbahn fahren.«

Jetzt, als die Bahn den ersten Berg hochfährt, sucht mich plötzlich das schlechte Gewissen heim: Habe ich die Wirkung von Fliehkräften verharmlost? Riskiere ich gerade vor lauter Egoismus das Seelenheil meiner Tochter? Als wir oben auf dem Berg angekommen sind, schaut Lara nach unten:

»Ich will doch nicht.«

»Ja gut, äh ... Also, ich will ganz ehrlich zu dir sein: Jetzt gibt es kein Zurück mehr.«

Als die Sturzfahrt beginnt, beobachte ich voller Sorge meine Tochter, die mit weit aufgerissenen Augen nach vorne schaut.

Die Bahn rauscht nun mit Vollspeed ins Tal und rattert in die erste Kurve. Lara schreit wie am Spieß. Oh nein, sie findet es furchtbar!

Im Geiste formuliere ich bereits eine Entschuldigungsrede für Aylin und mache einen Termin in einem Therapiezentrum für traumatisierte Kinder. Auf die erste Kurve folgt die zweite, dann die dritte, dann die vierte. Lara schreit weiter in einer Frequenz, die schwer von einem Tinnitus zu unterscheiden ist. Dann endlich kommt eine ruhige Stelle, weil die Eisenbahn auf den nächsten Berg gezogen wird. Lara dreht sich zu mir und schaut mich vollkommen fertig an. Ihr Kinn zittert ein wenig. Offenbar weiß sie nicht, wie sie das gerade Erlebte einordnen soll. Also versuche ich, die Emotion vorzugeben:

»Yippieeeee! Das macht Spaß!«

Lara braucht noch ein paar Sekunden, dann endlich zeigt sich ein Lächeln auf ihrem Gesicht:

»Yippiiiiieeeeeeeee! Das war cool.«

Wir klatschen ab, und mir fallen einige Felsbrocken vom Herzen. Dann hole ich schnell mein Handy aus der Hosentasche: Dieser historische Moment muss festgehalten werden. Ich schalte in den Selfie-Modus und mache ein Foto, auf dem wir beide mit gestreckten Daumen grinsen, als plötzlich der Name *Katharina Lessing* auf dem Display erscheint. Warum ruft mich die Cheflektorin des *Grabosch Verlags* an? Ich verspüre einen starken Drang, den Anruf anzunehmen, denn ich leide unter der permanenten Angst, dass das Ablehnen eines Anrufs mit ewigem Höllenfeuer bestraft wird ... oder zumindest mit etwas ähnlich Schrecklichem wie einem Konzert von Semino Rossi.

Nein, Daniel, du gehst da jetzt nicht dran. Du weißt doch, was neulich passiert ist, als du in der Wildwasserbahn mit Dr. Matuscheck telefoniert hast. Du wirst sogar mehr respektiert, wenn du nicht permanent erreichbar bist.

Also versuche ich, den Anruf wegzudrücken, nur leider erreicht die Lokomotive in diesem Moment die Bergkuppe, und durch den Ruck verrutscht mein Finger, sodass ich den Anruf aus Versehen doch annehme. Ich höre Frau Lessings Stimme:

»Hallo? Herr Hagenberger?«

»Hallo Frau Lessing, wie schön, Ihre Stimme zu hören.«

»Ist es gerade ungünstig?«

»Nein, nein, kein Problem.«

Ein weiterer Zwang von mir: Die Frage ›Ist es gerade ungünstig?‹ muss ich stets verneinen. Das ist noch schlimmer als mit dem Nicht-wegdrücken-Können. Denn wenn es gerade ungünstig ist, warum habe ich den Anruf dann angenommen? Ist es nicht bescheuert, einen Anruf anzunehmen, nur um zu sagen: ›Es ist gerade ungünstig‹? Sagt dann der Anrufer: ›Oh toll, bei mir ist es auch gerade ungünstig, genau deshalb habe ich doch angerufen.‹ – ›Ja, prima, also, ich habe gerade Sex, und warum ist es bei Ihnen ungünstig?‹ – ›Ich will die A 45 überqueren, und da rast ein Lkw auf mich zu.‹ – ›Okay, dann rufe ich gleich zurück.‹ – ›Nicht nötig, dann bin ich nämlich tot.‹ … KRAWUMM!

»Also, es gibt da leider etwas, worüber wir reden müssen …«

In diesem Moment beginnt die Sturzfahrt, und Lara kreischt. Frau Lessing ist irritiert:

»Herr Hagenberger, sind Sie sicher, dass wir in Ruhe sprechen können?«

»Ja. Ich denke schon.«

»Aber wer schreit denn da?«

»Kein Ding. Das ist nur meine Tochter.«

»Um Gottes willen, was ist denn los?«

»Wir fahren Achterbahn.«

»Ach so. Dann ist es also doch ungünstig.«

»Nein, nein, es sind nur noch drei oder vier Kurven … Worum geht es denn?«

»Um die Geheimhaltungsklausel Ihres Vertrags.«

Mir schwant Übles. Aber in diesem Moment macht die Achterbahn eine irre 360-Grad-Kurve, und gleichzeitig löst Laras Kreischen am anderen Ende der Leitung einen uralten genetischen Instinkt bei Katharina Lessings Chihuahua aus, sodass dieser aufheult wie ein Wolf, der sich den Schwanz eingeklemmt hat. Aufgrund der Absurdität der Situation breche ich gegen meinen Willen in einen Lachanfall aus. Katharina Lessing versucht, ihren Chihuahua zu übertönen:

»Ehrlich gesagt, fand ich das heute Morgen nicht so lustig, als ich bei *Ünül Tours* meine Reise zur Leipziger Buchmesse buchen wollte ...«

Oh nein, *Ünül Tours* ... Warum ist Köln nur so ein Dorf?

»... und mir der Besitzer mit strahlendem Lächeln erklärte, dass ich dort nach der Biografie von Rudolf Prinz Ausschau halten müsse, weil das Buch vom Mann seiner Cousine geschrieben werde. Aber ich solle es niemandem weitersagen, es sei nämlich ein Geheimnis.«

Leider muss ich immer noch lachen:

»Hihihihihahaha, es tut mir so leid, Frau Lessing. Ehrlich. Hihihihihihi ...«

»Das ist eine offizielle Abmahnung, Herr Hagenberger. Und wenn das an die Presse gelangt, dann verklage ich Sie wegen Vertragsbruch auf Schadenersatz. Schönen Tag noch.«

Frau Lessing legt auf, ich lache noch einen Moment weiter, bis die Achterbahn zum Stehen kommt und Lara zu kreischen aufhört.

»Hahahaha, das war lustig, Papa. Noch mal!«

Langsam sickert der Inhalt des Gesprächs mit Frau Lessing in mein Bewusstsein:

»Ja, das war ... lustig.«

27

»Tut mir total leid, Schwager, ich wusste nicht, dass ich das nicht erzählen soll.«

»Kenan, du hast der Frau selbst gesagt, sie soll es nicht weitererzählen, weil es ein Geheimnis ist.«

»Ja klar, aber weißt du, es gibt Geheimnisse, die erzählt man weiter; und es gibt Geheimnisse, die erzählt man *nicht* weiter. Ich dachte, das ist die erste Kategorie.«

»Nein, es ist die zweite Kategorie. Ich hab echt Ärger jetzt.«

Ich parke vor dem *Clara-Elisen-Stift* und stelle den Motor ab. Aylins Cousin, der neben Reisen auch Kühlschränke, Medikamente, gefälschte Dokumente und vieles mehr verkauft, seufzt tief in sein Handy:

»Okay, Schwager, noch mal ein echtes Riesen-Sorry ... Und wenn du jetzt deinen Job verlierst, dann kannst du bei mir anfangen.«

»Im Reisebüro?«

»Also, das ist noch ein Geheimnis, aber ich eröffne in zwei Wochen eine Massagepraxis.«

»Geheimnis erster oder zweiter Kategorie?«

»Nee, kannst du ruhig erzählen, ich hab schon Flyer verteilt.«

»Dann ist es im engeren Sinne nicht wirklich ein Geheimnis.«

»So gesehen nicht.«

»Okay, und massierst du selbst oder ...?«

»Klar. Ist doch leicht verdientes Geld. Und bei der Massage habe ich dann eine Stunde Zeit, den Leuten ’ne Reise aufzuschwatzen.«

Ich steige aus und nehme das Handy, das bisher über die Freisprechanlage lief, ans Ohr. Durch ein Fenster sehe ich Oma Bertha im Aufenthaltsraum des ersten Stocks sitzen und Kaffee trinken.

»Aber ... äh ... sag mal, Kenan, kannst du denn überhaupt massieren?«

»Ist doch nicht so schwer. Ich hab neulich meine Freundin massiert, die fand das super.«

»Na dann ... und was wäre mein Tätigkeitsfeld?«

»Weißt du, der Raum ist groß genug für zwei Liegen. Vielleicht machst du Osteopathie? Ist der krasse heiße Scheiß gerade.«

»Aber das erfordert eine lange Ausbildung.«

»Haha, du bist so deutsch, Schwager ... Du guckst dir einfach ein YouTube-Tutorial an – fertig. Was meinst du?«

»Na ja, ehrlich gesagt ... Also, noch habe ich ja meinen Job.«

»Okay, melde dich, wenn du mich brauchst. Und noch mal sorry. Aber wenn du in Zukunft ein Geheimnis hast, das keiner wissen soll, dann ... erzähl es eurem Hamster, aber auf keinen Fall jemandem, der sprechen kann, okay?«

Kurz darauf betrete ich den Aufenthaltsraum der Station drei und überreiche Oma Bertha den Blumenstrauß, für den ich an der Aral-Tankstelle immerhin fünfundzwanzig Euro bezahlt habe.

»Oh, die sind aber schön, Rigobert ... Vielen Dank.«

»Gerne. Freut mich, wenn sie dir gefallen.«

Ich beuge mich zu ihr hinunter und umarme sie. Dabei sagt sie:

»Bist du jetzt stolz auf Daniel?«

»Wieso?«

»Na, weil er die Biografie von Rudolf Prinz schreibt.«

Ich löse mich von ihr und bin sicher, dass ich mich verhört habe:

»Wie bitte, was?!«

»Daniel schreibt die Biografie von Rudolf Prinz. Sag bloß, das weißt du noch nicht?!«

»Doch, klar, ich ... aber wo ... aber wie ... woher weißt *du* das?«

»Hat mir Erika erzählt.«

Als der Pfleger Joachim mit Hipster-Vollbart vorbeikommt, zeigt Oma Bertha auf ihn und redet viel zu laut:

»Hat der sich den falschen Bart umgehängt, um Kinder zu erschrecken?«

Der Pfleger muss lachen und gibt mir mimisch zu verstehen, dass alles okay ist. Dann wendet sich Bertha an ihn:

»Mein Enkel schreibt die Biografie von Rudolf Prinz.«

Das kann ja wohl nicht wahr sein. Seit Jahren vergisst Oma Bertha exakt jede Information nach spätestens zehn Sekunden. Und jetzt hat sie das Einzige behalten, das sie auf gar keinen Fall erzählen darf. Oh Mann, bei meinem Glück ist Hipster-Bart-Joachim der Sohn meiner Verlegerin. Mir bricht der Angstschweiß aus, und ich gebe dem Pfleger ein Zeichen, dass meine Oma verwirrt ist. Er nickt wissend und geht weiter. Dann spricht Bertha einen Mann um die neunzig im Rollstuhl an, der sich gerade beidhändig eine Schnabeltasse zum Mund führt:

»Mein Enkel schreibt die Biografie von Rudolf Prinz.«

Der Mann setzt die Schnabeltasse ab, lächelt und antwortet in breitem Kölsch:

»Ja, isch war auch mal im Dreijestirn, aber isch war nit der Prinz, isch war der Bauer.«

»Kennen Sie denn Rudolf Prinz?«

»Nä, der Prinz hieß Wolfjang. Rudolf war die Jungfrau.«

»Nein, ich bin keine Jungfrau mehr. Ich habe einen Sohn.«

»Mein Sohn is bei den blauen Funken, genau wie isch.«

»Aber kennen Sie Rudolf Prinz?«

»Prinz Rudolf der Erste? Kann sein, aber isch meine, der jehört zur Kölner Narren-Zunft von 1880. Ein janz feiner Kerl. Aber isch meine, der hat Prostata.«

»Rudolf Prinz hat Prostata?«

»Vielleischt war er auch Bürjerjarde Blau-Jold. Najeln se misch da nit fest. Aber Prostata hat er, dat hat mir die Uschi erzählt ... Moment mal, die Uschi is doch von der Prinzenjarde ...«

Der Mann denkt angestrengt nach, wodurch eine Gesprächspause entsteht. Dann ergreift wieder Oma Bertha das Wort:

»Mein Enkel schreibt die Biografie von Rudolf Prinz.«

»Nä, Prinz Rudolf der Erste war kein Biojraf, der war Steuerprüfer.«

Ich lächle den alten Mann entschuldigend an und wende mich an Bertha:

»Vielleicht gehen wir lieber auf dein Zimmer ...«

»Na gut, Karl. Aber versuch nicht, mich zu verführen, ich bin heute nicht in Stimmung.«

»Nein, kein Problem, Bertha. Ich auch nicht.«

Im Zimmer geht Oma Bertha zunächst ins Bad und setzt sich aufs Klo. Ich schließe die Tür, die sie sperrangelweit offen gelassen hat. Dann zücke ich mein Handy und rufe meine Mutter an:

»Erika, hast du Oma Bertha erzählt, dass ich die Biografie von Rudolf Prinz schreibe?«

»Ja, habe ich, aber mach dir keine Sorgen, sie hat das längst vergessen.«

»Eben nicht. Ich bin gerade bei ihr, und sie erzählt das im ganzen Heim herum.«

»Ist nicht dein Ernst?!«

»Doch.«

»Wie großartig ist das denn? Zum ersten Mal seit Jahren hat sie etwas nicht vergessen, haha, das gibt's doch gar nicht.«

»Ich finde das ja auch sensationell, Erika. Aber hätte sie nicht irgendetwas behalten können, für das ich keinen Geheimhaltungsvertrag unterschrieben habe – zum Beispiel, wer ich bin?«

»Rigobert, komm mal zum Telefon! Du glaubst nicht, was passiert ist: Deine Mutter hat behalten, dass Daniel die Biografie von Rudolf Prinz schreibt. Das habe ich ihr vor drei Tagen erzählt. Ist das nicht verrückt?!«

Ich höre die Stimme meines Vaters aus dem Hintergrund:

»Nun, das ist in der Tat erstaunlich. Bertha hat Prinz früher sehr bewundert ... Ich weiß das, weil ich sie dafür von Herzen verachtet habe.«

»Echt? Wieso?«

»Nun ja, es gibt immer Anzeichen dafür, wenn sich eine Hochkultur ihrem natürlichen Ende nähert. Im alten Ägypten war es die Heuschreckenplage, und heute sind es Idole wie Rudolf Prinz ... äh ... womit ich natürlich nicht sagen möchte, dass du seine Biografie nicht schreiben solltest ... inzwischen gibt es ja Schlimmere als ihn.«

»Danke, Rigobert, für deine gnädige Erlaubnis.«

Ich höre die Spülung und anschließend das Waschbecken.

»Oh, Bertha kommt gleich aus dem Bad, ich lege auf. Bis bald, hab euch lieb, tschüss.«

Bertha öffnet die Tür und schaut mich erstaunt an:

»Was machst du denn hier, Karl? Ich dachte, du mähst den Rasen.«

»Nein, nein, ich äh ... ich mach mal die Blumen fertig.«

Ich schnappe mir eine leere Vase, die im Regal steht, fülle sie mit Wasser, gebe den Dünger aus dem angehefteten Plastikbeutel hinein und schließlich die Blumen. Als ich die Vase auf den Tisch stelle, wundert sich Oma Bertha:

»Wo kommen denn plötzlich die Blumen her?«

»Die habe ich dir mitgebracht.«

»Oh, das ist aber lieb, Rigobert ... Kann ich dir was zu trinken anbieten?«

»Nein, danke.«

»Doch, ich habe alles da: Cola, Limo, Bier, Wein ...«

Sie steht auf, geht zu ihrem Kleiderschrank und öffnet ihn:

»... Sekt ... Nanu, hier war doch immer der Kühlschrank.«

»Kein Problem, ich will sowieso nichts.«

Oma Bertha setzt sich wieder hin:

»Diese verdammten Bürokraten. Erst verschwinden die Kühlschränke, dann bohren sie überall Löcher, und am Ende steht man drei Stunden an für eine Duschhaube.«

»Tja ...«

»Wusstest du, dass Daniel die Biografie von Rudolf Prinz schreibt?«

»Ja, das wusste ich.«

»Ich besitze eine Autogrammkarte von ihm.«

»Von Rudolf Prinz? Tatsächlich?«

»Ja, hier ...«

Oma Bertha steht auf, geht zu einer Kommode mit insgesamt acht Schubladen, öffnet auf der rechten Seite die dritte von oben, zieht mit einem gezielten Handgriff eine Autogrammkarte von Rudolf Prinz hervor und überreicht sie mir: *Für Bertha alles Gute, Rudolf Prinz.* Ich bin perplex:

»Wow! Oma Bertha, du wusstest genau, wo die Karte ist.«

»Warum sollte ich das nicht wissen?«

»Weil du ... egal. Wie bist du da drangekommen?«

Ich rechne nicht mit einer Antwort. Oma Bertha streckt mir die Hand entgegen, und ich gebe ihr die Karte zurück. Sie nimmt sie vorsichtig an sich wie einen wertvollen Schatz und setzt sich wieder. Eine ganze Weile schaut sie versonnen auf das Foto, auf dem Rudolf Prinz Mitte dreißig gewesen sein muss, und streichelt es sanft mit einem Finger.

»Das ist sehr lange her, Rigobert. Ich habe damals noch in Ahlen gewohnt, mit deinem Vater.«

»Du meinst Opa Karl?«

»Ja. Der war eifersüchtig auf Rudolf Prinz, weil ich den so verehrt habe. Ich habe immer gesagt: ›Ach Karl, stell dich nicht so an, der Mann könnte mein Sohn sein.‹ Auf jeden Fall habe ich in der Westfalenpost gelesen, dass der neue Kommissar-Kress-Film im *Alhambra* in Dortmund Premiere hat: *Kalle räumt auf.* In Anwesenheit des Hauptdarstellers. Das muss Mitte der Achtziger gewesen sein ...«.

Ich kann es nicht fassen: Da ich *Kalle räumt auf* gerade in der Mediathek gesehen habe, weiß ich, dass er aus dem Jahr 1986 stammt.

»... Da wollte ich unbedingt dabei sein. Aber ich wusste, dass Karl sich anstellen würde, also habe ich mir eine Lüge überlegt: Meiner Tante Inge, die in Dortmund wohnt, ginge es nicht gut, und ich wollte sie besuchen. Karl hat keinen Verdacht geschöpft, nicht einmal, als ich mein schönstes Kleid angezogen habe – das türkisfarbene mit den Blumen; dazu die Pumps mit den Zehn-Zentimeter-Absätzen ... Ich habe bestimmt eine Stunde vor dem Spiegel gestanden ... Karl sagte nur, da wird sich Tante Inge aber freuen. Ich habe die Regionalbahn nach Dortmund genommen und kam pünktlich an. Aber ich hatte keine Eintrittskarte – ich war so naiv, ich dachte, das klappt schon. Aber der Saal war ausverkauft. Ich habe vor dem Kino gewartet und jeden, der mir entgegenkam, gefragt, ob er noch eine Karte übrig hat. Aber nichts zu machen: Die Türen werden geschlossen, und ich gehe mit Tränen in den Augen zurück in Richtung Hauptbahnhof. Da sehe ich um die Ecke eine schwarze Limousine parken und denke: Das muss der Wagen von Rudolf Prinz sein! Zumal auf der anderen Straßenseite drei Männer mit Fotoapparaten warten. Ich schleiche mich zum Auto, da steigt ein Mann im schwarzen Anzug aus und sagt, ich soll weitergehen, es gäbe hier nichts zu sehen. Ich erzähle dem, dass ich meinen Mann angelogen habe und extra mit dem Zug angereist bin, und fange an zu weinen. In dem Moment steigt Rudolf Prinz aus dem Auto, kommt auf mich zu, nimmt sich ein Taschentuch und wischt meine Tränen weg. Das hat er wirklich getan, ich schwöre es dir, Rigobert.«

Oma Bertha strahlt mich an. So lebendig habe ich sie seit Jahren nicht erlebt. Ich nehme gerührt ihre Hand.

»Und ich glaube es dir, Bertha.«

»Rudolf Prinz hat gesagt, er kann eine so schöne Frau nicht weinen sehen, und ob es mich trösten würde, wenn er mir ein Autogramm gibt. *Eine so schöne Frau.* Das hat er gesagt. Ich schwöre es dir.«

»Und ich glaube es dir.«

»Dann gibt er mir das Autogramm, verabschiedet sich mit einem Handkuss und geht mit Fahrer und Leibwächter durch den Hintereingang ins Kino ... Was für ein Kavalier! Ich stehe mit dem Autogramm in der Hand da und kann kaum glauben, was gerade passiert ist. Zwei Minuten später streckt der Fahrer seinen Kopf aus dem Hintereingang und winkt mich zu sich. Ich frage: ›Was ist los‹, und er: ›Da sind ein paar Plätze frei geblieben. Sie können sich den Film ansehen, wenn Sie wollen.‹ ... Mit dem letzten Zug bin ich wieder zurück nach Ahlen. Als ich zu Hause ankam, sagte Karl, ich sollte Tante Inge öfter besuchen, denn er habe mich noch nie so glücklich gesehen.«

»Wow, Oma Bertha, du kannst dich echt an alles erinnern.«

»Ja natürlich. So was vergisst man doch nicht.«

»Also wenn du's bis jetzt nicht vergessen hast, dann wirst du's wirklich nie vergessen.«

28

»Daniel, wir müssen reden.«

»Wie bitte, was? Schon wieder? Wir haben uns doch gerade erst versöhnt.«

Aylin sitzt mit verschränkten Armen auf dem Sofa und schaut mich traurig an:

»Immer wenn wir uns gerade zärtlich küssen, rennst du ins Bad und spülst deinen Mund aus.«

»Ich will nur sichergehen, dass ich gut rieche.«

»Du riechst gut.«

»Aber vorhin waren schon wieder Zwiebeln im Salat.«

»Das waren die milden roten, die sind nicht so schlimm.«

»Nicht so schlimm, okay. Aber es sind Zwiebeln.«

»Erstens: Du musst dir den Mund nicht ausspülen. Aber wenn du es unbedingt doch tun willst, dann mach es bitte *vor* dem Küssen und nicht mittendrin.«

»Küssen ist doch was Spontanes. Ich kann nicht in jeder Situation ins Bad rennen, wo wir uns eventuell küssen könnten.«

»Das heißt, wir werden uns nie wieder spontan küssen?!«

»Doch, doch, ich ... äh ... Vielleicht verzichte ich einfach dauerhaft auf Salat.«

Aylin lacht: »Du bist nicht ganz normal, weißt du das?«

Sie steht auf und küsst mich zärtlich. Ich lege meine Arme um sie, und wir sinken langsam aufs Sofa. Ich freue mich auf einen sensationellen Versöhnungssex. Sensationell? Hör endlich auf, dir Druck zu machen, Daniel ... Es kann sowieso nur spektakulär werden, wenn du aufhörst zu denken. Also denk an gar nichts, lass es einfach geschehen ...

Hmmmm ... Der Kuss ist der erregendste seit Langem – die *Men's Health* hatte recht ... Warum denke ich jetzt an die *Men's Health*? Den Artikel hatte ich im Wartezimmer meines Urologen gelesen: Je heftiger der Streit, desto besser der Sex danach ... Nein, Daniel, du denkst jetzt nicht an den Urologen, während du Aylin küsst! Du denkst an gar nichts ... Auch nicht an den Streit. Oder muss man beim Versöhnungssex an den Streit denken, damit es funktioniert? Hm ... Also, der Streit war tatsächlich heftig. Dabei fing er eigentlich harmlos an ...

Ich saß mit Hamsti-Dampti in der Hand bei Lara am Bett und dachte mir eine Geschichte über einen tapferen Hamster aus, der vom König Pupsipups eine Tapferkeitsmedaille bekam, weil er sich getraut hatte, Achterbahn zu fahren. Ich freute mich, dass Lara immer wieder über den Namen *König Pupsipups* lachen musste – ermahnte mich aber gleichzeitig, sie in Zukunft mit anspruchsvollerem Humor zu konfrontieren.

Als ich gerade Hamsti-Dampti vor Laras Gesicht hielt, damit sie ihm einen Gutenachtkuss geben kann, kam Aylin von der Tagesschicht nach Hause und löschte das Licht:

»İyi geceler yavrum *(gute Nacht, mein Baby)*.«

»İyi geceler anne *(gute Nacht, Mutter)*.«

»Tatlı rüyalar *(süße Träume)*!«

»Mama, hast du das Bild gesehen, das ich gemalt habe?«

Aylin schaltete das Licht wieder ein und schaute eine Weile auf das wirre Gekritzel, das Lara ihr vom Schreibtisch holte:

»Oh, das ist ja ... interessant.«

»Papa hat gesagt, es ist total super, und ich habe das ganz toll gemacht.«

»Aber was soll denn das überhaupt sein?«

»Die Achterbahn im Phantasialand.«

»Wart ihr im Phantasialand?«

»Ja, und die Fliegenkräfte sind ganz toll.«

Aylins Lächeln fror ein. Sie drückte Lara einen Kuss auf die Stirn:

»Also dann schlaf jetzt, mein Schatz. Dein Vater und ich haben etwas zu besprechen.«

Ich wusste, was auf mich zukam, zeigte Lara aber mit angestrengtem Lächeln den gestreckten Daumen. Aylin löschte das Licht erneut, knipste das Rosa-Einhorn-Nachtlicht an, und Lara schlief keine Minute später ein.

Kurz darauf saßen wir uns im Wohnzimmer gegenüber. Aylin hatte bereits ein Glas Rotwein geleert und sich dann eine Tüte Sonnenblumenkerne geschnappt: In aller Seelenruhe entfernte sie zunächst mit den Zähnen die Schale, um dann die Kerne mümmelnd zu zerkauen. Lustigerweise tat Hamsti-Dampti in seinem Käfig exakt dasselbe, weshalb ich kurz gegen ein Lachen ankämpfen musste, während sich auf dem Tisch langsam ein Schalenhaufen bildete. Das leise Knispeln war für gut fünf Minuten das einzige Geräusch im Raum. Wenn Aylin sauer ist, bestraft sie mich zunächst mit langem Schweigen. Ich habe mittlerweile gelernt, dass jeglicher Versuch meinerseits, in diesen Momenten Konversation zu betreiben, kontraproduktiv ist; so saß ich mit ängstlichem Blick auf meinem Sessel – wie ein Angeklagter, der auf das Urteil des Richters wartet. Sie vermied jeglichen Blickkontakt und ließ mich zappeln, bis sie die gesamte Tüte Sonnenblumenkerne geleert hatte. Dann entfernte sie die Schalen vom Tisch, saugte die Reste mit einem Tischstaubsauger weg, holte sich ein zweites Glas Rotwein, setzte sich wieder, schlug die Beine übereinander und lächelte mir mit unterdrückter Wut zu:

»Also, Daniel ... Hast du mir irgendwas zu sagen?«

»Okay. Es tut mir leid.«

»Was tut dir leid?«

»Na ja, alles.«

»Was ist alles?«

»Na, dass ich Laras Gekrakel so gelobt habe. Wir waren uns ja einig, dass wir sie verziehen, wenn wir sie immer nur loben.«

»Genau. Wie soll sie später mit dem Leben klarkommen, wenn sie denkt, dass jedes Geschmiere genial ist?!«

»Wobei, warst du bei der letzten *Art Cologne?* Da wurde so was Ähnliches für 100.000 Euro angeboten.«

»Du hast sie sogar gelobt, als sie beim Toben die teure Vase zerstört hat.«

»Weil die Blumen darin gerade verwelkt waren. Das war exzellentes Timing.«

»Ganz toll, Daniel, mach nur weiter so ... Aber was mich wirklich fassungslos macht: Phantasialand? Schon wieder? Dein Ernst?«

»Ihr wurde wieder das Butterbrot geklaut.«

»Und dann hast du gedacht: Och, prima, wenn sie sich auf der Achterbahn eine Gehirnerschütterung holt, ist das Problem gelöst.«

»Sie hat keine Gehirnerschütterung.«

»Und was machst du, wenn sie mal Streit mit einer Freundin hat oder eine schlechte Note? Fliegst du dann mit ihr nach Disney World in Florida oder buchst du bei Elon Musk einen Flug zum Mond?«

»Nein, ich ...«

»Der Super-Papa, der seiner Tochter jeden Wunsch erfüllt ...«

»Eigentlich war das Phantasialand gar nicht Laras Wunsch, das war mein Wunsch.«

»… und die ganze Erziehung bleibt an mir hängen: Ich bin diejenige, die *Nein* sagen muss, die Grenzen setzt, die die unangenehmen Gespräche führt. Und weißt du was? Ich finde diese Rolle zum Kotzen. Echt.«

Aylin standen die Tränen in den Augen. Ich wusste, dass sie recht hat: Ich arbeite zwar an mir und versuche, konsequenter und erwachsener zu werden. Aber ich weiß auch, dass ich noch einen langen Weg vor mir habe. Also suchte ich nach passenden, ehrlichen Worten. Ich wollte mich im Streit erwachsen und stabil zeigen, damit Aylin mir glauben würde, dass das nur Ausrutscher waren. Dann fing ich an zu weinen.

Dr. Matuscheck hatte mir einmal gesagt, dass in einem Konflikt meine Verlustangst so existenziell wird, dass ich mich als wehrloses Kind präsentiere. Das sei ein uralter genetisch programmierter Schutzreflex, da das Kindchenschema bei Säugetieren eine Beißhemmung auslöse.

In den folgenden Minuten trat Aylin den empirischen Beweis an, dass die Wirkung biologischer Schutzreflexe nicht eins zu eins auf eine gleichberechtigte Beziehung des 21. Jahrhunderts zu übertragen ist: Sie schimpfte und weinte und fluchte in stetigem Wechsel. Ich fühlte mich schuldig und elend. Ich wollte ihr versichern, dass ich ernsthafte Versuche unternehmen werde, mich zu bessern. Aber erstens war ich mir nicht sicher, dass ich das tatsächlich schaffe, und zweitens kam ich nicht zu Wort. Nach einer guten Viertelstunde, in der Aylin gestikulierend im Wohnzimmer auf und ab gegangen war, hielt sie plötzlich inne:

»Oh mein Gott, Lara! Ich habe sie bestimmt geweckt!«

Sie rannte nach oben und kam eine Minute später beruhigt wieder:

»Sie schläft wie ein Mümmeltier.«

Ich lachte:

»Du meinst Murmeltier.«

»Murmeltier? Meine Mutter hat immer Mümmeltier gesagt.«

»Deine Mutter sagt auch: ›Innen heu, außen hu.‹«

Wir mussten beide lachen, und der Streit hatte sich wie durch ein Wunder in Luft aufgelöst. *Das Wunder des Mümmeltiers* – guter Titel für ein Kinderbuch.

Ich setzte mich zu Aylin aufs Sofa. Wir umarmten uns lange, küssten uns, und dann ... ging ich zum Gurgeln ins Bad.

»Woran denkst du?«

Aylin schaut mich leicht irritiert an. War ich schon wieder in Gedanken? Oh Mann, Daniel, jetzt reiß dich endlich zusammen. Ich lächle:

»Nichts. Ich dachte nur gerade an unsere Versöhnung. Und dass Versöhnungssex besser sein soll, je heftiger der Streit war.«

»Versöhnungssex?«

Aylins Irritation wird stärker. Ich tadele mich innerlich, dass ich es ausgesprochen habe. Ist jetzt die Magie zerstört? Egal, nicht nachdenken, Daniel – kritische Selbsthinterfragung ist nicht Teil eines gelungenen Vorspiels. Ich lege meine Hand sanft auf Aylins Oberschenkel:

»Erinnerst du dich noch, als du bei unserem Dreitagetrip nach Paris sauer warst, weil ich die ganze Zeit Fotos gemacht habe?«

»Du machst immer noch viele Fotos.«

»Ja. Aber darauf wollte ich nicht hinaus ...«

Ich küsse Aylins Schulter.

»... Ich wollte darauf hinaus, wie gut der Sex danach war, in dem Hotel in der Rue de Lille.«

»Neulich bei unserem Spaziergang am Rhein hast du auch die ganze Zeit fotografiert.«

»Erinnerst du dich? Dieses winzige Zimmer mit der rosafarbenen Tapete und dem Himmelbett?«

»Dabei hast du mindestens tausend Fotos vom Rhein: Hochwasser, Niedrigwasser, Frühling, Sommer, Herbst, Winter, Sonne oben, Sonne unten, mit Schwänen, ohne Schwäne, mit Möwen, ohne Möwen ...«

»Schon klar, aber du bist vom Thema abgekommen. Das Thema war: Versöhnungssex. Denk an Paris ...«

»Da habe ich für dich vor jedem verdammten Gebäude posiert. Und wehe, es kam eine Wolke, dann musste natürlich gewartet werden, sonst wäre das Foto nicht perfekt.«

»Sehr gut. Der Versöhnungssex wird sicher doppelt so gut, wenn wir uns jetzt noch mal streiten.«

Plötzlich muss Aylin kichern:

»Okay. Das Phantasialand ist verziehen. Jetzt musst du dich noch für die Fotos entschuldigen.«

»Warum soll ich mich entschuldigen? Das ist mein Hobby, und ... Okay, ich entschuldige mich. Es tut mir wahnsinnig leid.«

»Das sagst du nur, weil du Sex haben willst.«

»Nein. Unsinn, ich ... ja, du hast recht. Aber kannst du mir jetzt bitte verzeihen?«

Aylin lächelt neckisch und bewegt ihre Lippen langsam auf meine zu: »Hmmm ... mal sehen ...«

Aylin küsst mich, dann nimmt sie mich an der Hand:

»Es ist seltsam, wenn der Hamster zuschaut.«

Wir schleichen die Treppe hoch, vorbei an Laras Zimmer, und liegen kurz darauf in zärtlicher Umarmung leidenschaftlich küssend im Bett. Oh Mann, das kann unser bester Sex seit Jahren werden ... Ach, jetzt mach ich mir schon wieder Druck, verdammt! Hör auf, Daniel. Aber mach dir auch keinen Druck, keinen Druck zu machen. Immer locker bleiben! Lass dich einfach gehen ... Gesagt, getan: Ich stöhne laut auf. Sofort hält Aylin inne:

»Pscht! Denk an Lara.«

»Sie ist bei unserem Streit nicht aufgewacht, der war viel lauter.«

»Stimmt. Tut mir leid.«

»Wow, ist das jetzt die dritte Versöhnung?! Das wird ja immer besser.«

Aylin lacht, und wir versinken erneut in den Kissen. Nach einer Minute – oder waren es zwei oder drei? – hören wir einen Laut aus Laras Zimmer. Wir erstarren synchron. Aylin schaut mich verunsichert an:

»Hat sie was gesagt?«

»Sie redet nur wieder im Schlaf.«

Ich beruhige mich schnell, denn jede dritte oder vierte Nacht kommen von Lara irgendwelche unverständlichen Laute, und wir haben uns daran gewöhnt. Als ich Aylin gerade das Unterhemd ausziehen will, ertönt erneut Laras Stimme:

»Äsnbläblindi …«

Aylin zieht sich ihr Unterhemd wieder über den Bauchnabel:

»Ich glaube, sie will uns etwas mitteilen.«

»Komm schon, Aylin, das ist einfach Gebrabbel – wie immer.«

»Bestimmt ist sie von der Achterbahnfahrt traumatisiert.«

»Stopp. Wir haben uns versöhnt. Das gilt nicht.«

»Du hast recht. Sorry!«

Wir küssen uns wieder, aber ich merke, dass meine Frau abgelenkt ist. Nach einigen Sekunden halte ich inne:

»Ist was, Aylin?«

»Nein, nein, alles gut … Okay. Ich habe darüber nachgedacht, ob du auf der Achterbahn auch Fotos gemacht hast.«

»Das ist doch nicht wichtig. Hier gibt es nur dich und mich. Denk daran, wie liebevoll wir uns versöhnt haben.«

Ich versuche, Aylin zu küssen, aber sie wendet ihren Kopf ab:

»Also hast du Fotos gemacht.«

»Nur ein einziges.«

»Weißt du eigentlich, wie gefährlich das ist? Wenn dir das Handy wegfliegt und ein Kind am Kopf trifft.«

»Es *ist* mir aber nicht aus der Hand geflogen.«

»Warum musst du überhaupt immer Fotos machen?«

»Ich dachte, das Thema haben wir durch.«

»Häsndiplnndrrssmihääädili …«

Aylin und ich horchen in Richtung Kinderzimmer. Ich denke darüber nach, wie groß der Zeitraum zwischen Versöhnung und Sex maximal sein darf, damit es legendär wird.

»Därnplästiidääriii …«

Aylin packt kraftvoll meinen Unterarm und schaut mich mit großen Augen an:

»Vielleicht ist das eine fremde Sprache, die sie aus einem früheren Leben mitgebracht hat?«

»Aylin, ich bitte dich!«

»Doch, das hab ich heute während der Kaffeepause im Radio gehört: Da war ein Kleinkind in China, das konnte perfekt Französisch sprechen, obwohl es nie ein französisches Wort gehört hatte.«

»Faszinierend, aber apropos Französisch: Wenn du deine Unterhose ausziehst, könnte ich …«

»Träsäbädölllädiilööö …«

»Daniel, lass uns das einfach mal aufnehmen und dann mit dem Google-Translator gucken, ob der darin eine Sprache erkennt. Wäre das nicht irre? Ich meine, es könnte Dänisch sein. Oder Schwedisch.«

»Bitte nicht, Aylin. Das ist doch total verrückt.«

»Wenn du mich das aufnehmen lässt, darfst du ein Nacktfoto von mir machen.«

»Deal.«

Eine Stunde später liegen wir schmollend nebeneinander im Bett – mit drei Erkenntnissen:

Erstens: Laras Gebrabbel ist keine bei Google bekannte Sprache.

Zweitens: Versöhnungssex findet entweder unmittelbar nach der Versöhnung statt oder gar nicht.

Drittens: Wenn man seine gerade eingeschlafene Ehefrau wieder aufweckt, um auf dem versprochenen Nacktfoto zu bestehen, muss man auf dem Sofa schlafen.

29

»Ich sitze in der Gästegarderobe bei Markus Lanz, schreibe Postkarten an mein Patenkind in Afrika und trinke einen Schluck Bionade ... Haben Sie das?«

Rudolf Prinz lehnt sich zurück im grauen Stoffsofa, blättert ohne hinzusehen in der *Gala* und nippt an einem Glas Champagner. Ich tippe die Sätze in meinen Laptop:

»... und trinke einen Schluck ... äh ... *Bionade?* Wirklich?«

»Was denn sonst?«

»Champagner?! Du hast doch gesagt, das Buch soll ehrlich werden.«

»Na ja, sooo ehrlich nun auch wieder nicht. Ich dachte, Bionade macht mich sympathisch.«

»Okay ... Ach, und bei der Postkarte: Wenn wir einen Namen erwähnen, wird es persönlicher.«

»Gute Idee. Also: *Ich schreibe eine Postkarte an mein Patenkind ...* «

Prinz holt einen Zettel aus seiner Jacketttasche.

»... *Jaboah*. Der Junge heißt Jaboah.«

»Alles klar.«

»Also weiter: *Ich bin ein wenig aufgeregt, denn ich stehe vor einer historischen Zäsur: Heute wird Rudolf Prinz dem Publikum zum ersten Mal Einblicke in die Tiefe seiner Seele geben: die Seele eines nachdenklichen, sensiblen Mannes, der Frauen respektiert und sich viele Gedanken um die Zukunft unseres Planeten macht, wie zum Beispiel* ... äh ... na ja, da fällt Ihnen bestimmt was Gutes ein.«

»Klar. Lass dich überraschen.«

Prinz schaut mich irritiert an. Ich hake nach:

»Ist etwas?«

»Tut mir leid, es fühlt sich immer noch seltsam an, dass Sie mich duzen. Beziehungsweise du.«

»Soll ich Sie wieder siezen?«

»Nein, nein, ich muss mich daran gewöhnen. Der neue Rudolf Prinz findet das schließlich gut.«

Die Garderobentür öffnet sich, und Şahika Prinz tritt ein, in einem eleganten weißen Hosenanzug mit ebenso weißen Stiefeletten. Nur ihr dunkler Teint und jede Menge goldener Schmuck sorgen für Farbtupfer. Beim Schließen der Tür beendet sie gerade das Gespräch mit der Headset tragenden Aufnahmeleiterin:

»... nein, danke, Jenny. Wir haben alles, was wir brauchen. Haben Sie vielen Dank. Sie sind ein Schatz.«

Mit einem künstlichen Lächeln in Richtung Jenny schließt Şahika Prinz die Tür, und noch ehe die Klinke wieder in der waagerechten Position einrastet, hat sich ihre Miene so verfinstert, dass meine Nackenhaare sich unwillkürlich aufstellen.

»Prenscim, wir haben ein Problem.«

»Hanım, ich habe dir doch gesagt, wir wollen das positiv angehen.«

»Mia Rawalnik ist in der Sendung.«

Ein kurzer Moment des Schreckens huscht über Prinz' Gesicht. Er muss sich kurz sammeln, dann räuspert er sich:

»Nun ja, es gibt in der Tat leichtere Gegner, nein, halt, leichtere GegnerINNEN. Der neue Rudolf Prinz gendert schließlich korrekt ...«

Rudolf Prinz wartet einen Moment vergeblich auf eine positive Reaktion seiner Frau, die stattdessen mit den Augen rollt:

»... also mach dir keine Sorgen, Hanım: Der neue Rudolf Prinz bietet keine Angriffsfläche mehr.«

»Hör doch endlich auf mit diesem neuen Rudolf Prinz. Jessesmaria, die Deutschen sind verrückt geworden, und jetzt ist es bei meinem Mann auch so weit.«

»Du wirst sehen: Ich werde alle positiv überraschen, wenn ich dieser Transe gleich ein charmantes Kompliment mache ... Halt, Moment, Transe sage ich auch nicht mehr. Ich meinte natürlich: dieser Dame mit geschlechtlichem Migrationshintergrund. Beziehungsweise: dieser Frau.«

Ein kurzer Moment der Stille. Dann wirft Şahika Prinz ihre Hände zum Himmel und wendet sich an mich:

»Hach, wie konnte er diese Sendung nur zusagen? Ich habe ihn immer gewarnt: Prenscim, von mir aus kannst du mit der griechischen Flagge in ein türkisches Männercafé laufen, aber sag in der Öffentlichkeit kein einziges Wort zum Thema *Political Correctness* ... «

Parallel redet nun auch Rudolf auf mich ein:

»Doch, doch, ich werde das positiv angehen. Egal, wer da gleich sitzt: Am Ende werden alle sagen: ›Respekt. Rudolf Prinz hat sich selbst neu erfunden‹ ... «

»... aber er ist so ein Sturkopf, hach, es ist zum Verrücktwerden. Wenn Sie irgendwo ein Fettnäpfchen sehen, können Sie sicher sein: Rudolf ist schon reingetreten ... «

»... die Sendung hier ist erst der Anfang. Vielleicht bringe ich einen neuen Song raus, so eine klebrige Wir-haben-uns-alle-lieb-Sülze ... «

»... Ich sage ihm: Gib bloß kein Statement zum Thema Inklusion ab – und kaum ruft die *BILD* an, sagt er, er findet es toll, wenn man Fleisch in vegetarische Speisen inkludiert ... «

»... das könnte ein Duett werden, mit einer coolen Rapperin ... am besten eine Syrerin, die im Rollstuhl sitzt ... «

»... dabei hat er ein ganz weiches Herz. Aber sobald ein Mikrofon in der Nähe ist, macht er sich zum Hornochsen ... «

»... oh, ich kann es kaum erwarten, die Blicke zu sehen, wenn ich gleich allen das Du anbiete ...«

»... früher hat man ihn dafür noch geliebt ...«

»... die werden mich lieben, so viel ist klar.«

»... aber heute wird er geschlachtet, so viel ist klar.«

Beide seufzen synchron und nehmen einen Schluck Kaffee. Dann dröhnt die Stimme der Aufnahmeleiterin durch die viel zu laut eingestellte Box über der Garderobentür:

»Bitte alle Gäste ins Studio. Die Aufzeichnung beginnt in fünf Minuten.«

Prinz steht auf und geht zu seiner Frau. Sie schaut ihn liebevoll und ein wenig traurig an. Für einen Moment kann ich einen Anflug von Angst in Rudolfs Blick erkennen, dann umarmen sie sich innig. Als sie sich lösen, fasst sie ihn fest an den Schultern:

»Prenscim, du musst niemandem etwas beweisen. Du bist ein großer Künstler, vergiss das nicht.«

»Danke, Hanım.«

Sie küssen sich, dann reicht ihm Şahika ein kleines *Blaues Auge* aus Glas, das in der orientalischen Kultur gegen den *Bösen Blick* helfen soll. Prinz lässt es unmerklich in seiner Hosentasche verschwinden. Für ein paar Sekunden wirkt er in sich gekehrt, dann klatscht er schwungvoll in die Hände und geht entschlossen in den Flur:

»Lasst uns Geschichte schreiben.«

Ich nicke, und während das Ehepaar Prinz Händchen haltend in Richtung Studio marschiert, speichere ich Rudolfs Sätze im Dokument *Lanz,* für das ich einen Ordner mit dem optimistischen Titel *Der neue Prinz* erstellt habe ... Wer weiß, vielleicht bringt er seine innere Wandlung tatsächlich glaubwürdig über den Schirm – er ist schließlich ein exzellenter Schauspieler.

Kurz darauf verlasse auch ich die Garderobe. Just in diesem Moment kommt Markus Lanz an mir vorbei, mit Anzug und Schmalzlocke. Er schaut irritiert:

»Was haben Sie in der Garderobe von Rudolf Prinz gemacht?«

»Ich äh ... ich bin sein Fitnesstrainer ... und, äh, auch sein Finanzberater.«

»Sind Sie sicher?«

Jetzt kommt Vera hinzu, eine äußerst drahtig wirkende Frau Mitte fünfzig, die für *Guest Relations* zuständig ist.

»Ja, das stimmt. Rudolf Prinz hat ihn mitgebracht.«

»Ooookay.«

Lanz wirft ihr einen ungläubigen Blick zu und geht ins Studio. Vera nimmt mich am Arm:

»Komm, Daniel, wir verfolgen die Aufzeichnung im Aufenthaltsraum.«

Kurz darauf sitzen wir zwischen Kaffeekannen, Wasserflaschen und mehreren Tellern mit belegten Brötchen. An den Wänden hängen einige Fotos von Lanz und seinen Gästen; an den Holztischen sitzen gut zehn Teammitglieder, darunter zwei Maskenbildnerinnen, eine Kostümfrau, zwei Fahrer und eine Praktikantin.

Der riesige Flachbildfernseher an der Wand zeigt Markus Lanz, dem eine weitere Maskenbildnerin gerade das Gesicht abtupft. Vera beugt sich zu mir hinüber:

»Ich habe da eine Frage. Ganz inoffiziell.«

»Ja?«

»Bist du wirklich der Fitness-Coach von Rudolf Prinz?«

»Äh ... Ja. Klar. Wieso?«

»Na ja ... Irgendwie siehst du nicht aus wie ein Fitness-Coach.«

Verdammte Geheimhaltungsklausel. Ich fühle mich maximal unwohl und fange an zu stottern:

»Tja, haha, wie ich den Reportern vor dem Adlon schon sagte, äh, ... was habe ich noch mal gesagt? Nun ja, also ...«

In diesem Moment beginnt die Aufzeichnung. Şahika Prinz tritt ein, bleibt aber mit verschränkten Armen im Hintergrund stehen und sieht, wie Markus Lanz routiniert in die Kamera redet:

»Einen schönen guten Abend. Herzlich willkommen zu unserer Sendung, in der wir gleich zu Beginn einen Mann begrüßen, der nicht nur eine absolute Schauspiel-Legende ist, sondern in letzter Zeit auch oft die Gemüter erhitzt ...«

Die Kamera zeigt eine Großaufnahme von Prinz, der professionell gute Laune simuliert. Seine Unsicherheit scheint wie weggeblasen.

»... Fast jede Woche löst er einen Shitstorm aus. Zuletzt vertrat er die Ansicht, dass Frauenfußball nur dann interessant sei, wenn man beim Duschen zusehen darf. Mit ihm wollen wir heute über das Thema *Political Correctness* sprechen, und ich freue mich sehr, dass er den Mut hat, sich meinen Fragen zu stellen: Rudolf Prinz.«

»Guten Abend.«

Prinz lächelt charmant und zwinkert mit Knacklaut und Zeigefinger in die Kamera – auch wenn der Zeigefinger eine Nuance zu spät kommt. Was aber vermutlich außer mir und seiner Frau niemandem auffällt. Es folgt ein Schnitt auf eine gut aussehende selbstbewusste junge Frau mit Nasenpiercing und roten Haaren in einer eleganten dunkelblauen Bluse und schwarzer Hose.

»... Dann habe ich eine Dame eingeladen, die der Ansicht ist, dass Männer wie Rudolf Prinz – ich zitiere wörtlich – *zum Krebsgeschwür toxischer Männlichkeit gehören, das radikal aus dem öffentlichen Leben entfernt werden muss ...«*

Auf dem Bildschirm entgleisen Prinz kurz die Gesichtszüge, aber er fängt sich schnell wieder und lacht, als hätte es sich um einen Scherz gehandelt. Dann zeigt er der jungen Frau ironisch drohend den Zeigefinger, die mit einem Ich-möchte-kotzen-Blick reagiert.

»... Sie ist eine sehr erfolgreiche Bloggerin und Podcasterin mit beeindruckenden 950.000 Abonnentinnen und Abonnenten bei *Spotify*. Sie wurde für ihre *Arte*-Sendung *Mias Pranger* mit dem *Grimme-Preis* ausgezeichnet und hat für ihr erstes Buch *Fickt Euch, Ihr Wichser* den Friedenspreis des deutschen Buchhandels erhalten – und das alles mit gerade einmal dreißig Jahren. Herzlich willkommen: Mia Rawalnik.«

»Hallo Markus.«

»Und dann freue ich mich sehr über eine Transfrau, die es als diskriminierend empfindet, dass sie vom Frauenfußball ausgeschlossen wird, obwohl sie inzwischen auch körperlich eine Frau ist. Ich freue mich sehr, dass sie heute bei uns ist: Elena Meier.«

»Ich freue mich auch. Vielen Dank.«

Elena Meier, ebenfalls Anfang dreißig, lächelt in die Kamera. Sie trägt Jeans und ein durchsichtiges schwarzes Oberteil, durch das ein Spitzen-BH zu sehen ist. Lanz dreht sich zu Prinz:

»Herr Prinz, Sie haben neulich gesagt ...«

»Herr Lanz, bevor Sie zur ersten Frage kommen, würde ich Ihnen gerne das Du anbieten.«

Lanz wirkt einen Moment konsterniert, fängt sich aber schnell und lächelt professionell:

»Oh, äh ... Okay. Gerne.«

»Also, ich bin Rudolf.«

»Markus. Freut mich.«

Die beiden geben sich die Hand, und Lanz nimmt den Faden wieder auf:

»Also ... Rudolf ... du hast gesagt: Frauenfußball ist nur interessant ...«

»Jaja, schon klar, das war Messod Acting.«

»Method Acting?«

»Ja. Ich spiele im neuen Film von Kerstin Herzog einen Mann, der Frauenfußball verachtet. Und ich gehe immer schon Monate vorher in die Rolle. Aber in Wirklichkeit liebe ich Frauenfußball.«

»Also bist du jetzt gerade nicht in der Rolle.«

»Genau.«

»Aber du hast doch gerade gesagt, dass du dich schon Monate vorher in die Rolle begibst.«

»Sicher, aber natürlich nicht in einem Interview.«

»Außer mit der *Bunten.*«

»Richtig. Guter Punkt. Da, äh ... habe ich eine Ausnahme gemacht, weil äh ... egal, auf jeden Fall bin ich ein Fan von Alexandra Plopp.«

»Popp.«

»Genau. Meinte ich ... Und natürlich bin ich auch ein Fan von Transfrauen. Die spielen sehr dynamisch Fußball. Hervorragend.«

Şahika Prinz schickt mir einen ahnungsvollen Blick, dann schließt sie die Augen und atmet tief durch, während Lanz ihren Mann fragt:

»Welche Transfrauen hast du denn Fußball spielen sehen?«

»Was? Äh, haha ... Na ja, einige, also ich kann mich jetzt nicht mehr an die Namen erinnern, aber es gibt ja viele bekannte Transfußballfrauen.«

»Äh ... ehrlich gesagt nicht.«

»Doch, ich habe die doch gesehen, und die waren sehr gut, also von der Ball-BH ..., äh, Behandlung her, also technisch absolut brillant, äh, sehr dynamisch ... und eine tolle Figur, also, äh ... auf dem Platz machten sie eine gute Figur. Und sie *hatten* auch eine gute Figur, wobei das natürlich keine Rolle spielt, es fiel mir nur auf. Aber vielleicht habe ich die auch mit richtigen

Frauen verwechselt, das kann man ja oft gar nicht unterscheiden.«

Ein Raunen geht durch den Aufenthaltsraum, und das Team schaut sich ungläubig an. Şahika Prinz nimmt sich eine Flasche Sekt aus dem Kühlschrank und schenkt sich ein. Auch Lanz muss sich erst einmal sammeln. Dann hakt er nach:

»Transfrauen sind für dich also keine richtigen Frauen?«

»Doch. Auf jeden Fall. Das sind ganz tolle Frauen. Hier die Frau Meier zum Beispiel, also Kompliment, also wenn die keine richtige Frau ist, hoho ...«

Prinz deutet weibliche Brüste an, stoppt sich aber schnell, kriegt einen kurzen Hustenanfall und wischt sich Schweiß von der Stirn.

»... also, Frau Meier sollte auf jeden Fall Fußball spielen dürfen. Und duzen darf sie mich auch gerne.«

Elena Meier schaut irritiert. Dann wendet sich Prinz an Mia Rawalnik:

»Das gilt selbstverständlich auch für Sie. Also: Nennt mich einfach Rudolf.«

Mia Rawalnik schaut verächtlich:

»Das mache ich ganz bestimmt nicht.«

»Doch, doch, ehrlich, ich habe damit kein Problem.«

»Aber *ich* habe damit ein Problem.«

»Wieso? Sie sind doch jung.«

»Ja und?«

»Na ja, junge Menschen duzen sich doch mit allen.«

»Aber nicht mit Ihnen.«

»Doch, ich bestehe darauf. Also: Ich bin der Rudolf.«

»Und ich bin die Frau Rawalnik.«

»Was soll denn das? Das kannst du doch nicht machen. Na los, gib dir einen Ruck.«

Während Şahika Prinz sich ein zweites Glas Sekt einschenkt,

zeigt der Bildschirm eine Großaufnahme von Mia Rawalniks angewidertem Gesicht:

»Warum duzen Sie mich?«

»Weil ich älter bin als Sie. Der Ältere bietet das Du an. So ist die Regel.«

»Da haben wir's wieder: toxische Männlichkeit. Alte weiße Männer glauben, sie haben das Recht für sich gepachtet.«

»Das ist doch Schwachsinn.«

»Und was junge Frauen sagen, ist Schwachsinn. Na klar.«

»Ich will doch nur, dass wir uns duzen. Das kann doch nicht so schwer sein.«

»Aber ich will von Ihnen gesiezt werden. Das kann doch auch nicht so schwer sein.«

Prinz muss sich erneut den Schweiß von der Stirn wischen. Verunsichert wendet er sich an die Transfrau:

»Na los, Frau Meier, was ist mit Ihnen?«

»Ehrlich gesagt, würde ich auch lieber beim Sie bleiben.«

»Ach kommen Sie, wo ist das Problem?«

»Das Problem ist: Ich will nicht von Ihnen geduzt werden. Das Du von Elena Meier muss man sich erarbeiten.«

Prinz schaut sie fassungslos an. Plötzlich fällt er aus der Rolle und wird wütend:

»Das ist doch mein Satz. Das ist exakt meine Meinung.«

»Hä?«

»Äh, will sagen: Das *war* meine Meinung. Bis ich gemerkt habe, wie viel Spaß es macht, sich zu duzen. Also los, lasst mich nicht hängen, Mädels. Muss ich jetzt für ein gottverdammtes Du auf die Knie fallen, oder was?«

Während Lanz dem Dialog amüsiert zuschaut, muss sich Prinz erneut Schweiß von der Stirn wischen. Seine Frau hat derweil auch das zweite Glas Sekt geext und starrt mit glasigem Blick auf den Monitor, wo Mia Rawalnik wieder übernimmt:

»Ich ignoriere jetzt einfach mal, dass Sie uns ›Mädels‹ genannt haben, Herr Prinz ... Aber okay: Wenn Sie auf die Knie fallen, würde ich das Du eventuell akzeptieren.«

»Ich falle doch hier nicht auf die Knie.«

»Wieso nicht? Das war doch Ihr Vorschlag.«

»Herrgott, jetzt verdrehen Sie mir doch nicht jedes Wort!«

»Wo verdrehe ich denn etwas? Sie haben gefragt: ›Muss ich für ein gottverdammtes Du auf die Knie fallen?‹ Und ich sage: ›Ja.‹«

»Jetzt spielen Sie sich mal nicht so auf. Ich habe ein Patenkind in Afrika, das ich sehr liebe. Hier, guck mal, Markus. Das ist Jebiah.«

Prinz holt einen Zettel aus seiner Jackettasche und reicht ihn Lanz. Der runzelt die Stirn:

»Hier steht: Er heißt Jaboah.«

»Natürlich. Jebiah ist sein Spitzname ... Und ich habe einen ganzen Quadratkilometer Regenwald gerettet. Hier ist die Urkunde.«

Prinz holt ein weiteres Blatt hervor, und Lanz schaut es interessiert an:

»Die Überweisung war gestern ... Ist es Zufall, dass du dich exakt dann, wenn du Gast zum Thema *Political Correctness* bist, urplötzlich für den Planeten engagierst?«

»Was? Nein, nein, ich, ich ... habe mich schon immer für den Planeten engagiert.«

»Wie denn?«

»Na ja ... äh ... also ... äh ich trenne meinen Müll ... und ...«

»Sag mal, Rudolf, wie bist du eigentlich heute nach Hamburg gereist? Mit deinem Privatjet?«

»Ja, schon, aber ...«

»Du kannst wohl bei der Rettung des Planeten gar nicht schnell genug sein, oder?«

»Haha, der war gut, Markus, ich äh ... also ... wollte den Jet schon lange verkaufen. Ich kam nur einfach nicht dazu, weil ...«

Mia Rawalnik bringt sich ein:

»... Sie nach Australien fliegen mussten, um den Aborigines das Du anzubieten?«

Das Publikum johlt, und Rudolf Prinz rinnt der Schweiß in kleinen Bächlein von der Stirn. Im Aufenthaltsraum schaut das gesamte Team mit offenen Mündern dabei zu, wie Prinz genüsslich geschlachtet wird. Mir geht es wie bei einem Autounfall: Ich würde so gerne wegsehen, aber es geht einfach nicht. Şahika Prinz hat das Smartphone gezückt:

»... Doch, so ist es ... Er hatte heute Morgen die Untersuchung ... Diagnose: Meningitis ... Ja, Hirnhautentzündung. Seine kognitiven Fähigkeiten sind schwer beeinträchtigt. Er ist aus dem Krankenbett direkt vor die Kamera, mit Brechreiz und Schwindelgefühlen. Was soll ich sagen? *The show must go on,* das ist sein Motto. Er lebt nur für sein Publikum ... Die Nachricht schicken Sie bitte sofort an alle Agenturen. Danke!«

Sie legt auf. Ich gehe zu ihr und flüstere:

»Ich habe gar nicht bemerkt, dass er sich unwohl fühlt.«

»Das war ja auch eine Lüge, çok şükür *(zum Glück)*.«

»Sie lügen die Presse an?«

»Das ist mein Job.«

Zehn Minuten später ist Rudolf Prinz in seinem Sessel zusammengesunken und starrt in namenlose Fernen, während Mia Rawalnik erzählt, dass ihr neuer Vibrator zwei Dinge besser könne als ihr Exfreund: sie zum Orgasmus bringen und schweigen.

Nach der Sendung sitzen wir ratlos in der Garderobe und weder Şahika noch ich finden Worte, um Prinz zu trösten.

Da meldet sich sein Handy, und er schaut fassungslos:

»Mein Sohn ruft an.«

Er ist wie in Schockstarre, und ich nicke ihm zu, woraufhin er den Anruf annimmt:

»Harald, mein Junge, ich ... wirklich? Na ja, es war ein Versuch, weißt du? Ich ... Danke. Ja, lass uns mal wieder ... sehr gerne. Ja, ich hab dich auch vermisst.«

Er legt auf, sichtlich gerührt, und lächelt:

»Harald war beeindruckt, dass ich versucht habe, mich zu ändern. Ich tat ihm leid. Und jetzt will er mich treffen ... Nach über einem Jahr.«

30

Als ich mich dem Schulgebäude nähere, bemerke ich, dass auch Rosas und Merles Eltern inzwischen Welpen gekauft haben. Das Nichtbesitzen von Hunden ist in der Koalabärenklasse fast zu einem Makel geworden, und ich ertappe mich dabei, wie ich im Kopf Verteidigungsreden vorbereite, um das canidenfreie Aufwachsen meiner Tochter zu rechtfertigen. Demnächst wird das Wort *Rabeneltern* höchstwahrscheinlich durch *Hamstereltern* ersetzt ... ›Guten Tag, wir sind vom Jugendamt. Wir wurden anonym darüber informiert, dass hier ein Kind ohne Hundewelpen aufwächst. Wir müssen Ihre Tochter leider mitnehmen und übergeben den Fall der Polizei, denn es handelt sich um eine Straftat.‹

Das einzig Positive an der Hundeflut ist, dass sich die kreischenden Mädchentrauben deutlich gelichtet haben, weil ein neuer Welpe mittlerweile so spannend ist wie die Landung einer Taube auf dem Müllcontainer. Selbst Leverkusen-Fan Erik verzichtet heute darauf, seine schwanzwedelnde Demütigung aller Nichthundebesitzerväter als Trophäe vorzuführen. Dazu fehlt es seiner Ausstrahlung an der gewohnten Arroganz – und das, obwohl Bayer Leverkusen gestern in der Champions League gewonnen hat. Ich winke:

»Hey Erik, alles okay?«

»Ja klar, alles gut, mein Leben ist fantastisch, und ich ... nein, eigentlich ist nichts okay.«

»Was ist passiert?«

»Wir haben Brian gestern zum ersten Mal allein gelassen. Da hat das verdammte Vieh ...«

Seine Tochter Antonia, die gerade aus dem Eingang kommt, verschränkt wütend die Arme vor der Brust:

»Papa, Vieh sagt man nicht. Das ist ein Mensch wie du und ich.«

»Hallo meine Perle. Ich muss dich leider enttäuschen: Brian ist ein Tier.«

»Na gut, ein Tier vielleicht. Aber kein Vieh.«

»Also: Das ... Tier hat die gesamte Ledergarnitur zerbissen und den Perserteppich mit flüssigem Kot überzogen. Jetzt fragst du dich: Warum hatte er denn Durchfall? Ich sag's dir, Daniel: Weil dieses Vieh, sorry, dieses Tier fünf exquisite kubanische Zigarren in tausend Teile zerkaut hat.«

Ich unterdrücke den Impuls, laut loszulachen, und zwinge mich zu einem betroffenen Gesichtsausdruck:

»Du, Erik, das tut mir total leid, echt. Wir haben Hamsti-Dampti auch mal allein gelassen, da war hinterher ein kleiner gelber Fleck auf einer Fliese. Das war auch hart.«

Wenig später kommt mir Frau Krause aus dem Haupteingang entgegen. Als sie mich sieht, wiegelt sie ab:

»Ich habe wirklich keine Zeit, Herr Hagenberger; ich bin von der Direktion damit beauftragt worden, mich um den unangenehmen Geruch im Treppenhaus zu kümmern. Gerade habe ich mit einem Kammerjäger telefoniert, weil die Ursache vermutlich biologisch ist. Und was denken Sie, hat der mir geantwortet?«

Frau Krause kramt ihren Autoschlüssel aus der Handtasche und schaut mich erstaunt an. Ich zucke mit den Schultern:

»Keine Ahnung. Was hat er gesagt?«

»Er jage keine unsichtbaren Geister, und die Schüler sollten einfach besser duschen.«

Ich schaue mich nach Aylin um, die direkt von ihrer Schicht zur Schule kommen wollte, denn es hat sich im Laufe der Jahre als effizient erwiesen, dass sie in solchen Gesprächen der *Bad Cop* ist und ich der *Good Cop* – spätestens nach meiner Beschwerde bei unserem Klempner, Herrn Kleuser, der mit Matschschuhen unseren Teppich verunreinigt hatte ... Ich weiß auch nicht mehr genau, warum ich ihn zum Abendessen eingeladen habe, aber als Aylin von der Arbeit kam, fand sie mich, Lara und unseren Klempner mit Pizzakartons am Couchtisch vor, *King of Queens* guckend, die Lieblingsserie von Herrn Kleuser. Zu Aylins Blick bleibt anzumerken, dass Begeisterung anders aussieht.

Da ich Aylin aber nirgendwo erspähen kann, muss ich Good und Bad Cop in einem sein, was sich für mich schizophren anfühlt:

»Das tut mir leid, Frau Krause, ich verstehe Sie total, und ich danke Ihnen für alles, was Sie für diese Schule tun, und damit auch für meine Tochter ... Aber das Problem mit dem Schulbrotdieb ist auch noch nicht gelöst. Vielleicht reden Sie mal mit den Eltern von Friedrich Wilhelm?! Denen müssen Sie klarmachen, dass das so nicht geht.«

»Warum sagen Sie es nicht selbst? Da sind seine Mütter.«

Frau Krause zeigt auf zwei sympathisch wirkende Frauen, die Arm in Arm auf dem Schulhof warten. Die eine in Jeans und T-Shirt, mit langen dunkelblonden Haaren, in denen eine Sonnenbrille steckt. Die andere hat eine schicke schwarze Kurzhaarfrisur und trägt ein Business-Kostüm. Während Frau Krause zu ihrem Auto geht, gucke ich ähnlich erstaunt wie sie: Beim Namen Friedrich Wilhelm hatte ich eher mit einem grobschlächtigen Reaktionär gerechnet, der sich nach den Wonnen der Kaiserzeit zurücksehnt, verheiratet mit einer arischen Blondine, die zu Hause Königsberger Klopse zubereitet und von Pickelhauben sexuell erregt wird.

Aber ich stecke offensichtlich voller Vorurteile. Warum sollte sich ein lesbisches Ehepaar nicht nach der Kaiserzeit zurücksehnen? So, und jetzt sage ich ihnen meine Meinung. Ich werde sie nicht schonen, nur weil sie homosexuell sind – das wäre positive Diskriminierung. Ich werde ihnen klipp und klar sagen, dass ihr Sohn ein Dieb ist:

»Äh, Entschuldigung, ich bin Daniel Hagenberger, der Vater von Lara.«

»Freut mich. Ich bin Katja Morgentau, und das ist meine Frau Steffi.«

Steffi reicht mir die Hand und begrüßt gleichzeitig ihren Sohn:

»Friwi-Schatz!«

Die Mütter strahlen, und ein Schwarzer Junge fällt ihnen in die Arme. Okay. Auch damit hatte ich nicht gerechnet. Katja, Steffi und Friedrich Wilhelm lösen ihre Gruppenumarmung und schauen mich an ... Eins ist klar, Daniel: Wenn du jetzt anders reagierst als auf einen weißen Jungen, dann bist du ein Rassist. Ich sage:

»Sie müssen ja wahnsinnig stolz auf Ihren Jungen sein, er ist so hübsch und sympathisch.«

Die Mütter strahlen mich an, und ich bin mal wieder begeistert von meiner Zivilcourage. Da zupft plötzlich eine kleine Hand an meinem T-Shirt. Es ist Lara, die sich von der Seite angeschlichen hat:

»Aber gestern hast du doch gesagt, Friedrich Wilhelm ist ein gemeingefährlicher Verbrecher.«

Mein Herz macht einen Satz, und ich schaue Lara erschrocken an:

»Wann habe ich das gesagt?«

»Gestern. Zu Mama. Du hast gedacht, ich höre das nicht, weil ich auf dem Klo war, aber ich habe es gehört.«

Die Mütter schauen mich entsetzt an. Ich lache alles andere als natürlich:

»Hahaha, meine Tochter denkt sich immer lustige Geschichten aus, sie hat eine blühende Fantasie.«

»Wieso sagst du das, Papa? Das hab' ich mir nicht ausgedacht.«

»Was? Doch, du ... Nein. Du hast recht, Krümeline. Tut mir leid.«

Katja Morgentau baut sich drohend vor mir auf:

»Also, ich dachte bisher, offener Rassismus ist das Schlimmste. Aber uns hier ins Gesicht lügen und dann zu Hause über unser Kind herziehen, wegen der Hautfarbe – das ist echt das Allerletzte!«

»Das hatte doch nichts mit der Hautfarbe zu tun.«

»Natürlich nicht. Hat es ja nie, wenn Menschen als Kriminelle abgestempelt werden ... Aber einen Sechsjährigen?! Sie sind doch krank in der Birne.«

»Ich schwöre, ich wusste nicht, welche Hautfarbe er hat.«

»Ha! Sie lügen noch schlechter als Donald Trump.«

»Doch, ehrlich, bei allem, was mir heilig ist: Ich habe das nur gesagt, weil ... nun ja, es ist so ...«

Lara vollendet meinen Satz:

»Friedrich Wilhelm klaut immer mein Essen.«

»Stimmt das, Friwi?«

Friedrich Wilhelm beißt sich auf die Lippen und bleibt stumm. Seine Mütter tauschen besorgte Blicke aus, dann begibt sich Steffi, die mit den langen dunkelblonden Haaren, auf Augenhöhe mit ihrem Sohn und fasst ihn an den Schultern:

»Es ist nicht schlimm, wenn du etwas falsch gemacht hast. Aber wenn du uns anlügst, das ist schlimm. Hast du das verstanden?«

Der Junge nickt stumm.

»Also noch mal: Hast du Laras Essen geklaut?«

Der Junge zögert. Dann nickt er wieder stumm. Steffi ist konsterniert:

»Warum?«

Friedrich Wilhelm beißt sich wieder auf die Lippen. Nach einer ganzen Weile kommen sehr langsam Worte aus seinem Mund:

»Weil ... weil ich Hunger hatte.«

»Aber wir haben dir doch immer eine große Moi-Moi-Pastete mitgegeben ... Wir haben extra das Rezept aus dem Internet geladen, damit du etwas aus Nigeria hast.«

Friedrich Wilhelms Augen füllen sich mit Tränen. Doch er bleibt stumm. Seine zweite Mutter hockt sich neben ihn und streichelt seinen Kopf. Lara und ich verfolgen das Schauspiel gebannt. Friedrich Wilhelm fängt nun an, bitterlich zu weinen. Als hätte man bei Steffi auf einen Knopf gedrückt, fließen auch ihr die Tränen aus den Augen – wofür sie sich von ihrer Frau einen strengen Blick einfängt. Steffi steht auf und wischt sich mit einem Taschentuch die Feuchtigkeit aus dem Gesicht, während Katja ihrem Sohn auf die Stirn küsst. Ich flüstere Steffi zu:

»In solchen Fällen empfehle ich das Phantasialand.«

Steffi schaut mich verwirrt an, während Katja Friedrich Wilhelm zur Rede stellt:

»Also, was ist das Problem? Du musst keine Angst haben, wir lieben dich so oder so.«

Friedrich Wilhelms Kinn zittert ein wenig. Dann redet er leise und zögernd:

»Ich ... mag keine Moi-Moi-Pastete. Das gab es immer in Emene im Heim. Davon wird mir übel.«

»Aber warum hast du denn gar nichts gesagt?«

»Ihr ... ihr habt euch so viel Mühe gegeben und euch so gefreut. Ich ... habe gedacht: Wenn ich sage, ich mag das nicht, dann ... dann ...«

Friedrich Wilhelms Stimme wird brüchig und sehr leise:

»... dann habt ihr mich nicht mehr lieb und schickt mich zurück.«

Friedrich Wilhelm weint bitterlich. Das ist nun auch für Katja zu viel: Nach wenigen Sekunden verliert sie ihren Kampf gegen die Tränen, was Steffi zunächst mit einem Ha-jetzt-heulst-du-selbst-Blick kommentiert; kurz darauf schluchzen die drei unisono in inniger Umarmung. Nun fängt auch noch Lara an zu weinen:

»Papa, ist das meine Schuld, dass alle traurig sind?«

»Natürlich nicht, Krümeline. Und ich bin ja gar nicht traurig.«

»Warum weinst du denn dann?«

Weine ich? Verdammt! In diesem Moment kommt Aylin dazu, noch in Schwesternuniform, und fragt erschrocken:

»Oh mein Gott, was ist passiert? Ist jemand gestorben?«

Ich erzähle ihr, was Friedrich Wilhelm gesagt hat, und sie beweist einmal mehr, dass in Sachen Pathos niemand einer Orientalin das Wasser reichen kann: Sie umarmt Katja und Steffi, die sie noch nie zuvor gesehen hatte, als wären es ihre besten Freundinnen, deren Sohn gerade von einer Klippe gestürzt ist. Fritis Mütter, die sich gerade beruhigt hatten, werden erneut von ihren Gefühlen übermannt – oder heißt es in diesem Fall überfraut? – und nun gibt es eine Gruppenumarmung mit Friedrich Wilhelm, Aylin, Katja und Steffi, in die sich kurz darauf auch Lara einbringt. Ich stehe daneben und bin hin- und hergerissen zwischen Mitgefühl und dem existenziellen Bedürfnis, diesen historischen Moment zu fotografieren.

Obwohl ich mich innerlich dafür verurteile, zücke ich mein Smartphone und öffne die Kamera-App. Als ich gerade vom Selfie- in den Normalmodus geschaltet habe, löst sich die Gruppenumarmung auf. Ich tue so, als würde ich einen Anruf wegdrücken, und lächle Aylin unschuldig an, die mit wissendem Blick die Augenbrauen hochzieht. Katja wendet sich an Aylin:

»Katja Morgentau, sehr erfreut.«

»Aylin Denizoğlu-Hagenberger. Ich bin die Mutter von Lara.«

»Steffi Morgentau. Freut mich auch.«

Ich erkläre meiner Tochter:

»Also, normalerweise stellt man sich *erst* mit Namen vor und fällt sich *dann* schluchzend in die Arme. Das war eine Ausnahme.«

Steffi, Katja und Aylin lachen. Lara wendet sich nun an Friedrich Wilhelm:

»Frag mich doch, wenn du Börek essen willst. Dann geb ich dir was ab. Meinem Hamster gebe ich auch immer was ab.«

Katja streichelt Lara über den Kopf:

»Das ist sehr lieb von dir. Aber Friwi, sag mal, was hast du denn immer mit den Moi-Moi-Pasteten gemacht?«

Kurz darauf stehen wir vor einem massiven alten Eichenholzschrank im Flur der Schule. Es stinkt tatsächlich gewaltig. Als Friedrich Wilhelm eine Papiertüte hinter dem Schrank hervorzieht, ist die Ursache klar: Moi-Moi-Pasteten sind zwar ein schmackhaftes Nationalgericht; aber nach Tagen und Wochen sind sie keine olfaktorische Werbung mehr für die nigerianische Küche. Friedrich Wilhelm öffnet die Tüte und zieht eine Moi-Moi-Pastete hervor:

»Das ist die von heute. Wenn ihr wollt, esse ich sie jetzt.«

Steffi nimmt ihm die Pastete aus der Hand:

»Friwilein, du musst gar nichts essen, was du nicht magst.«

Lara schaut neugierig auf das braune Gebäck:

»Kann ich mal probieren?«

Steffi reicht ihr die Pastete, und Lara beißt herzhaft rein:

»Mmmh … lecker.«

Eine Stunde später haben wir Frau Krause über die Ursache des üblen Geruchs aufgeklärt – was sie überraschenderweise mit erstauntem Blick zur Kenntnis nahm –, und ich sitze mit Aylin, Lara, Steffi, Katja und Friedrich Wilhelm im Rodenkirchener *Fährhaus* mit Blick auf den Rhein.

Das Pausensnackproblem ist inzwischen gelöst: Aylin wollte zunächst das Rezept für Schafskäse-Spinat-Börek abgeben, aber die Herstellung des Teigs scheint äußerst kompliziert, und die Begeisterung von Steffi und Katja hielt sich in Grenzen. Anschließend schlug ich vor, mir das Moi-Moi-Pastetenbacken draufzuschaffen. Was Aylin und Lara mit abfälligem Lachen quittierten – eine Folge meines Pfannkuchenabends vor einem halben Jahr, der mit einer Aktivierung des Rauchmelders, Fettspritzern in der gesamten Küche und der Umbenennung von Pfannkuchen- in Kaiserschmarrnabend geendet hatte. So haben wir uns schließlich darauf verständigt, dass alles bleibt, wie es ist, und Lara einfach mit Friedrich Wilhelm die Tüten tauscht.

Im Rhein fährt ein Schnellboot vorbei, das einen Mann auf Wasserskiern hinter sich herzieht. Friedrich Wilhelm holt einen hölzernen Zauberstab aus seinem Schulranzen und hält ihn in Richtung Boot. Steffi fragt:

»Was machst du denn da, Friwi?«

»Ich zaubere, dass der Mann ins Wasser fällt.«

Ich bin perplex:

»Moment mal, ist das nicht Harry Potters Zauberstab?«

Friedrich Wilhelm strahlt:

»Ja. Den habe ich mir zum Schulanfang gewünscht.«

»Aber woher kennst du denn Harry Potter?«

»Das Buch haben mir meine Mamas vorgelesen. Das ist total super.«

Ich schaue Steffi und Katja fragend an. Katja lächelt schuldbewusst:

»Ich weiß, auf *focus.de* wird es erst ab sieben empfohlen. Aber Friwi ist sehr reif für sein Alter.«

»Wir fangen nächstes Jahr an. Erst die Bücher, dann die Filme. Und irgendwann machen wir die *Harry-Potter*-Studio-Tour in London ... Aylin und ich waren schon mal da – sensationell.«

Friwi lässt den Zauberstab mit einem Seufzer sinken:

»Leider kann ich nicht zaubern. Sonst hätte ich jetzt einen Hundewelpen.«

Steffi und Katja stöhnen synchron auf, und Katja flüstert mir ins Ohr:

»Sollen wir zusammenlegen und einen Auftragskiller für den Vater mit dem Golden-Retriever-Welpen bestellen?«

Ich lache und flüstere zurück:

»Nicht nötig. Das Karma hat bereits zugeschlagen ...«

Bevor ich die Geschichte erzählen kann, stupst mich Lara in die Rippen:

»Wer ist denn Harry Potter?«

»Der bekannteste Zauberer der Welt. Erinnerst du dich an die Hermine-Puppe, die wir dir zum ersten Schultag geschenkt haben? Das ist Harrys beste Freundin.«

»Du meinst die Puppe mit den uncoolen Klamotten?«

»Das Thema hatten wir doch schon, Krümeline. Die Klamotten sind nicht uncool, sondern einfach nicht so nuttig wie die von Barbie. Äh, ich wollte sagen: nicht so ... äh ... unpraktisch.«

»Was heißt ›nuttig‹, Papa?«

»Hahahaha, also, äh, nun ja ...«

Aylin, Katja und Steffi schauen mich amüsiert, Friwi und Lara neugierig an.

»... also, das ist ein Wort für Erwachsene.«

»So wie ›Ficken‹?«

Jetzt schauen die Erwachsenen entsetzt, und die Kinder kichern. Ich hake nach:

»Woher kennst du dieses Wort?«

»Das hat der Jonas Hortensius neulich gesagt, und Frau Krause wurde ganz wütend.«

»Und zwar zu Recht ... So, und jetzt spielen wir Pommes-Mikado.«

Während sich Aylin, Steffi und Katja angeregt unterhalten, erkläre ich Lara und Friedrich Wilhelm die Regeln: Man darf eine Fritte nur essen, wenn man sie ohne Wackler aus der Portion herausgezogen hat.

»Das hat nur ein ganz kleines bisschen gewackelt, Papa.«

»Na gut, das lassen wir durchgehen ... Aber beim nächsten Mal nicht mehr.«

»Oder vielleicht doch.«

In diesem Moment zieht Steffi ihre Augenbrauen in exakt die Position, die sie bei Frau Krause permanent haben, und schaut mich an:

»Du schreibst die Biografie von Rudolf Prinz?«

31

Ich schicke Aylin einen vorwurfsvollen Blick, den sie mit ihrem Gestiefelter-Kater-Lächeln pariert, und nicke:

»Prinz war der Held meiner Jugend …«

Steffi schaut überrascht:

»Dann warst du wohl ein Problemkind, was?!«

Alle lachen, und ich lache gequält mit. Steffi zückt ihr Handy:

»Dein Held geht ja bei *TikTok* gerade richtig ab.«

»Wie bitte?«

Steffi zeigt mir ein Video: Die Passage aus der Lanz-Sendung, in der sich Prinz über Transfußballfrauen äußert – unterlegt mit Sitcom-Lachern und lustigen Geräuschen. 2,7 Millionen Klicks.

Mir ist zwar bewusst, dass nach der Lanz-Sendung eine Welle der Häme über Prinz hereingebrochen ist – von sarkastischen Kommentaren in allen digitalen und nicht digitalen Medien über unzählige Social-Media-Shitstorms bis hin zu einem Sketch in der *heute-Show,* in dem ein Prinz-Imitator den brasilianischen Regenwald rodet, um Raum für einen Transfrauen-Fußballplatz zu schaffen. Aber dass er jetzt auch noch *TikTok*-Star ist, wusste ich nicht.

Die Hirnhautentzündung war von der gesamten Presse ignoriert worden. Entweder hatte man die Lüge durchschaut, oder – wahrscheinlicher – Häme verkauft sich besser als Mitleid.

Prinz hatte sich nach der Sendung noch in seiner Limousine maßlos betrunken und neben den Eingang des Hotels Atlantic uriniert – sehr zum Ärger seiner Frau und zur Freude der anwesenden Boulevardpresse, die nach Ernst August von Hannover auf der Expo 2000 endlich einen neuen Kandidaten für den Titel ›Pinkel-Prinz‹ gefunden hatte.

Am nächsten Morgen gab Şahika Prinz strikte Anweisung, ihren Mann von Menschen, Presseerzeugnissen sowie sonstigen Bezügen zur Realität fernzuhalten. Er verschlief den Rückflug, schaffte es in Köln/Bonn so gerade mal die Gangway hinunter und huschte wortlos in seinen Rolls-Royce, während seine Frau dem Kölner *Express* mit einer Anzeige drohte – wegen eines Fotos ihres pinkelnden Ehemannes, auf dem ein Pfeil in Richtung seines Gemächts mit den Worten *Der kleine Prinz* versehen war.

Frau Denizoğlus Kommentar zum Express-Titel lautete: »Da hat er sich aber nicht mit Rum bekleckert.« Was nicht nur wegen des zu kurzen Us falsch war: Prinz hatte sich auf der Fahrt zum Atlantic ein Glas *Rhum Clément Tournaire* von 1966 eingeschenkt und sich, als der Chauffeur mit überhöhter Geschwindigkeit in eine Kurve gefahren war, tatsächlich mit Rum bekleckert.

Zwei Tage später treffe ich in der Prinz'schen Villa ein, um die Arbeit am Buch fortzusetzen. Als mir Frau Friemel mit den Worten ›Herr Prinz erwartet Sie im weißen Salon‹ die Tür öffnet, kommt mir ein übernächtigt wirkender Rudolf entgegengelaufen. Er hat sich nicht nur vollständig von der Demütigung bei Lanz erholt – er befindet sich in einem Zustand manischer Euphorie:

»Daniel, ich war die ganze Nacht wach und habe einen Song geschrieben. Text und Musik! Ich dachte, ich kann das gar nicht, aber das Lied ist eine absolute Sensation, ehrlich! Der Lars wäre stolz auf mich.«

Lars Sulzenburg, Komponist und Texter sämtlicher Nummereins-Hits von Rudolf Prinz, ist vier Jahre zuvor gestorben – was Prinz' Musikkarriere schlagartig beendete.

»Frau Friemel, in der Küche liegt der Zettel mit dem Songtext, könnten Sie … ach, kein Problem, ich hole ihn selbst.«

Prinz rennt in die Küche, und Frau Friemel setzt sich mit der üblichen Langsamkeit in Bewegung:

»Dann folgen Sie mir doch schon mal in den weißen Salon.«

Bald darauf kommt Prinz aus der Küche zurück und drückt mir voller Stolz ein DIN-A4-Blatt in die Hand. Als ich es lesen will, nimmt er es wieder weg:

»Nein, es ist besser, wenn du es hörst.«

Nun folgen wir gemeinsam Frau Friemel in den Salon, was dem aufgedrehten Prinz zu lange dauert. Einige Sekunden reißt er sich zusammen, dann sagt er:

»Ich zeige Herrn Hagenberger selbst den Weg, Frau Friemel, kein Problem.«

Prinz eilt durch den Flur zum Flügel im weißen Salon, nimmt Platz, hämmert wild in die Tasten und singt mit Inbrunst, während ich mir das DIN-A4-Blatt schnappe und mit steigendem Entsetzen mitlese.

WIR SIND ALLE EINS
Text & Musik: Rudolf Prinz

Strophe
Im Kühlschrank meines Herzens
Erglüht der Strahl der Zeit
Im Eisfach meiner Seele
Taut das Rezept der Einsamkeit

Das sind die mit Abstand bescheuertsten Metaphern, die ich je gehört habe – und bei der bloßen Vorstellung, anschließend etwas dazu sagen zu müssen, krampft sich mein Magen zusammen. Doch es kommt noch schlimmer:

Die Tupperdose in meiner Brust
Hat die Botschaft konserviert
Jetzt wird das Butterbrot der Liebe
Mit Hoffnungsschmalz beschmiert

Bridge
Der Schleudergang spült alle Krisen weich
Mit dem Perwoll des Muts gelingt das gleich

Refrain
Wir sind alle eins
Im Familiengrab des Hasses
Keimt die Frucht des schönen Scheins

Gemeinsam sind wir stark
Im Karzinom der Einsamkeit
Blüht die Rose der Verbundenheit ganz arg.

Together we are strong
Come sing with Rudolf Prinz this perfect song.

Wenn jemand von der Firma *Steinway* zugegen wäre – ich bin sicher, sie würden empört ihren Flügel wegen Missbrauchs zurückfordern. Ich muss an das Tom-Waits-Zitat denken: »Wenn ich Buchstabensuppe esse, scheiße ich einen besseren Text als diesen.«

Prinz strahlt mich an, und ich versuche, mein Entsetzen als Ergriffenheit zu tarnen. Noch grauenhafter als die Lyrik war nur

Rudolfs deutscher Akzent in den finalen englischen Zeilen: ›Togeser wi ar schtrong …‹ Als ich mich nach gut zehn Sekunden immer noch nicht geäußert habe, übernimmt Rudolf den Kommentar selbst:

»Das ist brillant … Genau das, was dieses Land jetzt braucht.«

Ich denke, es ist zumindest besser als eine neue Pandemie oder ein russischer Atomangriff, dann höre ich mich sagen:

»Es ist … absolut … einzigartig.«

Danach entsteht eine peinliche Stille, und ich versuche abzulenken:

»Tja, ich denke, dann machen wir mal mit dem Buch weiter …«

»Ach Unsinn, das schreiben wir in aller Ruhe auf Sylt, da haben wir jede Menge Zeit. Jetzt kannst du mir bei dem Songtext helfen … Ich bin mit dem Wort *Tupperdose* noch nicht ganz zufrieden.«

Da betritt Şahika Prinz den Raum, mit energischen Schritten, in einem knöchellangen silbernen Seidenkleid und jeder Menge Weißgold um Hals und Handgelenke:

»Ach, Prenscim, das Lied ist ein lyrisches Totalversagen, bitte glaub es mir … Daniel, sag du es ihm, auf mich will er einfach nicht hören …«

Zum Glück muss ich nicht antworten, denn das Ehepaar Prinz redet erneut parallel, wobei Rudolf einen inneren Spamfilter zu besitzen scheint, der die Kritik seiner Frau abblockt:

»Dafür bin ich besonders stolz auf die *Frucht des schönen Scheins,* die habe ich ganz plötzlich vor mir gesehen, wie sie im Familiengrab des Hasses keimt …«

»… eigentlich weiß er selbst, dass er weder dichten noch komponieren kann. Aber urplötzlich hält er sich für Johannes Brahms …«

»... ich hatte erst *Massengrab des Hasses* geschrieben, aber das kam mir irgendwie falsch vor ...«

»... und was soll das mit diesem bescheuerten ›neuen Rudolf Prinz‹? Nur, weil unser Sohn jetzt wieder mit ihm spricht, denkt er, das funktioniert. Dabei war es ein PR-Desaster sondergleichen. Hach, mit siebzig ändert man sich nicht mehr ...«

»... aber *Familiengrab* hat eine Silbe mehr, und plötzlich ging es melodisch auf ...«

»... heute Morgen hat er seinen Flieger verkauft, die *Gulfstream III,* und eine sechsstellige Summe an Greenpeace gespendet ...«

»... und am Ende singe ich zum ersten Mal auf Englisch. Das wollte ich schon immer, aber Lars Sulzenburg hat mir nie was geschrieben. Keine Ahnung, warum ...«

»... jetzt fährt er zu den Dreharbeiten in Berlin mit dem Zug. Um zu zeigen, wie umweltbewusst er ist ...«

»... als ich das mit dem *Karzinom der Einsamkeit* geschrieben habe, hatte ich eine Gänsehaut ...«

»... mit der Deutschen Bahn! Jessesmaria! ...«

»... eine Gänsehaut am ganzen Körper ...«

»... na ja, wenigstens hat er Sie und die Bodyguards dabei ...«

»... dafür kriege ich einen Lyrikpreis, so viel steht fest.«

»... auf jeden Fall: Wenn Rudolf es wagt, mit diesem schrecklichen Lied vor die Öffentlichkeit zu treten, dann reiche ich noch vor dem Refrain die Scheidung ein.«

Bei dem Wort *Scheidung* horcht Rudolf Prinz plötzlich auf:

»Was hast du gesagt?«

Şahika Prinz atmet tief durch, dann legt sie ihm mitfühlend die Hand auf die Schulter:

»Du konzentrierst dich jetzt erst mal auf deinen Film, Prenscim. Du weißt ja, ich kann nicht mit nach Berlin, weil Helena das Video mit diesem furchtbaren Hip-Hopper dreht.«

»Jaja. Helena, Helena, Helena ... Alle kümmern sich nur noch um sie. Selbst meine eigene Frau.«

»Sie ist auch *deine* Enkelin, Rudolf. Willst du vielleicht, dass sie unbeaufsichtigt drei Tage auf Mauritius mit einem Kerl verbringt, dessen Lebenslauf sich liest wie ein Roman von Stephen King?«

»Nein, natürlich nicht.«

»Wenn ich nicht interveniert hätte, würde der Song immer noch *Lutsch meinen Schwanz* heißen.«

»Jaja.«

Ich hake nach:

»Welchen Titel hat er denn jetzt?«

»Du bist der Engel meiner Träume.«

»Wow. Das nenne ich mal eine Kurskorrektur.«

»Tja, Helena ist inzwischen eine Top-Marke, da hatte ich eine gute Verhandlungsbasis ...«

Prinz verschränkt schmollend die Arme:

»Ich bin auch eine Top-Marke.«

»Und zufällig wirst du einen Tag vor Helenas Dreh zum Komponisten.«

»Das war wirklich ein Zufall.«

»Ja, rede dir das ruhig ein, wenn es dir dann besser geht ... Also, Prenscim. Jetzt drehst du erst mal den Film. Und du machst nichts mehr, ohne es vorher mit mir abzusprechen. Keine Interviews, keine Verkäufe von Flugzeugen oder Immobilien, keine Fernsehauftritte. Nichts. Und den Songtext zeigst du niemandem. Haben wir uns verstanden?«

»Aber Hanım, du kennst mich doch, ich ...«

»Rudolf?!«

Das hatte einen sehr energischen drohenden Unterton. Prinz lacht nervös.

»Haha, Rudolf nennt sie mich nur, wenn sie sauer ist.«

Şahika Prinz fasst ihren Mann nun an beiden Schultern und schaut ihm tief in die Augen.

»Haben – wir – uns – verstanden?«

Rudolf räuspert sich kurz und vermeidet den Blickkontakt sowohl mit mir als auch mit seiner Frau. Dann sagt er sehr leise:

»Jaja.«

»Na bitte, geht doch ... Dann viel Spaß beim Schreiben!«

Sie zwinkert mir lächelnd zu und verlässt den weißen Salon. Ihr Mann braucht eine Weile, bis er mir wieder in die Augen schauen kann. Dann sagt er:

»Ich stimme ihr nur zu, wenn ich es will.«

32

Ich habe Lara zur Schule gebracht und kontrolliere unsinnigerweise den Briefkasten, obwohl der Postbote noch nie vor elf Uhr gekommen ist. Als ich gerade die Tür aufschließen will, öffnet mir Aylin mit traurigem Blick:

»Hamsti-Dampti ist tot.«

Ich antworte mit der geballten Klugheit eines anspruchsvollen Literaten:

»Das kann gar nicht sein.«

Überflüssigerweise haste ich zum Käfig und führe bei dem bereits steifen Goldhamster eine Herzdruck-Massage durch, im Takt von *Stayin' alive,* so wie ich es im Erste-Hilfe-Kurs gelernt habe. Gilt für Nagetiere überhaupt derselbe Rhythmus wie für Menschen? Hamsterherzen schlagen bestimmt schneller; am besten nehme ich was von *Iron Maiden* ... Ich höre ein Knacken. Ups ... Keine Heavy-Metal-Songs zur Herzdruck-Massage von Nagetieren. Ist notiert.

»Lass gut sein, Daniel. Er ist tot.«

»Nein, der schläft nur ...«

Aylin lächelt traurig über mein *Monty-Python*-Zitat und legt mir eine Hand auf die Schulter. Ich umarme sie und spüre zu meiner Überraschung, dass auch ich traurig bin. Er war zwar »nur« ein Hamster, aber irgendwie auch ein Familienmitglied. Und er hat meiner Tochter viel Freude gemacht. Manchmal saß sie sogar auf dem Sofa, mit Hamsti-Dampti in der Hand, und hat ihm ihre Sorgen erzählt. Ich seufze tief:

»Das wird ihr das Herz brechen.«

»Ich fürchte, ja. Aber wir können sie nicht vor jedem Schmerz beschützen. Sie muss lernen, damit fertigzuwerden. So wird sie stärker.«

»Ja, du hast recht. Obwohl ... vielleicht fahre ich mit ihr ins Phantasialand.«

»Daniel, du kannst nicht bei jedem Problem ins Phantasialand fahren.«

»Na ja, nicht bei jedem. Aber bei einem toten Goldhamster kann man doch eine Ausnahme ...«

»Nein.«

»Es ist ja nicht irgendein Hamster. Es ist Hamsti-Dampti.«

Aylin schickt mir einen Werde-endlich-erwachsen-Blick, und ich antworte mit schuldbewusstem Lächeln.

Als Aylin einige Stunden später aufbricht, um Lara von der Schule abzuholen, rufe ich ihr hinterher:

»Und denk dran: Du sagst ihr noch nichts. Das ist meine Aufgabe, okay?«

Aylin zeigt mir den gestreckten Daumen und verschwindet in Richtung Garage. Tief in mir hoffe ich, dass Aylin nicht Wort hält. Ich bin doch der beste Papa der Welt – das habe ich schriftlich auf meiner Kaffeetasse. Und der beste Papa der Welt sagt schöne Sachen wie ›Ich habe dir ein Pferd gekauft‹ oder ›Wir haben jetzt einen riesigen Schokoladenbrunnen im Wohnzimmer‹, aber nicht ›Übrigens, dein Goldhamster ist tot‹.

In meinem Kopf spiele ich die Szene, wie ich meiner Krümeline die Hiobsbotschaft beibringe, immer wieder durch: Soll ich sie mit dem toten Körper konfrontieren oder nicht? Sage ich *Tierhimmel* oder *Hamsterhimmel* oder einfach nur *Himmel?* Mache ich es so wie Polizisten in TV-Krimis: »Frau Meier, wir haben eine schlechte Nachricht für Sie. Sie sollten sich lieber hinsetzen.« Als ob eine Todesnachricht weniger schlimm wäre, wenn man sitzt. »Mein Mann wurde erschossen? Also im Stehen hätte mich das echt schockiert, aber hier auf dem Stuhl kommt es mir eigentlich ganz normal vor.«

Es klingelt, und ich zucke erschrocken zusammen: Sind Aylin und Lara so schnell zurück? Dann öffne ich die Tür ... Es sind meine Eltern.

»Erika, Rigobert, was macht ihr denn hier?«

Meine Mutter, die ein geblümtes Kleid und Sandalen trägt, begrüßt mich mit Wangenküsschen:

»Wir kommen zur Beerdigung von Hamsti-Dampti.«

Während wir ins Wohnzimmer gehen, erklärt meine Mutter, dass Aylin die Todesnachricht in den Familienchat gestellt hat und sie als Laras Lieblingsoma selbstverständlich in dieser schweren Stunde für ihre Enkelin da sein werde. Ich seufze:

»Warum immer diese Konkurrenz mit Aylins Mutter? Warum musst du unbedingt die Lieblingsoma sein?«

Meine Mutter zuckt mit den Schultern:

»Ihre zweite Oma wollte eigentlich einen Jungen. Das spürt Lara.«

»Unsinn. Pervin liebt Lara wie verrückt.«

»Genau das ist es. Die ganze Zeit knuddelt sie an ihr rum. Das ist unfair.«

»Wieso? Du kannst sie doch auch knuddeln.«

»Du weißt doch, dass ich das nicht möchte.«

»Du meinst: nicht kannst.«

»Natürlich könnte ich sie knuddeln, aber sie ist ja kein Hund ... Also, ich finde das übergriffig.«

»Ich glaube eher, du bist eifersüchtig.«

»So ein Unsinn. Als Baby hat sie Lara geschüttelt wie einen Cocktail-Mixer. Ein Wunder, dass Lara ohne Gehirnerschütterung davongekommen ist ... Und dieses Gekreische bei der Begrüßung.«

»Das ist halt die türkische Kultur.«

»Und ich liebe die türkische Kultur, das weißt du.«

»Außer, wenn sie der türkischen Oma einen Vorteil bei der Enkelin beschert.«

»Ach, und dieser orientalische Kitsch, den Pervin ihr immer schenkt!«

»Seit wann sind Barbiepuppen orientalischer Kitsch?«

Mein Vater hat sich mit einigen Karteikarten beschäftigt, auf denen ausgedruckter Text geklebt ist, zückt einen Kugelschreiber und korrigiert eine Passage. Seit einigen Monaten trägt er auf Anraten seines Orthopäden moderne *On*-Laufschuhe, die in seltsamem Kontrast zu seinem sonstigen Outfit mit Jeans, Cordjackett und kariertem Hemd stehen, das er seit den Achtzigerjahren nur in Nuancen variiert hat. Als er meinen Blick bemerkt, sagt er:

»Ich habe eine kleine Trauerrede vorbereitet.«

Mir schwant Übles.

»Eine Trauerrede? Echt jetzt?«

»Warum denn nicht?«

»Als mein Hamster damals gestorben ist, hast du ihn einfach in den Müll geschmissen.«

»Und du hast furchtbar geweint deswegen. Also machen wir es diesmal besser.«

»Na bravo.«

Meine Mutter beugt sich über den Hamsterkäfig und holt eine rosa Schmuckschatulle aus ihrer Handtasche, die mit Glitzer, Perlen und goldenen Sternen beklebt ist.

»Ich lege den Leichnam schon einmal in den Sarg.«

»Sarg? Die Schmuckschatulle hat dir Aylins Mutter zum Geburtstag geschenkt.«

»Und ich finde, sie ist ein perfekter Hamstersarg. Oder?«

»Oder du nutzt die erstbeste Gelegenheit, um dich von dem Kitsch zu befreien.«

»Das hast *du* gesagt ... Was meinst du, Daniel? Offener oder geschlossener Sarg?«

»Vielleicht machst du ihn zu, und wir fragen Lara, ob sie Hamsti-Dampti noch mal sehen will.«

»Gute Idee. Oder sollen wir ihn einen Tag aufbahren und erst morgen beerdigen?«

»Nein, morgen fahre ich mit der Bahn nach Berlin – mit Rudolf Prinz.«

»Rudolf Prinz fährt mit der Bahn?«

»Ja, er will sich volksnah und umweltfreundlich zeigen. Stell dir vor, er hat die zweite Klasse gebucht.«

»Na, wenn das mal gut geht ... Um wie viel Uhr denn?«

»Viertel vor eins. Wieso fragst du?«

»Och, nur so. Es interessiert mich halt ...«

Meine Mutter nimmt Hamsti-Damptis Leiche aus dem Käfig und dreht sie in ihren Händen:

»Wie rum legt man Hamster traditionell in den Sarg?«

»Traditionell legt man Hamster gar nicht in Särge.«

»Menschen platziert man ja auf den Rücken, aber das sieht doch nicht gut aus, oder was meinst du?«

Sie hält mir die Hamsterleiche in der Kitsch-Schatulle unter die Nase. Ich zucke mit den Schultern:

»Faszinierend. So was Ähnliches habe ich im Museum Ludwig gesehen.«

»Wirklich? Von welchem Künstler?«

»Das war ein Gag, Erika.«

»Ach so ... Also, mit dem Bauch nach unten wäre schöner, aber da kippt er immer zur Seite. Ich könnte ihn mit Klebemasse fixieren, hast du so was da?«

Als ich in den Flur gehe, um *Patafix* zu holen, klingelt es. Ich öffne die Tür, und meine Schwiegereltern stehen vor mir. Herr Denizoğlu trägt eine Presspackung Kleintierstreu, und seine Frau präsentiert strahlend einen kleinen Karton mit Luftlöchern:

»Problem gelöst – hier kommt neues Hamster!«

33

In weniger als drei Minuten hat Frau Denizoğlu meine Eltern mit Wangenküsschen begrüßt, den Käfig gesäubert, mit neuer Streu gefüllt und den Ersatz-Goldhamster mit kleinen Möhren aus ihrer Handtasche versorgt, an denen er nun genüsslich mümmelt.

»Vallaha, sieht genauso aus wie altes Hamster.«

Herr Denizoğlu zieht anerkennend die Unterlippe nach oben, während meine Eltern und ich seit dem Eintreffen der Denizoğlus in einer Art Schockstarre verharren. Meine Mutter findet als Erste die Worte wieder:

»Aber ... Das kannst du doch nicht machen, Pervin.«

»Ist keine Problem, Erika. Vallaha, ich mache gerne.«

»Aber man kann doch ein Tier nicht einfach durch ein neues ersetzen.«

»Wieso? Wenn Joghurt ist alle, ich kaufe auch eine neue. Ist doch normal.«

Meiner Mutter klappt die Kinnlade nach unten, und ich muss an den Besuch von Onkel Abdullah vor vier Jahren denken, als er seine Großnichte zum ersten Mal sah: Nachdem er Lara mit einem Trabzonspor-Trikot für Kinder und Trabzonspor-Bettwäsche beschenkt hatte, drehte er sich zu mir um:

»Sie ist eine Engel, vallaha. Aber besser, ihr macht noch eine Kind.«

»Eigentlich sind wir mit Lara sehr zufrieden.«

»Aber zwei ist besser. Wenn eins stirbt, du hast noch eins.«

Ich war beeindruckt von so viel Pragmatismus; und wenn der

Tierhändler mir nicht erzählt hätte, dass Hamster Einzelgänger sind, hätte ich den Rat zumindest in Bezug auf Nagetiere befolgt.

Derweil bringt sich mein Vater in die Diskussion ein:

»Nun, ich finde es eigentlich sinnvoll, wenn Lara mit einem toten Lebewesen konfrontiert wird. Das ist eine Lektion über die Vergänglichkeit.«

Herr Denizoğlu schaut irritiert:

»Erst letzte Woche, Lara wurde konfrontiert mit eine tote Lebewesen.«

»Tatsächlich?«

»Ja. Da habe ich gegrillt eine Dorade.«

»Aber ich habe kein gutes Gefühl dabei, Lara zu belügen.«

»Wieso? Das ist Hamster. Wenn ich sage: ›Das ist Hase‹ – okay, das ist Lüge. Aber ich sage: ›Das ist Hamster‹ für eine Hamster: Das ist Wahrheit.«

»Aber es ist nicht *Laras* Hamster.«

»Wieso? Hamster ist Geschenk für Lara. Also ist Laras Hamster.«

»Ich meinte, es ist nicht Hamsti-Dampti.«

»Da habe Sie natürlich recht.«

»Schön, dann sind wir uns ja einig.«

Herr Denizoğlu überlegt kurz. Dann geht er in die Küche, kommt mit einem Glas Wasser zurück und schüttet es über den Hamster:

»Ich taufe dich auf die Name Hamsti-Dampti.«

Dann kommt er strahlend zurück zu meinem Vater:

»So, jetzt heißt Hamsti-Dampti.«

Der Hamster verharrt in Schockstarre und beweist, dass sich die Redewendung *Er schaut wie ein begossener Pudel* problemlos auf Hamster übertragen lässt. Mein Vater räuspert sich:

»Es tut mir leid, Şakir. Aber so geht das nicht.«

»Wieso nicht? Habe ich in Fernsehen gesehen: Deutsche taufe immer mit Wasser.«

»Ja, schon, aber ...«

Mein Vater schaut meine Mutter Hilfe suchend an. Die übernimmt:

»Was Rigobert sagen wollte, war: Der Hamster ist nicht mehr derselbe.«

Herr Denizoğlu kratzt sich am Kopf, dann hebt er ratlos die Arme:

»Manchmal, ich wache morgens auf und tut alles weh. Dann, ich bin auch nicht mehr derselbe.«

Es entsteht eine Gesprächspause mit Ratlosigkeit auf allen Seiten. Schließlich höre ich den Schlüssel in der Tür. Aylin und Lara kommen herein. Ich schaue Aylin fragend an, sie schüttelt mit dem Kopf. Okay, sie hat es ihr noch nicht gesagt. Das ist ... gut.

»Hallo Krümeline, wie war's in der Schule?«

»Super. Ich habe Friedrich Wilhelms Moi-Moi-Pastete gegessen und er meinen Börek.«

»Oh, wie schön ... Guck mal, wer zu Besuch ist!«

Lara rennt ins Wohnzimmer und begrüßt alle vier Großeltern:

»Oma! Anane! Opa! Dede!«

Lara hat einen feinen Instinkt für die Eifersüchteleien ihrer beiden Großmütter entwickelt und weiß ganz genau, dass jede sich danach verzehrt, als Erste begrüßt zu werden. Deshalb bleibt sie salomonisch in der Mitte des Zimmers stehen und wartet, wer zuerst zu ihr kommt. Es ist, wie immer, Frau Denizoğlu, die sich kreischend auf sie stürzt und sie zunächst in die Wangen und dann in die Pobacken kneift, woraufhin sie

sie an beiden Armen festhält und parallel mit Küssen sowie türkischen Kosenamen überhäuft – ein Kuss für jeden Kosenamen:

»Ay ay ay ay ay ay ay! Kızım, yavrum, birtanem, tatlım, şekerim, balçiçeğim, pamukşekerim, meleğim, herşeyim *(mein Mädchen, mein Baby, meine Einzige, meine Süße, mein Zucker, meine Honigblume, meine Zuckerwatte, mein Engel, mein Alles)*!«

Meine Mutter wendet augenrollend den Blick ab und atmet genervt aus. Nach einer guten Minute reißt sich Lara los und rennt von der Anane zur Oma, die ihr schätzungsweise 0,5 Prozent des türkischen Enthusiasmus entgegenbringt: eine kurze Umarmung, ein liebevolles Lächeln und die Worte:

»Hallo Lara! Na, wie geht's?«

Das ist Deutsch und heißt auf Türkisch: Ay ay ay ay ay ay ay! Kızım, yavrum, birtanem, tatlım, şekerim, balçiçeğim, pamukşekerim, meleğim, herşeyim.

Anschließend läuft Lara zu Opa und Dede. Hier gibt es keine konkrete Reihenfolge, da wird der zuerst begrüßt, der näher steht – in diesem Fall mein Vater, der sie mit den Worten ›Du bist gewachsen‹ kurz an sich drückt, woraufhin Herr Denizoğlu sie mit den Worten ›und schwerer‹ dreimal in die Luft wirft. Da entdeckt Frau Denizoğlu die rosafarbene Schatulle auf dem Couchtisch:

»Oh, was für eine schöne Schmuckstück! Kommt mir so bekannt vor …«

Als ich mich gerade noch darüber amüsiere, dass meine Schwiegermutter nicht Schmuckstück gesagt hat, sondern Sch*u*muck-Sch*ü*tück, öffnet sie die Schatulle, schreit kurz entsetzt auf und klappt sie schnell wieder zu. Lara ist irritiert:

»Alles okay, Anane?«

»Alles okay, bebeğim *(mein Baby)*. Ich war nur überrascht, wie schön diese Schumuck-Schütück ist.«

»Oh, ja, das ist wirklich schön. Gib mal her, Anane!«

Lara greift nach der Schatulle, aber Frau Denizoğlu lässt nicht los. Sie schaut kurz panisch, dann sagt sie:

»Willst du nicht erst mal begrüßen deine Hamster?!«

Alle im Raum schauen sich besorgt an. Aylin will etwas sagen, aber ich stoppe sie mimisch und deute auf den Hamsterkäfig. Aylin ist perplex, als sie den neuen Hamster sieht. Sie schaut mich fragend an, ich deute auf ihre Mutter, und Aylin seufzt. Lara ist irritiert:

»Oh, Hamsti-Dampti ist ganz nass.«

Frau Denizoğlu eilt zu ihr:

»Er hat nur genommen eine Bad, weil er wollte gut rieche für dich.«

Lara will den Hamster streicheln, der sich ihr jedoch entzieht. Lara schaut ihre Anane perplex an:

»Das ist nicht Hamsti-Dampti.«

»Doch, das ist er. Sieht nur anders aus, weil er ist nass. Guck noch mal genau, dann du siehst: Ist deine Hamster.«

»Das ist nicht Hamsti-Dampti.«

»Doch.«

»Nein.«

Aylins Mutter verschränkt beleidigt die Arme:

»Willst du etwa sagen, ich lüge?«

»Ja.«

Frau Denizoğlu ist eingeschnappt, und Lara fragt:

»Wo ist Hamsti-Dampti?«

Niemand sagt etwas. Aylin schaut mich an. Ich nicke, nehme Lara an die Hand und führe sie zum Sofa.

»Setz dich mal neben mich, Krümeline.«

Okay, die haben doch recht in den Krimis. Bei Todesnachrichten ist sitzen besser als stehen. Lara setzt sich mit ängstlichem Blick neben mich. Ich lege ihr den Arm um die Schulter.

Oh Mann, ist das schwer! Ich suche eine ganze Weile nach den richtigen Worten, dann sage ich:

»Hamsti-Dampti ist nicht mehr da. Sein Papa und seine Mama haben ihn zu sich gerufen, und er ist jetzt im Hamster-Himmel.«

»Kommt er denn wieder?«

»Nein, Krümeline. Leider nicht. Er kommt nicht wieder.«

»Oh. Okay.«

Lara schaut einen Moment ins Nichts, dann kräuselt sich ihr Kinn. Ich küsse sanft ihre Stirn:

»Du darfst ruhig traurig sein.«

Sie vergräbt ihren Kopf zwischen meinem Hals und meiner Schulter, dann weint sie herzzerreißend. Ich tausche mit Aylin, ihren Eltern und meinen Eltern betroffene Blicke aus. Als sich in meinem Kopf gerade die Worte *Wir fahren ins Phantasialand* formen, hört Lara abrupt auf zu weinen und geht zum Hamsterkäfig:

»Ich nenne ihn Friedrich Wilhelm.«

34

Lara ist seit einer guten Stunde mit erstaunlicher Geduld dabei, ihren neuen Hamster zu zähmen, der inzwischen wieder trocken ist, während ich in meinem Kopf Dr. Matuscheck stolz von meinem therapeutischen Fortschritt berichte.

»Was meinst du dazu, Daniel?«

Mein Schwiegervater schaut mich fragend an. Ich habe nicht die geringste Ahnung, worum es geht. Gott sei Dank habe ich genügend Interviews mit Politikern gesehen, um Nichtwissen erfolgreich überspielen zu können:

»Nun ja, das ist eine Frage, die ich erst einmal in vollem Umfang abwägen muss, um sicherzustellen, dass ich auch alle Details berücksichtigt habe ...«

»Welche Details? Habe ich gesagt: Gefüllte Weinblätter von Grieche sehe nicht nur aus wie Hundehaufen, sondern schmecke auch so.«

»Tatsächlich?«

»Ja, aber von Türke, sind ganz anders. Das ist selbe wie mit griechische Musik. Was ist Sirtaki? Das ist Melodie geklaut von die Osmane, gespielt mit kaputte Instrument, dazu eine Tanz von besoffene Zirkusclowns.«

Mein Vater räuspert sich:

»Mein lieber Şakir, wir waren uns doch einig, dass die griechische Kultur viele Errungenschaften hervorgebracht hat, die ...«

»Natürlich, Rigobert, du bist eine Deutsche, und wenn du etwas sagst gegen verfluchte Grieche, alle denken, du bist eine Nazi. Aber glaub mir, ich sage einfach Wahrheit.«

»Nun ja …«

»Zum Beispiel Zeus? Was soll das sein für eine Gott? Wenn du bist Gott, du machst alles allein. Punkt. Sonst, du bist keine Gott. Aber Zeus war eine von diese griechische Penner, war stinkfaul, deshalb, die Grieche brauchen tausend Götter! Für jede Schwachsinn, sie habe eine eigene Gott: für Wasser, für Kunst, für Jagd … nur nicht für gefüllte Weinblätter, haha … Habe ich gesehen Statue von griechische Götter, Männer mit Penis und Frau mit nackte Busen. Sag mal, Zeus, bist du im Himmel oder bist du im Puff?«

»Nun, ich sehe die griechische Götterwelt als hochkomplexes philosophisches Konstrukt …«

»Eine große Zuhälter, das ist Zeus.«

»… aber da du gerade schon das Thema Skulpturen eingebracht hast: Erika und ich wollten gleich noch zu einem Vortrag über Spuren von Diversität im plastischen Werk von Käthe Kollwitz. Insofern sollten wir jetzt die Beerdigung durchführen.«

Lara horcht auf:

»Welche Beerdigung?«

»Na, von Hamsti-Damsti.«

»Ich dachte, der ist im Hamster-Himmel bei seinen Eltern.«

»Nun ja, ehrlich gesagt ist es so …«

»Rigobert, kommst du mal bitte mit?!«

Ich ziehe meinen Vater mit sanfter Gewalt in den Flur, während Aylin sich zu Lara hockt:

»Lara, bevor du ins Bett gehst, was machst du da?«

»Ich überrede Papa, dass ich noch aufbleiben darf.«

»Genau. Aber danach ziehst du deine Klamotten aus und den Schlafanzug an?!«

»Ja.«

»Und Hamsti-Dampti ist jetzt im Hamster-Himmel im

Schlafanzug, aber seine Klamotten hat er hiergelassen. Und die beerdigen wir jetzt. Okay?«

»Okay.«

Ich schließe die Tür zum Wohnzimmer und stelle meinen Vater zur Rede:

»Ich bin ganz ehrlich, Rigobert: Ich habe Angst vor deiner Rede. Angst davor, dass du wieder irgendeinen Mist redest, dass der Hamster in der Erde vermodert und dass der Tod so schrecklich endgültig ist ...«

»Nein, mach dir keine Sorgen. Ich habe mir nur einige morbide Aphorismen rausgesucht und Wolf Biermanns *Ballade zur Beachtung der Begleitumstände beim Tode von Despoten*.«

»Despoten? Es geht um einen Hamster.«

»Natürlich. Aber auch um den Tod an sich. Und es hat doch etwas Tröstliches, wenn man sich klarmacht, dass Tyrannen auch irgendwann ins Gras beißen.«

»Rigobert ...«

»In dem Lied wird gefordert, toten Despoten das Arschloch fest zuzunähen, damit keiner mehr rauskommt, der vorher reingekrochen ist.«

»Okay, das ist originell, aber doch nicht für Kinder.«

»Du hast herzlich gelacht damals, als ich dir damals die Platte vorgespielt habe.«

»Aber da war ich doch nicht sechs.«

»Na ja, vielleicht sieben oder acht.«

»Rigobert, dieses Lied ist heute absolut unpassend. Hier geht es um meine Tochter, und wenn du gleich etwas sagst, dann nur, dass Hamsti-Dampti jetzt im Hamsterhimmel ist und wir ihm alles Gute wünschen. Haben wir uns verstanden?«

»Das Wort *Hamsterhimmel* werde ich mit Sicherheit nicht in der Öffentlichkeit benutzen.«

»Hier ist keine Öffentlichkeit, Rigobert. Hier ist Familie.«

»Trotzdem. *Hamsterhimmel* ist kindisch und albern. Wenn du deine Tochter belügen willst, bitte. Aber …«

»Stopp!«

Plötzlich werde ich von einer Wut erfasst, die mich selbst überrascht. Mein Vater schaut mich erschrocken an und traut sich nicht mehr, etwas zu sagen. Ich atme schwer, dann fließen unkontrolliert Sätze aus meinem Mund:

»Was soll das? Immer hört Lara solche Sätze von dir: Der Weihnachtsmann ist eine Erfindung der Spielzeug- und Schokoladenindustrie, der Osterhase auch; der eine Glaube verbrennt die Frauen, der andere steinigt sie; wer an Gott glaubt, gehört in die Psychiatrie; die Bibel ist Massenverdummung auf Lateinisch und dank Martin Luther auch auf Deutsch; Lebenshilfebücher sind Massenverdummung mit dem Wortschatz eines Kleinkindes, Meditation ist Massenverdummung ohne Worte; Optimismus ist nur ein Mangel an Information …«

»Das ist ein Zitat von Heiner Müller.«

Ich muss meine ganze Kraft aufbringen, um nicht laut zu brüllen. Stattdessen flüstere ich mit sehr viel Druck:

»Ja, das ist ein Zitat von Heiner Müller. Oh, wie witzig das doch ist: Wer hofft, ist dumm, hahaha! Es lebe die Depression. Depressive sind ja so viel klüger als die Vollidioten, die ihren Kindern vom Hamsterhimmel erzählen. Weißt du eigentlich, wie das ist für ein Kind – ohne Hoffnung aufzuwachsen?«

»Bist du sicher, dass es noch um Lara geht?«

»Es passiert so viel Scheiße auf dieser Welt, und wenn ich meiner Tochter nur ein kleines bisschen Mut und Vertrauen mit auf den Weg geben will, dann sagst du, ich belüge sie! Woher zum Teufel willst du überhaupt wissen, dass es keinen Hamsterhimmel gibt? Hast du jemals mit einem Hamster gesprochen?

Was ist so schwer daran, zu sagen: *Es gibt einen Hamsterhimmel?!* Was ist daran so schwer?!«

Ich sehe meinem Vater wütend in die Augen. Er ist ein wenig in sich zusammengesunken und schaut mich betroffen an:

»Ich weiß es nicht.«

Mein Vater sammelt sich eine ganze Weile. Er räuspert sich mehrfach, dann redet er mit leiser Stimme:

»Ich ... Ich ... Wusstest du, dass ich als Kind jeden Tag in die Kirche gegangen bin?«

»Nein. Nein, das wusste ich nicht.«

»Ich habe an Gott geglaubt und an Jesus und all den ... an all das. Ich habe oft mit der heiligen Maria gesprochen ... In unserer Kirche hatten sie eine besonders schöne Holzfigur von ihr, mit Jesus auf dem Arm. Na ja, als Kind fand ich sie schön. Jedenfalls, ich habe sie immer gebeten, sie soll auf meinen Vater aufpassen. Du weißt ja, er war vom Krieg traumatisiert und wurde krank.«

»Ja, das weiß ich.«

»Als er ins Hospiz kam, war ich jeden Tag bei der heiligen Maria. Ich habe sie angefleht, dass sie ihn retten soll. Sogar an dem Morgen, als er starb, war ich vorher noch in der Kirche ...«

Er braucht eine ganze Weile, bis er weitersprechen kann:

»... Danach bin ich nie wieder hingegangen. Ich ... ich war sauer auf die heilige Maria. Auf Gott. Ich ... sie hatten mich einfach im Stich gelassen.«

Urplötzlich füllen sich seine Augen mit Tränen. Ich bin schockiert, denn ich habe ihn seit Ewigkeiten nicht mehr weinen sehen. Habe ich ihn überhaupt jemals weinen sehen? Jetzt zieht er seine Brille aus und wischt sich die Tränen hastig weg:

»Es tut mir leid, mein Junge. Ich wollte nur nicht, dass du auch so enttäuscht wirst wie ich. Ich dachte nicht ... ich dachte ...«

Ich kämpfe einen Moment dagegen an, dann fange ich an zu weinen, und als er das sieht, werden auch seine Augen wieder feucht. Er kämpft einen Moment mit sich. Dann umarmt er mich. Der Mann, dessen Höchstmaß an Zuneigung bis heute in einem beherzten Schulterklopfen bestand, der, wenn ich wegfahre, nicht mich tätschelt, sondern mein Autodach, dieser Mann drückt mich so fest an seine Brust, dass es fast wehtut, und ich spüre zum ersten Mal die tiefe Verbundenheit zweier Menschen, die aus unterschiedlichen Gründen ohne Glauben aufgewachsen sind. Dann höre ich ihn schluchzen, während meine Tränen auf sein Cordjackett tropfen. So stehen wir einige Sekunden da, bis sich die Tür öffnet und Herr Denizoğlu uns mit großen Augen anschaut:

»Allah Allah – ich wusste immer, deutsche Männer sind weicher als Türken. Aber dass sie flennen wegen tote Hamster ... ?!«

Lara kommt in den Flur und umarmt zunächst mich, dann meinen Vater:

»Ihr müsst nicht traurig sein. Hamsti-Dampti ist jetzt mit seinen Eltern auf der Achterbahn.«

Ich bin irritiert:

»Was für eine Achterbahn?«

»Wusstest du das nicht, Papa? Im Hamsterhimmel gibt es ein Phantasialand. Statt Eis gibt es Möhren, aber sonst ist alles so wie im richtigen Phantasialand, nur kleiner.«

Mein Vater schaut seine Enkeltochter nachdenklich an, was diese zu irritieren scheint. Er trocknet seine Tränen und wendet sich an Herrn Denizoğlu:

»Weißt du, manchmal ist es so, dass äh ... nun ja, eigentlich ging es gerade gar nicht um den Hamster. Es ging um den Tod.«

»Genau, Rigobert. Weil Hamster ist tot, du hast geflennt.«

Lara zupft meinen Vater am Ärmel:

»Opa, du hast so komisch geguckt gerade ... Es gibt doch einen Hamsterhimmel, oder?«

Mein Vater zögert einen Moment. Dann räuspert er sich einmal kräftig, nimmt Lara in den Arm und sagt zur größtmöglichen Verblüffung meiner Mutter, die gerade in den Flur gekommen ist:

»Natürlich gibt es den Hamsterhimmel. Da bin ich mir ganz sicher.«

35

Am nächsten Tag sitze ich mit Rudolf Prinz und seinen Bodyguards im Rolls-Royce auf dem Weg zum Kölner Hauptbahnhof. In meinem Kopf läuft noch einmal die Szene der Hamsterbeerdigung ab: Meine Mutter fragte meine Schwiegereltern, ob sie den Sarg nach Mekka ausrichten soll, woraufhin der verblüffte Herr Denizoğlu stirnrunzelnd erwiderte:

»Allah Allah – das ist eine Hamster.«

Wie sich zeigte, hatte Aylins Mutter nur einen einzigen Wunsch:

»Bitte nicht begraben diese wunderschöne Schumuckschütück!«

Was zur Folge hatte, dass erstens Hamsti-Dampti im Transport-Karton seines Nachfolgers beerdigt wurde und zweitens meine Mutter den Schmuckkasten behalten musste – was aus ihrer Sicht wohl der traurigste Moment der Beerdigung war. Mein Vater verzichtete auf seine Rede, und Lara verabschiedete sich von ihrem Liebling mit den Worten:

»Mach's gut, Hamsti-Dampti. Ich weiß nicht, wie es bei dir aussieht im Hamsterhimmel, am besten stellst du mal ein Video auf YouTube.«

Der Rolls-Royce biegt von der Rheinuferstraße in die Goldgasse ab; neben uns wirbt der Musical Dome mit viel nackter Haut für *Moulin Rouge.* Prinz, ungewohnt leger gekleidet in Jeans und Polo-Shirt, reibt sich die Hände.

»Du wirst sehen, Daniel: Ich hole mir die Herzen des Publikums zurück. Ich zeige denen: Ich bin einer von euch!«

»Dann wäre es eventuell besser, nicht mit einem Rolls-Royce vorzufahren.«

»Natürlich. Sehr gut mitgedacht ... Herr Şemtürk, können Sie uns bitte da vorne an der Ecke rauslassen?! Den Rest gehen wir zu Fuß.«

Herr Şemtürk, der Fahrer, stoppt den Wagen. Die Bodyguards, die gekleidet sind, als wären sie zu einer *Men-in-Black*-Mottoparty eingeladen, schicken sich augenrollende Blicke, bleiben aber stumm. Ich reiche Prinz meine Schirmmütze:

»Vielleicht solltest du dich tarnen, bis wir unsere Plätze im Zug eingenommen haben.«

»Aber es sollen alle sehen, dass Rudolf Prinz mit der Bahn fährt. Ich bin einer von ihnen.«

»Der Zug fährt in neun Minuten. Wenn du auf dem Weg einen Menschenauflauf verursachst, wird's eng.«

»Du hast recht, Daniel ...«

Prinz zieht sich die Mütze und eine Sonnenbrille an. Die Bodyguards zeigen mir gestreckte Daumen.

»... und deshalb sollte ich auch ohne Bodyguards unterwegs sein.«

Die Bodyguards erstarren. Der eine nimmt seine Sonnenbrille ab, schaut Prinz tief in die Augen und spricht mit starkem russischem Akzent:

»Da muss ichch drriiingend abraaaten, Cherr Prriiiiinz.«

»Ich will zeigen, dass ich ein ganz normaler Mensch bin. Läuft ein ganz normaler Mensch mit Bodyguards rum?«

»Aaaberr Sie siiiind kein ganz normaaaler Meeensch.«

»Lassen Sie das mal meine Sorge sein, Herr Popow ... Herr Şemtürk, fahren Sie die beiden bitte zum *Le Moissonnier,* da gönnen Sie sich ein leckeres Mittagessen zu dritt, auf meine Kosten natürlich, und dazu nehmen Sie den *Champagne Brut Petraea III* von *Francis Boulard et Fille,* der ist köstlich.«

»Aaaberr …«

»Kein Aber mehr. Wenn Rudolf Prinz eine Entscheidung getroffen hat, dann wird nicht diskutiert. Also bon appétit, meine Herren. Wir sehen uns.«

Dann steigen wir aus, und Herr Şemtürk wuchtet unser Gepäck aus dem Kofferraum. Prinz klopft ihm auf die Schulter, gibt ihm Zeichen, schnell zu verschwinden, und der Rolls-Royce rauscht davon. Wir ziehen unsere Koffer durch die Goldgasse in Richtung Breslauer Platz. Einige Menschen kommen uns entgegen und erkennen Prinz nicht. Der bleibt plötzlich stehen und atmet tief durch:

»Weißt du was, Daniel? Zum ersten Mal seit langer Zeit fühle ich mich frei.«

»Das freut mich …«

»Ich bin einfach nur ein Mensch. Wie alle anderen.«

Kurz darauf nähern wir uns dem Hintereingang des Kölner Hauptbahnhofs. Prinz wird immer noch nicht erkannt. Der Einzige, der ihn anspricht, ist ein verwahrlost wirkender mittelalter Mann, der ihm die Obdachlosenzeitung *Querkopf* unter die Nase hält:

»Juten Tag, junger Mann. Also, isch will Ihnen jetzt keinen emotionalen Druck machen, aber wenn Sie mir keine Zeitung abkaufen, dann stürze isch misch von der Hohenzollernbrücke.«

Der Mann lächelt schief und gibt den Blick auf eine Lücke in den oberen Schneidezähnen frei. Rudolf Prinz ist vermutlich seit Jahrzehnten nicht mehr als *junger Mann* angesprochen worden und antwortet bestens gelaunt:

»Na gut. Ich nehme eine.«

»Macht einen Euro fünfzisch.«

Rudolf Prinz zückt sein Portemonnaie und holt einen Hunderter heraus:

»Vom Rest kaufen Sie sich bitte neue Klamotten.«

Der Obdachlose nimmt den Schein und ist sprachlos. Prinz wartet vergeblich auf eine Reaktion, dann zückt er einen weiteren Hunderter:

»Sie haben recht. Für hundert kriegen Sie nichts Vernünftiges ... Sie werden sehen: Mit gepflegtem Äußerem verkaufen Sie mehr.«

Prinz drückt dem fassungslosen Obdachlosen den zweiten Schein in die Hand, nimmt sich einen *Querkopf* und geht strahlend weiter:

»Es macht so viel Spaß, ein ganz normaler Bürger zu sein!«

Um 12:42 Uhr, drei Minuten vor der geplanten Abfahrt des Zuges, erreichen wir Gleis 2. Prinz atmet tief ein:

»Aaaah, dieser spezielle Bahnhofsduft, den hatte ich ganz vergessen. Das fühlt sich an wie eine Zeitreise in meine Jugend.«

Da ertönt eine Lautsprecherdurchsage:

»Achtung an Gleis 2: Der verspätete Regionalexpress nach Düsseldorf erhält jetzt Einfahrt, die geplante Abfahrt war 11 Uhr 38.«

Rudolf Prinz ist irritiert:

»Wie jetzt? Was soll das denn? Unser Zug fährt in zwei Minuten.«

Ich werfe einen Blick auf die Anzeigetafel:

»Da steht: Unser Zug hat fünfzehn Minuten Verspätung.«

Prinz ist erbost:

»Fünfzehn Minuten?! Was für eine bodenlose Frechheit! So was habe ich ja noch nie erlebt.«

»Rudolf, wie lange bist du nicht mehr Bahn gefahren?«

»Keine Ahnung ... dreißig Jahre? Vierzig?«

»Verstehe.«

»Was verstehst du?«

»Na ja … Es hat sich einiges geändert inzwischen.«

Während der Regionalexpress neben uns hält, kommt eine Frau mit schnellen Schritten auf uns zu. Zunächst glaube ich an eine Halluzination, aber als sie mich überschwänglich mit Wangenküsschen begrüßt, gibt es keinen Zweifel mehr: Es ist meine Mutter.

»Daniel, Mensch, was für ein Zufall, dass wir uns hier treffen.«

Während sie das sagt, schaut meine Mutter an mir vorbei zu Rudolf Prinz. Ich nehme sie zur Seite und flüstere:

»Erika, was soll das? Als ich dir erzählt habe, dass ich mit Rudolf Prinz nach Berlin fahre, war das vertraulich.«

Meine Mutter heuchelt Unschuld:

»Ach, stimmt ja, ihr fahrt nach Berlin.«

»Es hat mich schon irritiert, dass du die Abfahrtzeit wissen wolltest. Aber …«

»Lasst euch von mir nicht stören, ich will nur nach Wuppertal.«

»Was willst du denn in Wuppertal?«

»Was soll die Frage?! Kann ich nicht nach Wuppertal fahren, wenn mir danach ist?«

»Erika, wir wissen beide, dass du wegen Rudolf Prinz hier bist.«

»Nein, ehrlich. Ich bin schon lange nicht mehr Schwebebahn gefahren. Außerdem gibt es in Wuppertal eine Vincent-van-Gogh-Ausstellung.«

»Und da nimmst du zufällig denselben Zug wie ich?«

»Wieso, welchen nimmst du denn?«

»Erika, das ist doch lächerlich.«

»Na gut, vielleicht ist es kein Zufall. Aber die Vincent-van-Gogh-Ausstellung wollte ich tatsächlich sehen. Die ist in einem ehemaligen Gaskessel.«

Meine Mutter schiebt mich zur Seite und geht frontal auf Rudolf Prinz zu:

»Guten Tag, Herr König – zwinker zwinker – Sie sind ja inkognito, haha, ich bin Erika Hagenberger, die Mutter von Daniel ...«

Noch bevor der verdutzte Prinz reagieren kann, startet meine Mutter einen weiteren ihrer Monologe, die stets mit Urgewalt aus ihr herausschießen, wenn sie aufgeregt ist:

»... also, Sie haben sich zu einhundert Prozent richtig entschieden, dass Sie meinem Sohn den Job gegeben haben – pschscht! Ich sage nicht, welchen, ich weiß ja, was ein Geheimnis ist ... Auf jeden Fall schreibt Daniel wie der junge Goethe, also nicht stilistisch oder inhaltlich, aber mit der gleichen Leidenschaft ... Wussten Sie, dass Daniel den Begriff *Crubblecrispycruncharoma* erfunden hat? Die Werbung lief jahrelang. Wobei ich finde, diese Chips schmecken furchtbar ...«

Ich nutze eine der wenigen Atempausen meiner Mutter und wende mich an Rudolf:

»Siehst du, Rudolf? Nicht nur du hast verrückte Fans.«

Es entsteht eine kurze Pause, in der Prinz meiner Mutter die Hand reicht:

»Rudolf Prinz. Angenehm.«

»Erika Hagenberger. Freut mich sehr ... Also, jetzt, wo Sie vor mir stehen, wirken Sie regelrecht sympathisch.«

»Das scheint Sie zu überraschen.«

»Was? Hahaha, nein, nein, ich fand Sie immer schon ... also gut, wenn ich ganz ehrlich bin: Ich habe nie verstanden, warum Daniel Sie so bewundert ...«

»Erika!«

Während Prinz' Irritation wächst, fährt der Regionalexpress nach Düsseldorf ein – und ich verspüre einen sehr kurzen Impuls, meine Mutter aufs Gleis zu schubsen. Noch in derselben Sekunde schäme ich mich dafür. Das muss ich unbedingt Dr. Matuscheck erzählen. Leider ist der zweite Monolog schon in vollem Gange:

»... Wissen Sie, Ihre unreflektierte Zurschaustellung von Männlichkeit kam mir immer lächerlich vor, aber mein Therapeut sagte damals, dass Sie für Daniel eine Art Ersatzvater sind. Mein Mann hatte zu der Zeit eine kleine Sinnkrise, nach seiner Affäre mit einer georgischen Lyrikerin.«

»Vielen Dank, Erika. Das war sehr interessant, aber jetzt will Herr Prinz sicher ...«

»Einmal hat Daniel mich gezwungen, mir einen *Kommissar-Kress*-Film anzusehen. Tja, er wollte unbedingt die Bestätigung seiner Mutter, also eine normale Pubertät war das nicht ...«

»Ein wunderschönes Schlusswort, Erika. Und jetzt ...«

»... in der Nacht hatte ich dann diesen verstörenden erotischen Traum, in dem mich Kommissar Kress verhaftet und die ganze Nacht in der Zelle verhört ... Oh! Mein! Gott! Ich kann nicht glauben, dass ich das gerade laut gesagt habe, hahaha, tja äh ... War schön, Sie zu treffen, Herr Prinz. Ich glaube, ich fahre doch lieber nach Düsseldorf, da ist eine Kandinsky-Ausstellung. Tschüss, Daniel, passt auf euch auf.«

Meine Mutter springt kurz vor dem Schließen der Türen in den Regionalexpress, der sich bald darauf in Bewegung setzt. Sie nimmt einen Fensterplatz ein und winkt uns mit äußerst verspanntem Lächeln zu. Hätte ich sie doch vor den Zug schubsen sollen, oder wäre ich besser selbst gesprungen? Ich schaue Rudolf entschuldigend an, der legt mir die Hand auf die Schulter:

»Keine Sorge, Daniel. Ich bin es gewohnt, dass sich Menschen in meiner Gegenwart seltsam benehmen.«

Ich will mich gerade entspannen, da höre ich die Stimme von Aylins Cousin Kenan:

»Hey Schwager, du hier? Was für ein Zufall!«

36

Zwanzig Minuten später betreten Rudolf Prinz und ich endlich den ICE Richtung Berlin. Nachdem Aylins Cousin ihm fünfzig Prozent Rabatt auf eine Reise nach Antalya angeboten hatte, wenn er im Gegenzug Werbung für *Ünül Tours* machen würde, schenkte er ihm eine Gratisprobe eines Dickdarmpräparats, das in zwei Wochen neu auf den Markt kommen und fast jede bekannte Krankheit heilen werde. Anschließend zeigte er dem verdutzten Prinz seinen ›Gangsterblick‹, mit dem er beim Dreh in Berlin einen Erpresser oder Bankräuber spielen könnte. Auf Rudolfs Hinweis, dass es in seinem neuen Film weder Erpresser noch Bankräuber gebe, erwiderte Kenan, er könne auch rappen, jonglieren und einen Kopfsprung vom Zehnmeterbrett machen, das sollte er dem Regisseur unbedingt mitteilen.

In dem Moment tauchten Aylins Cousinen Emine und Ayşe auf, in sehr kurzen Röcken, weil sie Prinz unbedingt fragen wollten, ob er ihnen Helenas Handynummer geben könne – sie seien totale Fans und wollten sie zum Geburtstag einladen. Und schließlich kam auch noch Tante Emine, die gehofft hatte, Şahika Prinz anzutreffen, weil sie immer schon Nachkommen von Sultan Mehmet kennenlernen wollte. Sie zog enttäuscht wieder ab – und gedemütigt, weil sie Şahikas Abwesenheit nicht im Kaffeesatz gesehen hatte.

Als der Zug mit neununddreißig Minuten Verspätung endlich einfuhr, und wir aufgrund einer nicht angekündigten Umkehr der Wagenreihung von Abschnitt A nach F sprinteten, schwor ich mir innerlich, nie wieder mit einem Familienmitglied über meinen Job zu reden.

»Sie sitzen auf unseren Plätzen.«

Rudolf Prinz steht vor einem etwa siebzehnjährigen Jungen, der neben einem Mädchen gleichen Alters sitzt. Beide haben EarPods in den Ohren und nichts mitbekommen. Nach einer Weile tippt Prinz dem Jungen auf die Schulter:

»Sie sitzen auf unseren Plätzen.«

»Hä?«

Der Junge nimmt seine EarPods heraus und schaut Prinz fragend an. Prinz atmet tief durch und sagt nach einem längeren Seufzer:

»Sie sitzen auf unseren Plätzen.«

Der Junge zuckt mit den Achseln:

»Sorry, unser Zug ist ausgefallen, und in dem hatte ich diese Plätze reserviert.«

»Das ist eine sehr schlechte Lüge. Züge fallen nicht einfach so aus.«

»Ey Alter, in welcher Welt lebst du eigentlich?«

»Entschuldigen Sie, aber ich kann mich nicht erinnern, Ihnen das Du angeboten zu ... ach, was soll's: Ich heiße Rudolf.«

Eine Pause entsteht. Dann sagt der Junge:

»Was glotzt du so, Alter?«

»Nicht *Alter.* Rudolf.«

»Also gut: Was glotzt du so, Rudolf?«

»Ich warte.«

»Worauf?«

»Na, ich habe gesagt: ›Ich heiße Rudolf.‹ Und jetzt sagst du ... «

»Hä?«

»Ich warte auf deinen Namen!«

»Ach so. Lukas.«

»Sehr erfreut.«

Prinz streckt Lukas die Hand entgegen. Der kann mit dieser Geste nichts anfangen und schaut verwirrt. Prinz hebt Lukas' rechten Arm an, der auf dem Oberschenkel abgelegt war, und schüttelt ihm die Hand. Der Junge schaut Prinz an, als wäre der geisteskrank.

»Also, Lukas, selbst *wenn* – und wie gesagt, ich glaube das nicht – selbst *wenn* euer Zug ausgefallen wäre, sind das hier trotzdem unsere Plätze.«

»Jetzt chill mal, Alter!«

»Das heißt: Jetzt chill mal, Rudolf.«

»Wenn dich das glücklich macht.«

»Also, das läuft so, Lukas: Ihr steht jetzt auf und sucht euch andere Plätze. Denn diese hier habe ich reserviert. Alles klar?«

Ohne eine Antwort zu geben, steckt sich Lukas die EarPods wieder rein. Prinz schaut mich Hilfe suchend an:

»Und jetzt?«

»Du wolltest mit der zweiten Klasse fahren, um Volksnähe zu zeigen. Das *ist* Volksnähe.«

In diesem Moment klappt Lukas die Kinnlade nach unten, und er brüllt das Mädchen neben ihm an:

»Das gibt's doch gar nicht! Das ist der Typ!«

»Hä?«

»Das ist der Typ!«

Das Mädchen nimmt ihre EarPods raus:

»Was hast du gesagt?«

»Hä?«

Jetzt nimmt auch Lukas seine EarPods wieder heraus und redet in normaler Lautstärke:

»Was hast du gesagt?«

»Ich habe gefragt: Was hast du gesagt?«

»Ach so. Ich habe gesagt: Das ist der Typ!«

»Welcher Typ?«

»Der Typ aus dem Tik-Tok-Video. Der den Schwachsinn über Transfrauen beim Fußball gelabert hat.«

Das Mädchen nimmt dem perplexen Prinz die Kappe vom Kopf.

»Ey, stimmt. Krass!«

Das Mädchen braucht nicht mal eine halbe Sekunde, um ihr iPhone auf Rudolf zu richten und eine Videoaufnahme zu starten.

Während ich die Kappe an mich nehme, wird Prinz von weiteren Reisenden erkannt. Aufgeregtes Tuscheln im ganzen Abteil, ich höre mehrfach den Satz ›Das ist Rudolf Prinz‹. Kurz darauf zähle ich insgesamt elf Handys, die Prinz entweder filmen oder fotografieren. Ein korpulenter Mann um die fünfzig mit einem *Das-ist-kein-dicker-Bauch-sondern-ein-Feinkostgewölbe-*T-Shirt spricht Prinz an:

»Na, du Hengst, alles fit im Schritt?«

Der Mann lacht sich kaputt; Prinz lacht gequält mit, während sich eine Frau Mitte vierzig am Feinkostgewölbe vorbei direkt vor Prinz schiebt und ihn mit schwäbischem Akzent anspricht:

»Grüß Gott, Kommissar Kress, ich g'stehe den Mord, jetscht muscht mich verhafte, haha!«

Während die Frau ihm die Schulter massiert, lacht Prinz gequält mit. Dann flüstert er mir ins Ohr:

»Wenn ich bei dem Gag jedes Mal einen Euro kriegen würde, wäre ich jetzt Millionär ... wobei, ich bin's ja auch so, haha ...«

»Erlaubscht mir, dass ich ein Selfie mit dir mach?«

Während die Dame sich etwas zu eng an den tapfer lächelnden Prinz schmiegt, ertönt eine Lautsprecherdurchsage:

»Meine Damen und Herren, wir begrüßen die zugestiegenen Fahrgäste recht herzlich im ICE 3210 nach Berlin-Ostbahnhof. Die Abfahrt verzögert sich aufgrund eines Problems beim Personalwechsel im Bordrestaurant. Die neuen Servicekräfte müssen aufgrund eines Systemausfalls der Kölner Verkehrsbetriebe nun zu Fuß zum Hauptbahnhof kommen – sollten aber jede Sekunde eintreffen. Wir halten Sie auf dem Laufenden ...«

»Na, du Hengst, alles fit im Schritt? Hahaha, ich darf doch ein Foto machen?!«

Ein Mann Ende siebzig zückt sein Handy, ohne die Antwort abzuwarten, und legt Prinz den Arm um die Schulter.

»... Leider können die reservierten Sitzplätze heute nicht angezeigt werden, weil unser Auszubildender sämtliche Daten versehentlich gelöscht hat. Bitte geben Sie Ihren Sitzplatz gegebenenfalls frei ...«

In diesem Moment fährt der Zug an.

»... Meine Damen und Herren, die Zugleitung hat soeben beschlossen, ohne die neuen Servicekräfte weiterzufahren ... weshalb unser Bord-Restaurant und das Bistro leider vorerst geschlossen bleiben ...«

Inzwischen haben zwei weitere Männer Prinz mit *Na, du Hengst, alles fit im Schritt?* begrüßt, und es hat sich eine Schlange von Selfie-Aspiranten gebildet, die bis in den nächsten Wagen reicht. Das siebzehnjährige EarPod-Pärchen sitzt seelenruhig auf unseren Plätzen, und Prinz bereut seine Entscheidung für die Deutsche Bahn bereits mit den Augen, während seine Gesichtsmuskeln sich weiter zu einem Lächeln zwingen.

»... Unsere aktuelle Verspätung beträgt einundfünfzig Minuten. Unser nächster Halt ist Wuppertal, und ich werde Sie in Kürze über Ihre Anschlussmöglichkeiten informieren – sobald die dazu benötigte Software wieder funktioniert. Vielen Dank für Ihr Verständnis. Ladies and Jentelmen, vi velkam se nju pässengers from Cologne ...«

Während die Ansage mit starkem deutschem Akzent wiederholt und Prinz von einem dunkelhaarigen Mann Mitte dreißig in Trainingshose und Juventus-Turin-Trikot für ein Selfie umarmt wird, schiebt sich ein Schaffner an der Menschenmenge vorbei zu Prinz:

»Na, du Hengst, alles fit im Schritt? Hahaha ... Die Fahrscheine bitte.«

Prinz antwortet mit einem sehr müden Lächeln und reicht ihm das ausgedruckte Ticket, während eine junge Frau den Italiener wegschiebt und ihren Arm um Prinz' Hals legt:

»Hi Leute, ihr glaubt nicht, mit wem ich hier gerade im Zug bin: Roland Prinz, oh – my – Gooooood ...«

Der Schaffner entwertet das Ticket und sagt:

»Sein Name ist *Rudolf* Prinz.«

»Oh, shit, sorry ... Okay, kein Problem: Hi Leute, ihr glaubt nicht, mit wem ich hier gerade im Zug bin: Rudolf Prinz, oh – my – Gooooood ...«

Prinz löst sich aus der Umarmung der Influencerin und sagt zum Schaffner:

»Also, ich habe die zwei Plätze da vorne reserviert, aber das Paar weigert sich aufzustehen.«

Der Schaffner prüft die Reservierung und sagt:

»Tja, dann muss Kommissar Kress die wohl verhaften, hahaha ...«

»Hahaha, ja, sehr lustig. Vielleicht könnten Sie etwas unternehmen?«

»Natürlich. Dafür kriege ich aber ein Selfie.«

»Wenn es Sie glücklich macht.«

Der Schaffner zückt sein Handy und hält Prinz scherzhaft den Ticket-Scanner an die Schläfe. Prinz' Lächeln ist nur noch mit sehr viel Mühe als ein solches zu erkennen. Dann wendet sich der Schaffner dem EarPod-Pärchen zu:

»Hallo? Hallo? Haaaaaaallooooo …«

»… Meine Damen und Herren, mir wurde soeben mitgeteilt, dass sich nur noch zwei funktionsfähige Toiletten an Bord befinden: in den Wagen 21 und 27. Deshalb ist es natürlich praktisch, dass Sie keine Getränke mehr kaufen können, haha, kleiner Spaß, nein, es tut uns natürlich sehr leid, aber wir müssen Sie bitten, die Toiletten nur noch aufzusuchen, wenn es wirklich dringend ist … Unser Bordtechniker wird das Problem beheben, sobald seine gesetzlich vorgeschriebene Mittagspause beendet ist. Vielen Dank.«

Da auch der Schaffner das Pärchen nicht zum Aufstehen bewegen kann, friert Prinz' Grinsen langsam ein, und ihm scheint zu dämmern, dass die vier Stunden Fahrt noch verdammt lang werden können.

Als die Influencerin erneut ihren Arm um Prinz legen will, ziehe ich ihn zum letzten freien Doppelsitz des Abteils, weise ihm den Fensterplatz zu und setze mich als Puffer zwischen ihn und die Selfie-Aspiranten. Ein Mann im rosafarbenen Poloshirt mit einem etwa vierjährigen Jungen auf dem Arm steht direkt vor mir und schaut mich wütend an:

»Hey, was soll das? Wir waren noch nicht dran.«

Ich bin fassungslos über so viel Dreistigkeit:

»Vielleicht überprüfen Sie mal auf Ihrem Ticket, ob Fotos mit Rudolf Prinz in Ihrem Tarif inkludiert sind. Wenn ja, mache ich sofort den Platz frei.«

Rudolf lacht kurz auf; der Mann lächelt einen Moment zerknirscht und ändert dann seinen Tonfall:

»Herr Prinz, ich verstehe total, dass Sie nicht mit jedem ein Foto machen können. Aber meine Mutter ist ein Riesenfan von Ihnen, und wenn ich ihr ein Foto mit Ihnen und meinem Sohn schicken könnte, dann würde sie vor Freude weinen, so viel ist sicher.«

»Na gut, immerhin sind Sie der Erste, der mich nicht mit *Na, du Hengst, alles fit im Schritt?* begrüßt hat … Wie heißt denn Ihr Sohn?«

»Max.«

»Also, Max, ich bin der Rudolf … Was meinst du? Soll dein Papa ein Foto von uns machen?«

Max schaut seinen Vater fragend an. Der nickt, woraufhin Max es ihm gleichtut. Der Vater drückt mir seinen Sohn vertrauensvoll in die Hand, und ich reiche ihn weiter an Rudolf, der ihn auf dem Schoß platziert. Max zeigt professionell den gestreckten Daumen und lächelt künstlich, während sein Vater mindestens zehn Fotos macht.

Die Nachricht, dass Rudolf Prinz an Bord ist, hat sich wie ein Lauffeuer verbreitet, und Neugierige drängen von beiden Seiten in unsere Richtung. Max' Vater schafft es nicht einmal mehr, sein Smartphone zurück in die Hosentasche zu stecken – zu groß ist inzwischen der Druck im Mittelgang.

»Äh, Herr Prinz, es ist mir sehr unangenehm, aber könnte Max vielleicht noch etwas bei Ihnen bleiben – ich fürchte, dass er hier zerquetscht würde.«

Prinz schließt kurz entnervt die Augen, atmet einmal tief durch, dann zwingt er sich zu einem Lächeln:

»Keine Sorge … Pass auf, Max, wir machen ein Spiel: Ich sehe was, was du nicht siehst. Kennst du das?«

»Ja.«

»Also, ich sehe was, was du nicht siehst, und das ist rosa.«

»Papas Shirt. Das Spiel ist langweilig. Haben Sie *Mario Kart?*«

»Nein.«

Max verschränkt die Arme und quengelt in Richtung seines Vaters:

»Sind wir bald da?«

»In dreieinhalb Stunden.«

»Och menno!«

Rudolf schaut mich Hilfe suchend an, ich zucke ratlos mit den Schultern. Max schaut schmollend aus dem Fenster und wird langsam müde. Ich lege den Zeigefinger auf die Lippen und deute auf den Jungen, der in diesem Moment die Augen schließt. Rudolf bewegt sich nicht und atmet erleichtert auf, als leichte Schnarchgeräusche von Max ertönen. Dann schließt auch Rudolf die Augen und schläft ein. So bekommt er nicht mit, dass Sabber aus Max' Mund läuft. Soll ich ihn wecken und darauf aufmerksam machen? Besser nicht, er schläft gerade so schön.

»Hatschi!«

Max niest mit einer für seine Größe erstaunlichen Lautstärke, und Prinz schreckt aus dem Schlaf. Um Contenance bemüht, holt er ein Stofftaschentuch aus seiner Hosentasche und wischt eine Melange aus Schokoladenkrümeln, Sabber und Schleim von seinem Seidenhemd. Was nur teilweise gelingt, zumal Max sofort wieder einschläft und weitersabbert. Dem Vater ist das sichtlich unangenehm:

»Das tut mir total leid, Sie können mir gerne die Rechnung der Reinigung schicken.«

»Keine Sorge, das passt schon.«

»Meine Damen und Herren, wir begrüßen die in Wuppertal zugestiegenen Fahrgäste im ICE nach Berlin-Ostbahnhof ... Ich muss Ihnen leider mitteilen, dass es uns nicht gelungen ist, neue Servicekräfte für unser Bord-Bistro zu organisieren. Die Ursache ist Personalmangel im Personalbüro. Des Weiteren funktioniert zu unserem großen Bedauern inzwischen nur noch die Toilette in Wagen 21. Bitte nehmen Sie möglichst keine Flüssigkeiten mehr zu sich und überlassen Ihren Platz in der Warteschlange den Fahrgästen, deren Bedürfnis dringender ist als

Ihres. Wir bitten Sie, die Unannehmlichkeiten zu entschuldigen, und wünschen Ihnen noch eine angenehme Weiterfahrt. Vielen Dank.«

Im Mittelgang droht die Stimmung zu eskalieren:

»Angenehme Weiterfahrt? Will der uns verarschen?«

»Den schmeiße ich gleich aus dem Zug, dann wünsche ich ihm auch eine angenehme Weiterfahrt!«

»Welches Arschloch hat mir an den Hintern gegrabscht?«

»Das ist die Armlehne, du blöde Kuh.«

Die Nerven liegen blank, und der Lärmpegel steigt. Da wacht Max auf:

»Papa, ich muss mal.«

Im Gesicht des Vaters zeigt sich Verzweiflung; Rudolf denkt kurz nach, dann wirft er mir einen entschlossenen Blick zu:

»Ich sehe was, was du nicht siehst, und das ist rot.«

Prinz setzt Max seelenruhig auf meinen Schoß und klettert, auf den Rückenlehnen balancierend, erstaunlich geschickt über mehrere Reihen hinweg. Ich hatte gelesen, dass Prinz seine Stunts immer selbst macht, hielt das aber für eine Legende. Umso beeindruckter bin ich jetzt von seinen eleganten Bewegungen, mit denen er sich glatt für den nächsten *Spiderman* bewerben könnte. Dann zieht er beherzt die Notbremse.

37

Ich schließe die Tür meines Zimmers im dritten Stock des *B&B* Hotels Potsdamer Platz, stelle den Koffer ab, lasse mich aufs Bett fallen, und kichere ... hahahahahihihihi, ich kann gar nicht mehr aufhören ... Warum eigentlich? Ach ja, ich bin betrunken. An diesen Dom Perignon von 2008 kann man sich echt gewöhnen ... *Poch, poch* ... Ist das mein Herz? ... *Poch, poch* ... Oder ist das in meinem Kopf? ... *Poch, poch* ... Ach nee, da klopft jemand an die Tür.

»Ja bitte?«

»Ich bin's. Rudolf.«

Was will Prinz nach 23 Uhr in meinem Zimmer? Ich stehe verwirrt auf und öffne die Tür. Prinz rauscht an mir vorbei und sieht sich um:

»Aha! Du hast genauso eine Gefängniszelle bekommen wie ich!«

Ich schaue mich ebenfalls um: ein ganz normales Hotelzimmer. Aber Prinz ist auf hundertachtzig:

»Als ich in mein Zimmer kam, hab ich noch gedacht: Das ist der Flur – aber welcher Idiot hat hier ein Bett reingestellt? Dann will ich die Tür zum Zimmer öffnen und stehe im Bad. Das heißt, der Flur *ist* das Zimmer. Und das Wort *Bad* ist auch viel zu hoch gegriffen. Das ist so klein – wenn man einmal tief Luft holt, ist der gesamte Sauerstoff weg! Und die Dusche sieht aus wie ein Kernspintomograf mit Wasseranschluss ... Auf den Schreck wollte ich mir ein Glas Schampus einschenken – nichts, nicht mal ein einfacher *Moët & Chandon!* Kein Kaviar, keine Horsd'œuvres, keine Pralinen, nicht der winzigste Gruß aus der Küche. Und an den Wänden: Also, über eine limitierte Auflage hätte ich ja noch hinweggesehen; von Originalen ganz zu schweigen. Aber ein billiger Kunstdruck?! Was für eine bodenlose Unverschämtheit!«

Prinz scheint kurz davor, Amok zu laufen. Also sage ich:

»Äh ... ganz ehrlich, Rudolf: In der Kategorie ist das alles Standard.«

Prinz hält inne. Er schaut sich noch einmal um, zuckt mit den Achseln und ist von einer Sekunde auf die andere völlig entspannt:

»Ach so. Na dann finde ich es natürlich toll ... Schlaf gut, wir sehen uns zum Frühstück.«

Prinz verlässt seelenruhig das Zimmer. Ich nehme mein Handy aus der Hosentasche, rufe Aylin an und versuche, nicht allzu besoffen zu klingen:

»Hallo Aşkım, wie geht's dir? Alles okay mit Lara?«

»Ja. Und bei euch? Prinz hat die Notbremse gezogen, und dann seid ihr mit dem Rolls-Royce nach Berlin gefahren?!«

»Wo ... woher weißt du das?«

»Die Begriffe *Prinz+Notbremse* sind der Suchtrend Nr. 1 bei Google.«

»Oh.«

»Da kursieren inzwischen mindestens hundert Videos im Netz. Auf manchen bist du auch drauf.«

»Tja, was soll ich machen? Die Leute sehen mich, und schon zücken sie ihre Handys.«

»Auf einem sieht es fast so aus, als wärst du Prinz' Bodyguard: Du hältst die Leute weg, schiebst ihn auf den Fensterplatz und setzt dich neben ihn.«

»Echt? Tja, dann bin ich wohl der deutsche Kevin Coss ... Cotz ... Costner.«

»Hast du getrunken?«

»Nur etwas Dom Peri ... nnn ... gnon. Was schreibt denn die Presse?«

»Moment, ich such mal was raus ... Hier, auf *bild.de*: Große Überschrift: *RUDOLF PRINZ DREHT DURCH!*«

»Echt? Lies mal vor.«

»*Offenbar war die Fahrt mit der Bahn Ihrer Majestät zu unbequem. Und was macht ein Prinz da? Er zieht die Notbremse und lässt sich von seinem Rolls-Royce abholen ... Ein Fan tobt: ›Eine Frechheit! Erst verweigert er uns ein Selfie, dann verzieht er sich in seinen Luxusschlitten und lässt seine Fans im Regen stehen.‹* ... Tja, die Fahrt war wohl nicht das Weiße vom Ei.«

»Du meinst das Gelbe.«

»Wieso das Gelbe?«

»Na, weil das Gelbe wertvoller ist.«

»Ich mag aber das Weiße lieber.«

»Egal. Auf jeden Fall war alles ganz anders. Glaub mir, Berühmtheit macht keinen Spaß. Das sollten wir von der Liste unserer Lebenss ... ssiele streichen.«

Aylin lacht, und ich erzähle ihr leicht lallend die Wahrheit: Nachdem der ICE in einem Provinzbahnhof zwischen Wuppertal und Hagen zum Stehen kam, passierte erst einmal gar nichts – außer, dass Prinz Selfies mit den Passagieren neben der Notbremse machen musste.

Nach gut zehn Minuten kam eine Ansage, dass der Grund für den Nothalt zwar noch ungeklärt sei, der Zug aber so oder so evakuiert werden müsse, da inzwischen auch die Toilette in Wagen 21 den Geist aufgegeben habe und Fahrten ohne funktionierendes WC gesetzlich untersagt seien.

Anschließend dauerte es fast eine halbe Stunde, bis alle ausgestiegen waren – aufgrund des kurzen Bahnsteigs durfte man den Zug nur durch die Wagen 21 bis 26 verlassen. Rudolfs Rolls-Royce tauchte bereits fünf Minuten nach dem Nothalt auf – wie sich herausstellte, hatte Şahika Prinz dem Fahrer die strikte Anweisung gegeben, dem Zug hinterherzufahren. Als sich auf dem Bahnsteig eine große Traube um Prinz bildete, befreiten ihn die Bodyguards und führten uns zum Rolls-Royce, wo der besagte Champagner auf uns wartete.

»Oh Mann, in der Presse wird er als arroganter Arsch dargestellt. Das ist echt heftig ...«

»Tja. Und was habt ihr so gemacht?«

»Ich war mit Lara bei Oma Bertha. Sie hielt mich für eine Pflegerin und hat Lara mit *Daniel, du bist aber gewachsen* begrüßt ... Ach ja, und sie hat endlich vergessen, dass du das Buch über Rudolf Prinz schreibst.«

»Na, immerhin.«

»Sie glaubt jetzt, das schreibt dein Vater.«

»Tja.«

»So, jetzt schlaf erst mal deinen Rausch aus. Lass uns morgen telefonieren.«

»Okay. Seni seviyorum *(ich liebe dich)*. Gib Lara einen Kuss von mir, wenn du sie morgen weckst.«

»Mach ich ... Übrigens übernachtet Friedrich Wilhelm heute bei uns.«

»Du meinst den neuen Hamster?«

»Nein.«

Mein Herz setzt einen Schlag aus:

»Ich dachte, du hast vielleicht den Käfig ins Schlafzimmer gestellt.«

»Nein.«

»Dann meinst du den ... anderen Friedrich Wilhelm.«

»Genau. Er ist so süß ... Stell dir vor, er hat Lara auf den Mund geküsst.«

Ich bin schlagartig nüchtern und werde zu meiner eigenen Überraschung von einem Gefühl der Panik erfasst.

»Süß??? Er hat sie auf den Mund geküsst, und du findest das … äh … du bist nicht dazwischengegangen?«

»Quatsch, das war total putzig, ein unschuldiger Schmatzer.«

»Das ist Verführung einer Minderjährigen! Ruf sofort die Polizei!«

»Daniel, er ist sechs. Du bist betrunken.«

»Okay, vielleicht ein bisschen, aber … da passe ich einmal nicht auf, und schon ist bei uns Sodom und Gomorrha!«

»Haha, du bist süß, wenn du eifersüchtig bist.«

»Ich bin doch nicht eifersüchtig, ich … Er hat ihren Börek geklaut! Ist das denn alles schon vergessen?!«

»Ja natürlich. Und sie hat gesagt, sie will ihn heiraten.«

Plötzlich ist eine große Leere in meinem Kopf. Ich setze mich aufs Bett und öffne den Mund, um etwas zu sagen, aber da kommen keine Worte.

»Daniel?«

»Ja?«

»Ist alles in Ordnung?«

»Wieso?«

»Weil du seit einer halben Minute schweigst.«

»Echt?«

»Ja. Also: Ist alles in Ordnung?«

»Nein, nein … beziehungsweise ja. Alles in Ordnung. So sind Kinder halt: An einem Tag in Benjamin Blümchen verliebt, am nächsten wollen sie das Krümelmonster heiraten. Das ist ganz normal … Äh, aber sie schlafen doch nicht im selben Zimmer?«

»Doch, natürlich.«

»Bist du wahnsinnig? Wie, wie … was hast du dir dabei gedacht?«

»Hey, Daniel, jetzt komm mal runter. Ich habe für Friedrich Wilhelm eine Matratze auf den Boden gelegt.«

»Na bravo. Wahrscheinlich ist er längst zu ihr ins Bett gekrochen.«

»Ist er nicht. Ich habe eben noch nach den beiden geschaut.«

»Eben? Wann war das?«

»Vor zwanzig Minuten.«

»Das dauert keine fünf Sekunden, ist dir das denn nicht klar?! Glaub mir, Männer darf man nie aus den Augen lassen.«

»Er ist kein Mann. Er ist ein kleiner ...«

»Ich fasse das einfach nicht! Du hast unsere Tochter einem wilden Tier ausgeliefert.«

»Jetzt reicht's aber! Friedrich Wilhelm ist ein liebenswerter schüchterner Junge und außerdem traumatisiert. Wie kannst du so etwas sagen?«

»Hier geht es um meine Tochter. Da darf ich alles sagen, was ich will ... Oh mein Gott, was ist, wenn sie schwanger wird?«

»Mit sechs Jahren. Natürlich.«

»Na und? In der Natur passieren die verrücktesten Dinge, da weiß man nie ...«

»Daniel, du bist betrunken.«

»... Hummeln zum Beispiel. Die sind viel zu dick für ihre kleinen Flügel, die dürften niemals fliegen können. Aber sie tun's trotzdem.«

»Okay, Daniel. Ich lege jetzt auf. Gute Na...«

»Nein, nicht, warte! Jetzt will ich dir mal was sagen: Ich ... ich bin plötzlich sehr müde, ich ... rrrrrrrrrr ...«

Als um sieben Uhr mein Wecker klingelt, habe ich furchtbares Kopfweh. Ich versuche, meine Gedanken zu ordnen: Okay, ich liege in den Klamotten von gestern auf dem Bett. Ich muss schnell duschen und frühstücken, denn um halb acht wird Prinz zum ersten Drehtag abgeholt ... Hmmm ... Lara ... Da war irgendwas ... Verdammt, kann es sein, dass ich gesagt habe ... oh nein, oh nein, oh ... nein!!!

Ich nehme mein Handy und sehe den Eingang einer Whatsapp-Sprachnachricht von Aylin, mit dem Vermerk *Gestern, 23 Uhr 14:*

»Aşkım, ich bin's. Du bist wohl schon eingeschlafen, und ich habe dir noch nicht ›Gute Nacht‹ gesagt. Also schlaf schön ... Und, äh, also, du hast dich zwar gerade wie ein Vollidiot aufgeführt, aber irgendwie fand ich es auch klasse. Also, dass du mal nicht der Gandhi warst, der für alles Verständnis hat und keine Grenzen setzt, sondern ... weißt du, immer bist du der Gute und ich die Böse. Aber gerade eben ... Na ja, egal. Schlaf schön, du Bodyguard. Seni seviyorum *(ich liebe dich).*«

Ich bin verwirrt. Bin ich Aylin nicht mehr männlich genug? Ich war sicher, diese Frage für alle Zeiten geklärt zu haben: Aylin verabscheut Machismo in jedweder Form, und ihre erotischen Fantasien haben mit Schriftstellern, Zen-Mönchen und Osteopathen zu tun – und nicht mit Bauarbeitern, Wrestlern oder Markus Söder. Aber Gefühle verändern sich. Vor drei Jahren empfand ich es noch als Verrat an der Literaturgeschichte, *Phantasie* mit F zu schreiben. Und jetzt fühlt sich *Ph* falsch an ... Dr. Matuscheck vermutete neulich, Aylins Mutterinstinkt könnte ihren Blick auf mich verändert haben ... Muss ich mir Sorgen machen?

Ich atme einmal tief durch und rufe sie an. Als sie sich meldet, wird mir klar, dass ich nicht die geringste Ahnung habe, was ich sagen will. Spontan greife ich zu meiner Rudolf-Prinz-Imitation:

»Hallo, schöne Frau. Wärst du auf der Titanic gewesen, wäre sie nicht untergegangen – der Eisberg wäre geschmolzen.«

Aylin lacht:

»Guten Tag, Herr Prinz. Könnte ich bitte mit meinem Mann sprechen?«

»Ihr Mann hat Angst, zu gandhimäßig rüberzukommen, deshalb müssen Sie leider mit mir vorliebnehmen, meine sehr verehrte orientalische Lotusblüte.«

»Herr Prinz, Sie geben mir jetzt auf der Stelle meinen Mann!«

»Na gut. Hallo Aşkım ... Und? War Friedrich Wilhelm heute Morgen immer noch brav auf seiner Matratze?«

»Ja, das war er. Aber wenn du mir nicht glaubst, besorge ich Lara einen Schwangerschaftstest.«

»Sehr lustig.«

»Hey, du hast damit angefangen ... Ah, da kommen sie aus dem Bad.«

»Sie waren *zusammen* im Bad?«

»Oh Mann, Daniel ...«

»Hey, ich dachte, du findest es gut, wenn ich der Böse bin ... Gibst du sie mir mal kurz?!«

»Lara, Papa ist dran!«

Im Hintergrund höre ich die beiden Kinder kichern, was mir sofort wieder einen Stich versetzt. Dann nimmt Lara den Hörer.

»Hallo Papa. Ich werde Friwi heiraten.«

»Danke. Ich wünsche dir auch einen wunderschönen guten Morgen, Krümeline.«

»Hast du gehört, Papa? Ich werde Friwi heiraten.«

»Ja, das habe ich gehört. Und wahrscheinlich wirst du tatsächlich irgendwann heiraten, und zwar frühestens in zwölf Jahren, verstehst du? Du bist jetzt sechs, und wenn du noch mal sechs Jahre dazurechnest, bist du zwölf. Und dann darfst du immer noch nicht heiraten, denn dann musst du noch mal sechs Jahre warten. Das heißt, in anderen Worten sehr seeeeeeeeehr lange. Verstehst du?«

»Upsidupsi.«

»Kannst du dich an die Fahrt nach Holland erinnern? Als du die ganze Zeit gequengelt hast, weil es so lange gedauert hat.«

»Das hat ewig gedauert.«

»Exakt drei Stunden. Aber ein Tag hat vierundzwanzig Stunden.«

»Das ist zu lange.«

»Genau. Und pass auf: Ein Jahr hat dreihundertfünfundsechzig Tage, also ist ein Jahr über zweitausendfünfhundertmal so lang wie die Fahrt nach Holland! Zweitausendfünfhundertmal!«

»Upsidupsi.«

»Aber du musst ja nicht nur *ein* Jahr warten, bis du heiraten darfst, sondern zwölf. Das heißt: dreißigtausend mal drei Stunden ...«

»Upsidupsi.«

»... und da sind die Schaltjahre noch nicht mal mit einberechnet.«

»Okay. Aber dann werde ich Friwi heiraten.«

38

Nachdem Prinz sein Entsetzen über das Hotelfrühstück verarbeitet und es – nach meiner Versicherung, auch das sei der übliche Standard in dieser Hotelkategorie – mit Todesverachtung heruntergewürgt hatte, gab er seinen Bodyguards und dem Fahrer frei. Beim Dreh wolle er dem Team auf Augenhöhe begegnen.

So sitzen wir nun gemeinsam mit einem weiteren Darsteller im VW-Transporter der Filmproduktion und fahren in Richtung Drehort. Es herrscht eisiges Schweigen. Hat der gut zwanzig Jahre jüngere Darsteller, der vom Fahrer mit ›Hallo Schluppi‹ begrüßt wurde, Respekt vor seinem berühmten Kollegen? Oder lehnt er ihn ab? Rudolf hat die Atmosphäre beim Einsteigen mit dem Satz ›Hat der Wagen hier überhaupt eine Notbremse?‹ aufgelockert, aber die Heiterkeit hielt nur wenige Sekunden. Dann holte er das Drehbuch heraus und memoriert seitdem stumm seinen Text. Nach einer ganzen Weile wende ich mich an ›Schluppi‹, der mir mit angegrautem Vollbart gegenübersitzt, die Hände auf seinem stattlichen Bierbauch platziert hat und mit schläfrigem Blick durchs Fenster schaut:

»Und? Welche Rolle spielen Sie?«

»Den Wirt in der Stammkneipe dieses DFB-Funktionärs.«

»Drehen Sie oft Filme?«

»Nein, dafür liebe ich das Theater viel zu sehr. Wissen Sie, es gibt Schauspieler, die entscheiden sich für Geld und Ruhm ...«

Dabei schaut er demonstrativ in Richtung Rudolf Prinz, der so tut, als hätte er das nicht mitbekommen, und unmerklich den Kopf schüttelt.

»… ich dagegen sehe mich als Diener der Kunst. Letzten Monat hatte ich Premiere mit Heiner Müllers *Hamletmaschine*.«

»Und Sie waren Hamlet?«

»Nein, Ophelia.«

»Verstehe.«

»Dafür war Hamlet mit einer Frau besetzt. Was umso subversiver ist, wenn man bedenkt, dass Hamlet im dritten Akt erst Ophelias Herz verspeist und dann Frauenkleider anzieht: Also eine Frau als Mann, der eine Frau sein will … Tja, Dimiter Zilnik ist einfach ein genialer Regisseur.«

»Lustig, Dimiter Zilnik ist der beste Freund meiner Eltern.«

»Sie Glückspilz! Dann kennen Sie auch Ingeborg Trutz?«

»Natürlich.«

»Das war so mutig, dass sie sich bei der Verleihung des Theaterpreises die Trophäe unter den Rock geschoben und onaniert hat … Also, da hatte ich eine Gänsehaut, ganz ehrlich.«

Rudolf Prinz rollt mit den Augen, und der Transporter hält am Drehort, einer Kneipe in Berlin-Charlottenburg. Gut hundert Meter der Wilmersdorfer Straße sind mit Halteverbotsschildern für die Filmproduktion reserviert; dort stehen Licht-Lkw, Maskenmobil, Kostümtransporter, diverse Garderobenwagen sowie ein Food-Truck.

Die Aufnahmeleiterin, schätzungsweise Mitte dreißig, mit Jeans, grünem Polohemd und Headset, begrüßt Rudolf Prinz strahlend:

»Na, du Hengst, alles fit im Schritt?«

Ich bin irritiert, denn zum ersten Mal höre ich die Worte von einer Frau. Zu meiner Überraschung lacht Prinz so natürlich, als hätte er den Spruch noch nie gehört. Dann macht er einen Knacklaut ohne Zwinkern und Zeigefinger, was die Aufnahmeleiterin ebenso irritiert wie ihn selbst. Sie begrüßt ihn mit Wangenküsschen, legt eine Hand auf seine Schulter und führt ihn,

Schluppi und mich ignorierend, in Richtung eines Waggons, mit routinierter Filmbranchenfreundlichkeit:

»Ich bin Nele, und wir freuen uns alle mega, dass du da bist, echt. Wenn du irgendwelche Wünsche hast, sag einfach Bescheid. Ich hole dich dann zum Dreh, okay?«

Rudolf verschwindet im Waggon, und Nele spricht leise in ihr Headset:

»Prinz im Kostüm. Achtung Maske: heftige Ringe unter den Augen!«

Dann wendet sie sich an Schluppi und mich:

»Und wer seid ihr?«

Prinz steckt seinen Kopf noch einmal heraus:

»Ach, Nele, das ist Daniel. Es stört doch nicht, wenn er beim Dreh zuschaut?«

»Kein Problem, die Location ist groß genug. Ich setze ihn erst mal in deine Garderobe, okay?«

Nele führt mich zu einem Wohnmobil, auf dem ein großes Schild *Rudolf Prinz* angebracht ist. Als ich hineinsteige, fällt mein Blick auf eine schwarze Ledercouch; davor steht ein Tisch mit jeder Menge Süßigkeiten, Obst und Getränken. Ansonsten gibt es noch einen Kleiderschrank mit großem Spiegel und eine Toilette. Nele will gerade die Tür schließen, da hält sie inne:

»Eine Frage noch, Daniel.«

»Ja?«

»Bist du der Agent von Rudolf Prinz?«

»Nein. Sein ... äh ... Finanzberater.«

Nele schaut mich irritiert an und schließt die Tür. Ich hole meinen Laptop aus der Tasche und versuche, gegen meinen Kater ankämpfend, die gestrige Zugfahrt zu einem Kapitel des Buches zu machen.

Gut neunzig Minuten später, als ich gerade versuche, die Notbremsung aus Rudolfs Perspektive zu beschreiben, öffnet sich die Tür, und Prinz steht in einem braunen Siebziger-Cordanzug vor mir, mit blau getönter Brille, üppigem grauen Schnauzbart und ebenso grauen Koteletten. Ich muss lachen:

»Wow! In dem Outfit wirst du zur Stilikone.«

Entgegen meiner Erwartung lacht Rudolf nicht mit:

»Na bitte. Du findest auch, dass es lächerlich aussieht. Ich habe schon protestiert, aber die Regisseurin findet es gut.«

»Nein, nein, es ist gut, auf jeden Fall, Rudolf. Ich habe nur gelacht, weil ... na ja, die Siebziger waren halt 'ne komische Zeit.«

Kurz darauf betreten wir den Drehort: das Kneipenrestaurant *Wilhelm Hoeck 1892,* wo sich seit der Eröffnung anscheinend nicht viel verändert hat. Hier könnten Szenen in jedem beliebigen Jahrzehnt des zwanzigsten Jahrhunderts glaubhaft spielen. Heute wurde der Raum von den Filmausstattern auf die Siebziger getrimmt: An den Wänden hängen Blechwerbeschilder für *Lord Extra, Wienerwald* und *Nesquick* sowie eine Ariel-Werbung mit Clementine; auf der Theke stehen die WM-1974-Maskottchen *Tip &Tap,* dazu ein Mett-Igel, Salzstangen sowie jede Menge Aschenbecher voller Zigarettenkippen.

An einer Säule hängt ein Poster mit Lottofee Karin Tietze-Ludwig: ›Ich trinke Jägermeister, weil ich im Lotto daneben getippt habe.‹ Während ich darüber nachdenke, ob das in den Siebzigern wohl lustig war, fällt mein Blick auf signierte Autogramme von Roy Black, Katja Ebstein und Paul Breitner, die hinter der Theke hängen – neben dem Pirellikalender von 1974, auf dem eine barbusige blonde Dame mit offenem Mund aus dem Meer hüpft.

Nele weist mir einen Platz hinter der Kamera zu, als Kerstin

Herzog hereinkommt und den Darsteller des Kneipenwirts herzlich umarmt, der jetzt ein weites oranges Hemd trägt, aus dem üppiges Brusthaar quillt:

»Schluppi, ich freu mich total, dass das geklappt hat.«

»Na, wenn mich die Herzogin ruft, kann ich doch nicht Nein sagen, haha.«

»Du warst umwerfend als Ophelia. Als du am Schluss den Globus mit deiner künstlichen Vagina zerquetscht hast, da habe ich geweint. Ehrlich.«

»Hach Kerstin, so ein Lob aus deinem Mund, das macht mich ganz wuschig, hahaha.«

Die beiden lachen, wobei Kerstin Herzog ›Schluppi‹ liebevoll den Oberarm streichelt. Dann dreht sich die Regisseurin zu Rudolf und streckt ihm kühl die Hand entgegen:

»Guten Morgen, Herr Prinz. Dann wollen wir mal loslegen.«

»Sehr gerne, Frau Herzog ... Also, von mir aus können wir uns auch duzen ... «

Erneut misslingt ihm sein Flirtblick: Er fängt mit dem Knacklaut an, kneift dann beide Augen zu und führt schließlich den Zeigefinger an seine Lippen, wie um sich selbst zum Schweigen zu bringen.

»... aber äh, es muss auch nicht sein. Wie Sie wollen. Ach, vergessen Sie's, war nur eine Idee.«

Die Regisseurin schaut ihn leicht irritiert an, als Aufnahmeleiterin Nele laut ruft:

»Bitte Ruhe am Set für die erste Probe!«

Die Regisseurin geht nicht auf Rudolfs Duzversuch ein und erklärt den Darstellern ihre Vision der Szene. Nele flüstert mir zu:

»Nur so aus Neugier: Was hat ein Finanzberater eigentlich beim Dreh zu suchen?«

»Ich … äh … na ja, du weißt ja, wie es an der Börse zugeht … Die Kurse steigen und fallen schneller, als man gucken kann. Da zählt jede Sekunde. Da muss man pausenlos am Ball bleiben.«

»Und wie bleibst du am Ball?«

»Ich, äh … gut, dass du mich daran erinnerst.«

Ich hole hektisch mein Smartphone aus der Hosentasche und wische mit gespielt besorgter Miene darauf herum:

»Aha, aha, aha … Alles gut im Moment. Der DAX ist stabil.«

Nele schickt mir einen ungläubigen Blick, dann richtet sie ihre Aufmerksamkeit wieder in Richtung Theke, wo Kerstin Herzog auf Prinz einredet. Ich kann die Anweisungen leider nicht verstehen, aber nach einer Weile sagt Prinz:

»Wie Sie wollen. Ich bin nur ein Werkzeug in Ihren Händen.«

Kerstin Herzog tauscht einen positiv überraschten Blick mit ›Schluppi‹ aus, dann nickt sie in unsere Richtung. Nele spricht in ihr Headset:

»Statisten bitte ans Set!«

Kurz darauf betreten gut zwanzig Männer die Kneipe, einige in Schlaghosen, andere in eng sitzenden Anzügen; die meisten tragen Schnäuzer. Alle haben Zigaretten in der Hand. Keine einzige Frau ist dabei. Kerstin Herzog platziert etwa zehn Statisten um Rudolf Prinz herum an die Theke, den anderen weist sie Plätze an den Tischen zu. Dann erhebt sie die Stimme:

»Also, wenn wir uns gleich drehfertig machen, zünden Sie sich bitte alle Ihre Zigaretten an, aber erst auf Kommando. Ich möchte hier so wenig Nikotin in der Luft haben wie möglich. Die Herren an den Tischen unterhalten sich bitte stumm. Sie bewegen einfach nur die Lippen, den Ton legen wir später drunter … Hier an der Theke hören alle dem Sermon von Rudolf Prinz alias Hans Brühne zu. Wenn er Ihnen zuprostet, erheben Sie Ihr Glas und trinken. Und ganz wichtig: Wenn er sagt: ›Das ist nur interessant, wenn man beim Duschen zusehen darf‹, dann lachen Sie sich bitte schlapp, Sie finden das richtig lustig. Alles klar? Okay, wir können drehen.«

Nele ruft in den Raum:

»Alle auf Position. Fertig machen zum Drehen!«

Die Damen von Kostüm und Maske schnellen hervor, tupfen hier und da noch in den Gesichtern herum, zupfen an Haaren und Hemden und kleben Koteletten wieder an, die sich zu lösen drohen. Dann huschen sie wieder in den Hintergrund, und Nele ruft:

»Zigaretten anzünden!«

Parallel zünden sich nicht nur alle Statisten eine Zigarette an, sondern auch Prinz und ›Schluppi‹. Zusätzlich wird der Raum von zwei Nebelmaschinen eingeräuchert. In wenigen Sekunden sieht es so aus, als wäre hier seit Stunden geraucht worden, und ich muss gegen einen Hustenreiz ankämpfen. Kerstin Herzog hält sich ein Tuch vor die Nase und setzt sich mit Kopfhörern vor einen Monitor, der das digitale Bild der Kamera zeigt. Der Tonmann hebt das Mikrofon an einer langen Stange in Richtung Theke. Dann stellt sich ein junger Mann mit der Klappe vor die Kamera und wartet auf das Zeichen der Regisseurin. Als diese ihm zunickt, ruft er:

»*Frauen am Ball,* Szene eins-eins, die erste.«

Er schlägt die Klappe und huscht aus dem Bild. Kerstin Herzog schaut gebannt auf den Monitor. Nach einigen Sekunden sagt sie:

»Uuuuuuuund bitte!«

Prinz atmet einmal tief durch, dann erhebt er sein Glas:

»Prost Männer! Trinken wir auf die Schönheit unserer Frauen, und dass sie sich ihre hübschen Schenkel niemals durch Fußballspielen verunstalten!«

Die Männer an der Theke prosten ihm zu und trinken. Prinz trinkt einen großen Schluck, dann knallt er sein Glas auf die Theke:

»Ich meine: Weiberfußball – was soll die Scheiße? Das ist doch nur interessant, wenn ... w-wenn man ... na ja, beim D-duschen zusehen darf.«

Die Männer an der Theke lachen.

»Aus!!!«

Kerstin Herzog bleibt ruhig sitzen und schaut weiter auf den Monitor.

»Kein Problem. Wir machen es direkt noch mal.«

»*Frauen am Ball,* Szene eins-eins, die zweite.« *(Klapp!)*

»Uuuuuuuuund bitte!«

Es passiert exakt das Gleiche wie beim ersten Take: Prinz startet souverän und verhaspelt sich beim Satz mit dem Duschen. Die Maskenbildnerin muss ihm anschließend den Schweiß von der Stirn wischen.

»*Frauen am Ball,* Szene eins-eins, die dritte.«

»Uuuuuuuuund ... halt, wir brauchen neue Zigaretten!«

Aufnahmeleiterin Nele ruft laut:

»Okay. Alle Zigaretten in die Aschenbecher ... Requisite, neue Zigaretten!«

Der Requisiteur verteilt rote Gauloises an Darsteller und Statisten. Als es in allen Mündern wieder qualmt, erhebt Nele erneut die Stimme:

»Und die Ruhe bleibt. Wir drehen!«

»*Frauen am Ball,* Szene eins-eins, die dritte.« *(Klapp!)*

»Uuuuuuuund ...«

Kerstin Herzog hält inne, weil einer der Theken-Statisten einen Hustenanfall bekommt.

».... uuuuuuuund bit ...«

Jetzt hustet ein Statist an den Tischen, dann wieder einer an der Theke. Auch ich nutze die Pause, um meinem Hustenreiz kurz nachzugeben. Nach einigen Sekunden ist kurz Ruhe und

Kerstin Herzog holt Luft, als zwei Statisten gleichzeitig loshusten. Dann tritt wieder Stille ein.

»… . uuuuuuuuuunnnkchkchkch …«

Kerstin Herzog muss nun selbst husten. Ein Statist tut es ihr gleich, dann stimmen weitere mit ein. Nach gut dreißig Sekunden ist endlich Ruhe. Kerstin Herzog wartet noch einige Sekunden. Die Ruhe bleibt. Gegen den Hustenreiz ankämpfend flüstert die Regisseurin hastig:

»… . und bitte!«

Wieder das Gleiche: Die Szene läuft souverän durch, und Prinz verhaspelt sich an derselben Stelle – mit dem kleinen Unterschied, dass er vor dem Wort *Duschen* selbst abbricht und laut flucht. Gut drei Viertel der Statisten nutzen die Unterbrechung, um dem unterdrückten Husten freien Lauf zu lassen. Kerstin Herzog nimmt ihre Kopfhörer ab und geht zur Theke:

»Was ist denn los, Herr Prinz?«

»Ich weiß auch nicht. Ich kriege diesen blöden Satz einfach nicht mehr über die Lippen, irgendwas sträubt sich in mir dagegen.«

Kerstin Herzog atmet tief durch, dann spricht sie ruhig, aber bestimmt:

»Herr Prinz, als Sie den Satz neulich gesagt haben, wie haben Sie sich da gefühlt?«

»Das ist es ja gerade. Ich fühle mich nicht mehr so …«

»Dann erinnern Sie sich!«

»Ich meine, ich habe danach von allen Seiten auf die Fresse gekriegt. Vielleicht will ich den Mist einfach nicht mehr sagen.«

Einer der Statisten springt Prinz zur Seite:

»Also, ich kann das verstehen. Der Satz ist ja auch total daneben. Ich weiß gar nicht, warum ich darüber lachen soll.«

Kerstin Herzog atmet tief durch. Dann antwortet sie:

»Sie lachen darüber, weil wir uns in den Siebzigerjahren befinden.«

»Über so was hätte ich in den Siebzigern auch nicht gelacht.«

»Sie sind doch höchstens dreißig. In den Siebzigern haben Sie noch gar nicht gelebt.«

»Aber wenn ich da gelebt hätte, hätte ich nicht gelacht.«

Kerstin Herzog verdreht genervt die Augen, und Rudolf Prinz hat eine Idee:

»Vielleicht erzähle ich einen Witz, der nicht so frauenfeindlich ist: Hier, kennen Sie den? *Geht ein Dalmatiner einkaufen, sagt die Kassiererin: Oh, ich sehe, Sie sammeln Punkte.*«

Herzog verdreht die Augen, aber die Statisten lachen. Prinz ist obenauf:

»Sehen Sie? Der Lacher kam ganz natürlich. Und der Text geht mir viel besser über die Lippen.«

»Abgesehen davon, dass es in den Siebzigern noch keine Treuepunkte gab: Der Text bleibt, wie er ist. Ende der Diskussion.«

»Aber der Spruch mit der Dusche ist frauenfeindlich, das habe ich inzwischen eingesehen. Ich bin nicht mehr der Rudolf Prinz von früher.«

»Sie sind weder der Rudolf Prinz von früher noch der von heute. Sie sind Hans Brühne, zum Donnerwetter!«

Ein weiterer Statist mischt sich ein:

»Ich finde, das hat Größe, Herr Prinz. Einen Fehler zuzugeben. Hut ab!«

Kerstin Herzog winkt ab, als ein anderer Mann von seinem Platz am Tisch aufsteht und sich einbringt:

»Also meine Meinung ist, dass Frauenfußball Respekt verdient. Da sollte man sich nicht drüber lustig machen.«

Kerstin Herzog steht mittlerweile kurz vor einem Wutanfall.

»Natürlich sollte man das nicht, Herrgott. Genau darum geht es doch in meinem Film.«

»Aber dann verstehe ich nicht, warum Herr Prinz diese ganzen frauenverachtenden Sachen sagt?«

»Weil er nicht Rudolf Prinz ist, sondern Hans Brühne.«

»Wer ist Hans Brühne?«

Die Regisseurin holt sehr tief Luft. Da mischt sich Prinz wieder ein:

»Sehen Sie, Frau Herzog? Genau so kommt der Text beim Publikum rüber: dass Rudolf Prinz die Frauen verachtet.«

Kerstin Herzog bekommt einen fast flehenden Tonfall:

»Herr Prinz, wenn einige wenige Zuschauer zu dumm sind, um den Unterschied zwischen Rolle und Darsteller zu kapieren, dann ...«

Der Statist ist beleidigt:

»Wollen Sie sagen, ich bin dumm?!«

»Nein. Ich meinte nur ...«

Prinz kriegt plötzlich leuchtende Augen:

»Ich habe eine Idee: Wie wäre es denn, wenn Hans Brühne der erste DFB-Funktionär ist, der sich für Frauenfußball einsetzt?«

Der Statist klopft ihm auf die Schulter:

»Sie haben recht, das wäre viel besser.«

Kerstin Herzog tötet beide mit dem Blick, kontrolliert sich aber:

»Hans Brühne ist ein reaktionärer alter Sack, und das wird auch so bleiben. Haben wir uns verstanden?«

Jetzt meldet sich der erste Statist wieder zu Wort:

»Also ganz ehrlich: Ich war auch entsetzt von Herrn Prinz, weil er solche Sachen gesagt hat. Aber wenn er seinen Fehler eingesehen hat, dann sollte das auch im Film rüberkommen.«

»Wie oft soll ich das denn noch sagen: Es geht nicht um Rudolf Prinz, es geht um ... kchkchkch ...«

Kerstin Herzog kriegt einen Hustenanfall, und die Aufnahmeleiterin ruft:

»Bitte alle Zigaretten in die Aschenbecher! Requisite, neue Zigaretten!«

Während der Requisiteur alle Darsteller mit neuen *Gauloises* versorgt, redet sich Kerstin Herzog in Rage:

»... es geht um eine realistische Darstellung von DFB-Funktionären der Siebzigerjahre, verdammt!«

Ein Statist Mitte zwanzig zündet sich die neue Zigarette an und wendet sich an einen älteren Kollegen neben ihm:

»Eigentlich ist das auch nicht okay, dass in dem Film geraucht wird.«

»Sehe ich genauso. Vor zehn Jahren habe ich aufgehört und wollte nie wieder eine anrühren. Aber jetzt ...«

»Kann sein, dass in den Siebzigern überall gequalmt wurde. Aber im Film kann man's doch besser machen.«

Kerstin Herzog will energisch widersprechen, muss aber erneut husten, diesmal hustet auch Prinz mit. Dann meldet sich ein Statist, der bislang geschwiegen hat, zu Wort:

»Also für mich fühlt es sich falsch an, über einen frauenfeindlichen Witz zu lachen – und das für nur hundert Euro.«

Kerstin Herzog hat sich ausgehustet und fragt sarkastisch:

»Ach?! Und für wie viel Geld lachen Sie über frauenfeindliche Witze?«

»Na ja, ich sage mal ... Fünfhundert. Das wäre fair.«

»Das war eine rhetorische Frage, Herrgott!«

»Zweihundertfünfzig Euro. Das ist mein letztes Angebot.«

Der ältere Statist nimmt einen tiefen Lungenzug:

»Zehn Jahre habe ich durchgehalten, und jetzt bin ich wieder voll drauf. Wenn ich nicht mindestens dreihundert Euro kriege, verklage ich Sie auf Körperverletzung.«

Kerstin Herzog ist der Verzweiflung nahe:

»Okay, ich sage das jetzt zum allerletzten Mal: Diese Szene spielt in den Siebzigern, und Sie sind alle frauenfeindliche Raucher. Wer damit ein Problem hat, kann gehen. Haben wir uns verstanden?«

Nach einer kurzen betroffenen Pause meldet sich ›Schluppi‹ zu Wort:

»Ich will dir ja nicht in den Rücken fallen, Kerstin, aber ich finde es auch problematisch, wenn Sexismus so eins zu eins dargestellt wird. Dimiter Zilnik hätte Herrn Prinz sicher als überdimensionalen Penis kostümiert, damit die wahre Haltung der Inszenierung ...«

›Schluppi‹ verstummt, denn die Regisseurin schickt ihm einen so tödlichen Blick, dass selbst mir das Blut in den Adern gefriert. Dann schaut sie einem Statisten nach dem anderen tief in die Augen; alle schauen instinktiv zu Boden. Herzog kostet die Ruhe noch einige Sekunden aus, dann spricht sie mit ruhiger Stimme:

»Also, wir drehen die Szene jetzt exakt so wie geplant ... Herr Prinz, kriegen Sie den Spruch mit der Dusche auf die Reihe?«

Prinz windet sich. Schweiß tritt auf seine Stirn, der sofort von einer Maskenbildnerin abgetupft wird. Dann seufzt er:

»Es tut mir leid. Ich kann diesen Satz einfach nicht mehr sagen.«

Kerstin Herzog fällt die Kinnlade nach unten. Atemlose Stille. Dann fängt einer der Statisten an zu klatschen. Ein zweiter stimmt mit ein, und schließlich klatschen alle mit, sogar ›Schluppi‹. Prinz ist zunächst von der spontanen Zustimmung gerührt, dann schaut er besorgt zur Regisseurin, die fassungslos den Kopf schüttelt:

»Nele, ruf das Casting-Büro an ... Wir brauchen einen neuen Hans Brühne.«

39

»So, klapp deinen Laptop auf, Daniel, es geht los. Ich erzähle dir jetzt von meinem allerersten Film ...«

Ich starte mein Notebook, das auf einem barocken Esstisch mit prunkvollen Goldverzierungen steht, während Rudolf das geräumige Wohnzimmer seiner Kampener Strandvilla sinnierend durchschreitet. Ein englischer Stararchitekt hat in Zusammenarbeit mit einer preisgekrönten italienischen Innendesignerin für Prinz ein Haus entworfen, das sich von außen mit weiß gestrichenem Backstein, Reetdach und hellbeigen Fensterläden harmonisch ins Gesamtbild auf Sylt einfügt. Aber wenn man durch die Tür tritt, landet man in einem Palast: hohe Decken, Marmorböden, Wendeltreppe, Stuckarbeiten, originale impressionistische Meisterwerke in üppigen Goldrahmen, und von der Decke hängt ein echtes Flugsaurier-Skelett mit über sechs Metern Spannweite, das Prinz vor zwei Jahren in New York ersteigert hat.

Der Raum ist lichtdurchflutet, denn eine breite Glasfront eröffnet den Blick zur Terrasse, die eine – wie man heute sagt – *hohe Instagramability* aufweist: Aylin und Şahika sitzen in Strandkörben und schauen auf die Nordsee, wo das Sonnenlicht für Tausende glitzernde Punkte sorgt – ein beeindruckender Effekt, den man ansonsten nur auf türkischen Hochzeitskleidern beobachten kann.

Ich erkenne mindestens dreißig perfekte Fotomotive und widerstehe dem Drang, zu meinem Handy zu greifen, mit maximaler Willenskraft. Und mithilfe des Mantras *Die schönsten*

Momente werden im Herzen gespeichert, das mir Dr. Matuscheck letzte Woche empfahl, nachdem sie mich bei einem Selfie mit der Sigmund-Freud-Büste in ihrem Wartezimmer erwischte. Ich erstelle das Dokument *Erster Film* und schaue Rudolf fragend an, der seinen Rausschmiss durch Kerstin Herzog seit unserer Ankunft mit keiner Silbe erwähnt hat:

»... Das war 1965 oder 66, auf jeden Fall ging ich noch zur Schule, und ... äh ... tut mir leid, ich brauche einen Kaffee. Ohne Kaffee kann ich nicht denken.«

Prinz verschwindet in der Küche, und ich bin keinesfalls überrascht von der Unterbrechung, denn Prinz zögert die Schreibarbeit bereits seit drei Tagen hinaus: Eigentlich wollten wir direkt nach der Ankunft starten, aber Rudolf sagte, dass wir das schöne Wetter unbedingt ausnutzen müssen, um das Morsumer Kliff zu besichtigen; am nächsten Tag wollte er Günther Jauch in dessen Haus besuchen; am Abend stürzte er dann mit Johannes B. Kerner im *Sansibar* ab, sodass er am nächsten Tag erst ab 15 Uhr starten wollte. Allerdings klingelte um 14:52 Uhr plötzlich Otto Waalkes, mit dem wir anschließend einen sehr lustigen Nachmittag verbrachten, bei dem Waalkes und Prinz im Duett Rudolfs Grand-Prix-Hit *Heiß wie eine Supernova* schmetterten und Otto mir mit Edding einen Ottifanten auf meinen Laptop zeichnete.

Für 20:15 Uhr hatte Prinz einen Tisch im *Sölring'hof* reserviert, einem exklusiven Sternerestaurant mit angeschlossenem Luxushotel, das malerisch auf einer Düne liegt. Dank einer offenen Küche konnten wir dem perfekt eingespielten Küchenteam bei der Zubereitung jedes einzelnen der sieben Gänge zuschauen, und die Weinbegleitung sorgte in Kombination mit einem Cognac aus dem 19. Jahrhundert dafür, dass wir den Arbeitsbeginn heute auf 17 Uhr verschieben mussten.

Während ich aus der Küche das Röcheln der Hightech-

Espressomaschine höre, checke ich kurz mein Handy: schon wieder dreiundzwanzig Whatsapp-Nachrichten in der Familiengruppe: Seit wir Lara bei den Denizoğlus abgeliefert haben, hat Aylins Mutter den unkontrollierbaren Drang zu dokumentieren, wie fantastisch sie als Großmutter funktioniert: So musste Lara zunächst mit ihrem Willkommensgeschenk posieren, einem *Bibi-&-Tina*-Heft, und anschließend mit jeder der circa fünfundzwanzig Köstlichkeiten, die ihr zum Abendbrot kredenzt wurden. Während Lara auf den ersten Bildern noch euphorisch den Daumen für Möhrensalat, Joghurt, Oliven, Weinblätter, Börek, Salz-Dill-Gurken etc. streckte, wurde ihr Gesichtsausdruck ab dem Hauptgang (İzmir Köfte) zunehmend müde.

Anschließend schickte Frau Denizoğlu immer dann ein Video ihrer schlafenden Enkeltochter, wenn diese ihre Position auf dem Bett verändert hatte. Irgendwann sagte ich zu Aylin:

»Beeindruckend, selbst im Schlaflabor werden die Probanden nicht so gut überwacht.«

Aylin ignorierte meinen Sarkasmus und schaute sich jedes Video mit liebevollem Lächeln an, in voller Länge. Als ich anmerkte, dass die gefilmten Schlafimpressionen vom Erzähltempo her an das Spätwerk von Bernardo Bertolucci erinnern, erwiderte Aylin:

»Zu Hause schaue ich ihr auch immer beim Schlafen zu. Das löst einfach Glücksgefühle in mir aus.«

»In mir natürlich auch. Wobei ich unsere Tochter sogar noch faszinierender finde, wenn sie wach ist.«

Am nächsten Tag folgten vierzehn Fotos von Lara beim Frühstück sowie Videos jeder weiteren Aktivität, inklusive drei Minuten Hüpfburg-Hüpfen und der über fünfminütige (!) Verzehr eines Spaghetti-Eisbechers. Meine Mutter hat die ersten Videos noch mit freundlichen Emojis kommentiert, dann nicht mehr, und am Nachmittag schickte sie exklusiv an mich eine Nachricht, die von Wut-Emojis flankiert war: *Wenn sie sie gleich noch beim Pinkeln filmt, flippe ich aus!*

Ich überfliege die heutigen Fotos, die sich nur dadurch von den gestrigen unterscheiden, dass Lara jetzt ein pinkfarbenes T-Shirt und Zöpfe trägt; da kommt Prinz mit zwei Tassen Kaffee zurück:

»Hier, trink du auch einen ... Wusstest du, dass Balzac ohne Kaffee nicht schreiben konnte?«

»Wow, du bist ja literarisch bewandert.«

»Bin ich nicht. Das war nur meine 500.000-Euro-Frage bei Promi-*Wer wird Millionär*. Ich habe meinen Telefonjoker angerufen: Şahika. Sie wusste es natürlich.«

Prinz schlürft genüsslich seinen Kaffee, und ich schaue ihn erwartungsvoll an. Nach einer Weile fragt er:

»Ist irgendwas?«

»Du wolltest mir von deinem allerersten Film erzählen.«

»Ach ja, stimmt. Also, das war 1967 oder 68 ... Nein, halt, es war 66. Ich weiß noch, dass wir zusammen das WM-Endspiel gegen England geschaut haben ... War da eigentlich Günter Netzer schon dabei?«

»Ich glaube nicht.«

Rudolf hat bereits sein Handy gezückt:

»Hallo Günter, ich bin's, Rudolf. Sag mal, du warst 1966 noch nicht dabei, oder? Bei dem Endspiel ... wusste ich's doch. Genau, 1972 ... 3:0 gegen Russland, jaja ... Sag mal, bist du auch gerade auf der Insel? ... Sehr gut, dann könnten wir doch mal wieder ... Nein, nein, ich habe Zeit ...«

Ich schaue Rudolf erstaunt an, denn wir haben nur noch drei Tage, und der einzige Text, den ich bisher geschrieben habe, lautet: *Es war 1966*. Aber er signalisiert mir mit der Hand: kein Stress.

»... Meinst du? Aber ihr müsst euch keine Umstände ... Na

gut, heute Abend um acht Uhr passt perfekt. Dann bring ich 'ne Flasche *Châteauneuf-du-Pape* mit. Bis dann, wir sehen uns ... Okay, Daniel, wo waren wir?«

»Bei deinem ersten Film, 1966. Da musst du eigentlich noch zur Schule gegangen sein, oder?«

»Ja genau. Das könnte die Unterprima gewesen sein. Oder die Oberprima? Egal.«

»Wie kam die Filmproduktion überhaupt auf dich?«

»Die haben in den Schulen der Region nachgefragt ... Meine Klasse hatte gerade *Nathan der Weise* aufgeführt ... Der Lehrer gab mir nur eine Nebenrolle, Nathans besten Freund Al-Hafi, aber ich habe Nathan so an die Wand gespielt, dass ... Moment, haben wir überhaupt noch *Châteauneuf-du-Pape?*«

Prinz steht auf und verschwindet in Richtung Weinkeller. Drei Minuten später kommt er mit einer Flasche voller Staub und Patina zurück.

»Das glaube ich jetzt nicht, Daniel, der ist von 1966. Exakt aus dem Jahr, von dem wir gerade sprechen. Das ist doch ein Zeichen!«

»Ein Zeichen wofür?«

»Dass wir ihn trinken sollten.«

»Ich dachte, die Flasche ist für Günter Netzer.«

»Kein Problem, da unten sind noch drei. Na los, klapp den Laptop zu und hol zwei Gläser aus der Küche: die ganz dicken, bauchigen – ich ziehe inzwischen den Korken raus.«

»Rudolf, kennst du den Begriff *Prokrastinieren?*«

»Du meinst, ich schiebe die Arbeit vor mir her?«

»Ja.«

Prinz hält inne und denkt nach. Dann lächelt er:

»Lass uns prokrastinieren.«

Zweieinhalb Stunden später haben wir zwar nicht das Schreibvolumen erhöht, aber immerhin den Alkoholpegel. Rudolf hat mir erneut die *Wetten, dass..?*-Geschichte mit Jennifer Lopez erzählt sowie eine neue Geschichte über eine Weinprobe im Château de Nalys *(Region Châteauneuf-du-Pape)*, bei der er hinterher so betrunken war, dass er siebenhundert Flaschen gekauft hat. Trinkgeschichten kommen aber grundsätzlich nicht ins Buch, das musste er Şahika versprechen.

Um kurz vor 20 Uhr kommen Aylin und Şahika Prinz herein. Aylin sagt etwas auf Türkisch, und Şahika lacht sich kaputt:

»Hahaha ... Daniel, deine Frau ist einfach wunderbar. Es macht so viel Freude, mal wieder Türkisch zu sprechen. Mir war gar nicht klar, wie sehr ich das vermisst habe.«

Prinz zieht die Augenbrauen hoch:

»Ich hoffe, ihr lästert nicht über uns ...«

Aylin und Şahika schauen sich kurz an, dann prusten sie synchron los. Prinz schaut mich wissend an:

»Oha, die Frauen haben sich verbündet, und sie haben eine Geheimsprache ... Das heißt für uns Männer nie etwas Gutes.«

Şahika legt ihrem Mann den Arm um die Schulter:

»Ach Prenscim, Türkisch ist doch keine Geheimsprache. Daniel hat es auch gelernt. Nimm dir ruhig ein Beispiel an ihm.«

Aylin mischt sich ein:

»Dafür trainiert Rudolf regelmäßig. Daran könnte sich mein Mann auch mal ein Beispiel nehmen.«

Prinz seufzt:

»Siehst du, Daniel? Schon spielen sie uns gegeneinander aus ...«

Nachdem die Prinzens in Richtung Netzer-Villa aufgebrochen sind, essen Aylin und ich in aller Ruhe das Sushi, das Şahika

Prinz uns bereitgestellt hat. Dabei macht sich eine zunehmende Unruhe in mir breit, denn die sturmfreie Luxusbude und der nahende Sonnenuntergang sind eine allzu deutliche Aufforderung, die Tote-Hose-Phase der ehelichen Intimitäten endlich zu beenden – am besten furios.

40

Aylin nippt an einem Glas Wasser, während ich in Gedanken grüne Wasabi-Paste mit Sojasauce verrühre. Obwohl das Thema Sex präsenter im Raum ist als das Pteranodon-Skelett über uns, manövriere ich die Konversation daran vorbei:

»Das Lachs-Sashimi schmeckt köstlich, findest du nicht?«

»Ja. Aber das Futomaki ist auch nicht übel.«

»Ah. Gut zu wissen.«

Es folgt eine angespannte Gesprächspause, in der ich über die Kunst der verbalerotischen Verführung nachdenke. Dann sage ich:

»Interessant, dass Şahika Sushi serviert und nichts Türkisches.«

»Na ja, auch Türken essen nicht immer türkisch.«

»Das stimmt natürlich.«

Aylin sieht wunderschön aus, und sie ist meine Traumfrau. Genau das sollte ich ihr sagen, aber natürlich eleganter. Wie hätte Casanova es wohl formuliert?

»Aylin?«

»Ja?«

»Meinst du, Japaner essen manchmal chinesisch?«

»Keine Ahnung. Auf jeden Fall hat der Japaner in Lindenthal eine chinesische Kellnerin.«

»Ah.«

Eine ganze Weile sagen wir gar nichts. Ich nehme mir noch ein Sake Nigiri, obwohl ich eigentlich satt bin. Schieben wir den Sex genauso vor uns her wie Prinz das Schreiben?

Am ersten Abend waren wir uns einig, dass uns die vierstündige Wanderung rund um das Morsumer Kliff zu viel Kraft gekostet hat; am zweiten Abend saßen wir nebeneinander im Bett und waren völlig verkrampft: Ich setzte mich unter Druck, mich nicht unter Druck zu setzen, und wollte mir vergeblich einreden, dass der Sex auf einer Skala von eins bis zehn auch durchaus mal eine Vier oder Fünf vertragen würde. Hauptsache, er findet statt. Anschließend machte mich das Stattfindenmüssen an sich nervös. Wir umarmten und küssten uns mechanisch. Nach einer Weile sagte Aylin, in ihrem Horoskop habe gestanden, dass sie in einer wichtigen Angelegenheit die Ruhe bewahren soll, und wir verschoben es auf den nächsten Tag. Da kamen wir allerdings stockbesoffen aus dem *Söl'ring Hof*, und ich bin beim Versuch, mein Hemd erotisch aufzuknöpfen, aufs Bett gesunken und eingeschlafen.

Ich tunke das Sake Nigiri in meine neu gemischte Sauce und schiebe es mir in den Mund. Drei Sekunden später fühlt es sich an, als hätte jemand eine XL-Packung extrascharfe *Fisherman's Friends* in Terpentin aufgelöst und direkt in meine Stirnhöhle gespritzt. Meine Augen fangen an zu tränen, und Aylin schaut mich besorgt an. Ich deute auf die Wasabi-Paste und signalisiere, dass alles okay ist. Dabei bastele ich im Kopf verzweifelt an einem Satz, der weniger abturnend klingt als »Soll der Geschlechtsverkehr hier im Wohnzimmer stattfinden oder oben im Gästezimmer?«.

Auch Aylin ist weniger locker als gewohnt. Ihr Blick bewegt sich ziellos durch das opulent ausgestattete Wohnzimmer. Nach einer ganzen Weile verkrampften Schweigens sagt sie:

»Erinnert dich das hier nicht auch ein bisschen an Hogwarts?«

»Du hast recht ... die Wendeltreppe, der Marmorkamin mit goldener Barockverblendung, das Pteranodon-Skelett, die opulent gerahmten Ölbilder ...«

»… als würde es da oben zum Schlafsaal von Gryffindor gehen.«

»Das wär was, oder? Wenn Harry und Hermine da wären …«

»Ich hab eine Idee. Warte hier, Daniel …«

Aylin steigt mit verheißungsvollem Blick die Wendeltreppe hoch zu unserem Zimmer; ich setze mich auf die braune Ledercouch, fülle zwei Kelche mit Champagner und sehe mich um: Auf der einen Seite knistert das Holz im Kamin, auf der anderen Seite versinkt die Sonne spektakulär in der Nordsee. Jedes Detail dieser Traumkulisse schreit danach, dass es außergewöhnlich wird. Aber kein Druck, Daniel. Die Kulisse ist eine glatte Zehn – selbst wenn der Sex nur eine Zwei oder Drei wird, ergäbe das immer noch eine Gesamtnote im soliden Mittelfeld, und …

Meine Gedanken stoppen abrupt, als ich Schritte höre. Dann steigt Aylin die Wendeltreppe hinab. Sie hat sich ein schwarzes Seiden-Negligé angezogen, dazu halterlose schwarze Nylonstrümpfe. Die Haare wild verwuschelt, die Lippen rot geschminkt. Mir stockt der Atem, und ich habe nur noch einen Gedanken: Wenn wir jetzt keinen Sex haben, dann nie wieder!

Wie gut, dass ich mir keinen Druck mehr mache … Vielleicht liegt es daran, dass ich leicht angesäuselt bin, aber ich bin plötzlich sicher, dass sich die Zukunft unserer Ehe in diesem Augenblick entscheidet. Entweder werden wir das Loreley-Trauma für immer besiegen oder in einen Abgrund stürzen, aus dem es kein Entkommen …

Aylin reißt mich erneut aus meinen Gedanken, indem sie sich neben mich setzt, ihren Champagnerkelch nimmt und mich sinnlich anschaut:

»Hallo Harry, darf ich mich zu dir setzen?«

»Her … Hermine?!«

Aylin streift sich ihre Haare erotisch hinter ihre Ohren:

»Wir sind ganz allein, Harry. Ich habe die Türen mit einem Versiegelungszauber belegt …«

Plötzlich sind alle Gedanken weg, alle Zweifel: Ich bin in Hogwarts und spüre einen enormen Energiefluss in Richtung meines Wurzelchakras. Wir stoßen an, und ich trinke einen Schluck. Während Meer und Himmel jenseits der Glasfront für ein orange-rot-violettes Farbspektakel sorgen, streichele ich sanft über Aylins Knie:

»Oh Hermine, du siehst … umwerfend aus.«

Aylin setzt sich auf meinen Schoß, und ich bin so erregt, dass ich mich nicht mal für das suboptimale Adjektiv tadele. Kurz darauf berühren ihre Lippen zärtlich die meinen; dann spüre ich ihre Zunge. Als der Kuss leidenschaftlicher wird, kommt mir plötzlich ein Gedanke, von dem ich weiß, dass ich ihn besser für mich behalten sollte. Aber irgendeine dunkle Macht in meinem tiefsten Inneren lässt mich sagen:

»Hermine, das können wir Ron nicht antun.«

»Was?«

»Ron ist mein bester Freund, und ihr seid ein Paar. Das ist einfach nicht richtig.«

Aylin schaut ungläubig in namenlose Fernen:

»Daniel, du machst es kaputt.«

»Aber das ist ein Tabu.«

Aylin seufzt und verliert sämtliche Körperspannung. Dann scheint sie eine Idee zu haben. Sie richtet sich wieder auf, nimmt meinen Kopf in beide Hände und beißt sich auf die Lippe. Dann haucht sie:

»Genau, Harry: Es ist ein Tabu!«

Aylin küsst leidenschaftlich meinen Hals. Ich streichele leicht abwesend ihren Rücken, der dank des tiefen Ausschnitts im Negligé nur minimal mit Stoff bedeckt ist.

»Nein, im Ernst, ich würde lieber Ron sein.«

Aylin hält einen Moment inne. Dann seufzt sie:

»Na gut, von mir aus ... Los, küss mich, Ron Weasley!«

Ich fasse Aylin an den Schultern und küsse sie mit zunehmender Leidenschaft:

»Oh ja, Hermine Granger, du bist so heiß, oh, wie ich dich will ...«

»Oh jaaaa, oh Dani ... äh ... Harr... Ron! Oh Ron!!!«

»Oh Hermine!«

Ich ziehe die Träger des Negligés über Aylins Schultern und ziele mit einem imaginären Zauberstab auf ihre Brüste:

»Expecto Pampelmusos!«

Aylin reagiert nicht, sondern schaut nachdenklich zur Decke.

»Hermine? Ist alles in Ordnung?«

»Es tut mir leid, aber mit Ron funktioniert es einfach nicht. Er ist ein netter Kumpel-Typ, aber er ist nicht erotisch. Ich will Harry.«

»Aber Ron ist doch toll: Er ist lustig, er ist loyal, er ...«

»Pass auf: Ron und Hermine werden doch erst im siebten Teil ein Paar. Dann sind wir halt im sechsten Teil.«

»Das ist die Lösung. Sehr gut, Aylin ... äh, Hermine.«

»Oh Harry, mir ist so heiß! Hast du einen Verschwindezauber für mein Negligé?«

»Natürlich, Hermine. Äh ... wie ging noch der Verschwindezauber?«

»Egal.«

Aylin entledigt sich ihres Negligés. Ich bin kurz vom Anblick ihres nackten Oberkörpers benebelt. Als ich mich ihrem Slip aus schwarzer Spitze zuwenden will, kommt mir ein Gedanke.

»Man merkt aber schon im vierten Teil, dass sich da was anbahnt ...«

Warum habe ich das nur gesagt? Was ist los mit dir, Harry Potter? Aylin rollt mit den Augen:

»Nimm halt den dritten Teil, wenn du dich dann besser fühlst.«

»Perfekt. *Der Gefangene von Askaban* ist sowieso mein Lieblingsbuch ...«

Wir nehmen beide einen Schluck Champagner. Dann küssen wir uns, und ich schiebe Aylins Slip ein paar Zentimeter nach unten.

»Du erregst mich so sehr, Hermine ...«

»Oh ja, Harry, zeig mir deinen Zauberstab!«

Ich lasse erschrocken von Aylin ab. Sie hebt entschuldigend die Arme:

»Jaja, ich weiß, der Spruch klingt wie aus einem billigen Porno. Ich wollte doch nur ...«

»Nein, darum geht es nicht.«

»Warum dann?«

»Wie alt sind die beiden im dritten Teil? Doch höchstens zwölf oder dreizehn.«

Aylin zieht sich erschrocken ihre Unterhose wieder hoch, schlägt die Beine übereinander und schaut mich ertappt an. Wir denken beide eine ganze Weile nach. Dann hat Aylin eine Idee:

»Wie wär's denn, wenn wir doch im siebten Teil sind, aber Dumbledore hat mit einem mächtigen Zauberspruch eine Parallelwelt erschaffen, in der Hermine nicht mit Ron zusammen ist, sondern mit Harry.«

»Das ... das ist brillant! Du bist so klug, Ayl ... Hermine.«

»Und im siebten Teil sind sie ja auch schon achtzehn.«

»Falsch. Siebzehn.«

Aylin schaut mich streng an und sagt sehr bestimmt:

»Wir einigen uns auf achtzehn. Ist das klar, Dani ... Harry?!«

»Okay, dann nehmen wir die Szene im *Forest of Dean,* wo sich Harry und Hermine näherkommen. Harry hat sich mit Ron gestritten, und dann suchen sie den Horkrux zu zweit weiter. War das nicht irgendein Kelch?«

»Nein, das Schwert von Gryffindor.«

»Ich meine, es war ein Kelch, Aşkım.«

»Harry würde Hermine bestimmt nicht Aşkım nennen.«

»Das ist eine Parallelwelt, da herrschen andere Gesetze.«

»Von mir aus. Auf jeden Fall bin ich hier nicht mit Ron zusammen, sondern mit dir, Harry ... Oh Harry!«

Ich ziehe in einem Ruck mein T-Shirt aus:

»Oh Hermine, ich verzehre mich schon so lange nach dir! Ich will dich jetzt. Hier. Sofort!«

Aylin lässt ihren Slip langsam aufs Sofa gleiten:

»Ups ... ich glaube, auf den kleinen Harry wartet ein Ausflug in den *Verbotenen Wald.*«

Ich stehe auf, um mich sowohl meiner Jeans als auch meiner Unterhose zu entledigen. Als mein Blick auf ein Pferd in einem der Ölbilder fällt, kann ich mich leider nicht mehr kontrollieren:

»Sieht Harry nicht in der Szene den Patronus in Form eines Pferdes und folgt ihm in den Wald?«

»Nicht in der Parallelwelt, die Dumbledore erschaffen hat. Komm, Dan ... Harry, ich begehre dich seit so vielen Jahren ...«

»Oh ja, Hermine! Oh Hermine!«

»Außerdem war das kein Pferd, sondern eine Hirschkuh.«

»Was?«

»Egal. Leg dich auf mich, Harry!«

»Oh jaaaa ... Oder war es ein Einhorn?«

»Ist doch egal. In dieser Parallelwelt gibt es nur dich und mich.«

»Gott sei Dank ... Denn sonst würde ich jetzt nicht mit dir schlafen, sondern fast sterben bei dem Versuch, das Gryffindor-Schwert aus dem Wasser zu holen.«

»Ha! Jetzt hast du's selbst gesagt, Daniel: Der Horkrux war das Gryffindor-Schwert und kein Kelch.«

»Verdammt, du hattest recht.«

Leider wirkt das Nichtrechthaben als Anti-Aphrodisiakum, und ich komme wieder ins Grübeln: Wenn der kleine Daniel einen Ausflug in den *Verbotenen Wald* unternehmen will, sich aber momentan im *Forest of Dean* aufhält, brauchte er einen Portschlüssel.

»Daniel? Alles in Ordnung?«

»Am besten spielt die Szene doch in Hogwarts. Lass uns einfach noch mal von vorne anfangen: Du kommst die Treppe herunter, und ich ...«

In dem Moment hören wir das Türschloss, und kurz darauf erklingt die Stimme von Günter Netzer:

»Also, wo hängt es denn jetzt, dieses Flugsaurier-Skelett?«

Bevor ich die Tür des Gästezimmers schließe, höre ich Günter Netzer noch scherzen, dass der Pteranodon sicher ein guter Torwart gewesen wäre, weil er mit sieben Metern Spannweite das komplette Gehäuse abdeckt. Ich lege Hose und T-Shirt über die Lehne eines Chippendale-Stuhls, und Aylin schmeißt sich auf das mit einer silbernen Tagesdecke überzogene King-Size-Bett:

»Puh, das war knapp ...«

»Obwohl Günter Netzer sicher kluge Kommentare abgegeben hätte: ›Hagenberger muss an seiner offensiven Ausrichtung arbeiten. Er verpasst immer wieder das Momentum für den Abschluss ...‹«

Aylin lacht und setzt sich auf die Bettkante, ich setze mich neben sie. Eine ganze Weile sagen wir gar nichts. Dann seufzt Aylin:

»Ich glaube, irgendwelche höheren Mächte wollen nicht, dass wir Sex haben ...«

Ich lächle melancholisch. Dann frage ich:

»Bin ich Ron?«

»Wie meinst du das?«

»Na ja, du hast gesagt, Ron ist ein netter Kumpel-Typ, aber er ist nicht erotisch.«

»Ja, *Ron.* Wie kommst du darauf, ich hätte dich damit gemeint?«

»Weil ich mich immer mit ihm identifiziert habe.«

»Das hast du nie gesagt.«

»Ich wusste ja, dass du Harry besser findest. Aber ... Ron ist witzig und nicht so erwachsen wie die anderen ... und ich ... ich habe so oft das Gefühl, du magst das nicht. Dass ich keine Grenzen setze, und ... vielleicht sehnst du dich ja nach jemandem, der mehr innere Stärke besitzt als ich ...«

Aylin legt ihren Arm um mich:

»Ach, Daniel ...«

»Ich habe so viel Angst, weil ... weil ich Ron bin. Weil ich kein Held bin, sondern der lustige Typ, der mit albernen Stimmen spricht und schnattert wie Donald Duck ... weil ich ein netter Kumpel-Typ bin, aber als Ehemann und Vater versage. Und deshalb habe ich Angst, dass du ... dass du mich verlässt.«

Als mir die Tränen aus den Augen schießen, liegt es diesmal nicht an der Wasabi-Sauce. Ich schluchze und bin selbst überrascht von der Tiefe meiner Gefühle. Aylin streichelt mir sanft über den Kopf und lässt mich ausheulen. Na toll, jetzt bin ich nicht mal mehr ein lustiger Typ, jetzt präsentiere ich mich ihr auch noch als Heulsuse ... Gebe ich meiner Ehe gerade den Gnadenschuss? In einem Moment der Panik überkommt mich kurz der Impuls, Udo Lindenberg zu imitieren. Anschließend fühle ich mich noch elender, weil ich offensichtlich nicht die geistige Reife für angemessenes Verhalten in einer Ehekrise besitze. Aylin schaut mich mitleidig an. Ich habe Angst. Angst, dass die Worte, die sie jetzt sagen wird, einen Schlussstrich unter unsere Ehe ziehen. Aylin holt tief Luft. Dann bricht plötzlich ein Lachen aus ihr heraus:

»Ist dir klar, dass du gerade die Unterlippe nach unten gezogen hast?!«

»Habe ich das?«

»Ja. Du wolltest Udo Lindenberg imitieren.«

»Nur ganz kurz. Aber das Entscheidende ist: Ich habe es nicht getan.«

»Hahaha, du hast so ein Glück, dass ich dich liebe.«

»Du willst mich nicht verlassen?«

»Wieso sollte ich?«

»Na ja, weil ... halt wegen allem.«

Aylin denkt nach. Viel zu lange. Dann werden auch ihre Augen feucht:

»Ja, ich bin manchmal genervt, dass du immer der Gute bist ... und Grenzen setzen ist wirklich nicht deine Stärke, aber ...«

Sie nimmt meine Hände in ihre und schaut mir tief in die Augen:

»... du bist der beste Papa, den Lara sich wünschen könnte, der beste Papa der Welt. Und genau der Ehemann, den ich mir immer erträumt habe ... Wenn ich dich mit unserer Tochter sehe, geht mir das Herz auf. Lara hat einen wunderbaren Charakter ... sie hat ganz viel von dir.«

Ich spüre, wie mein Herz leichter wird. All der Stress, all die Gedanken, all die Zweifel lösen sich mit einem Mal in Luft auf, und wir umarmen uns so innig wie seit Jahren nicht mehr. Plötzlich küssen wir uns, ohne irgendeine Absicht, ohne Konzept, ohne inneren Druck, ohne die geringste Anstrengung. Es geschieht einfach, und bald darauf weiß ich nicht mehr, wo ich aufhöre und wo Aylin anfängt.

Als wir aus einer Welt wieder auftauchen, in der es kein Gefühl für Zeit gibt, liegen wir nebeneinander und fangen an zu lachen. Oder weinen wir? Nein, wir lachen. Weil es so einfach war. Weil plötzlich alle kleingeistigen Ängste und Verspannungen, die uns eben noch umtrieben, so lächerlich erscheinen. Weil es keine Reizwäsche braucht, keine roten Lippen, keine Pläne, Rollenspiele oder sonst irgendetwas – nur Raum, Zeit und zwei offene Herzen.

Wir haben etwas sehr Seltenes erlebt, das gleichzeitig außergewöhnlich und banal ist, für das es keine Skala von 1 bis 10 gibt und das Lars Sulzenburg in seinem Grand-Prix-Hit für Rudolf Prinz im Jahre 1994 so beschrieben hat: *Du hast mir deinen Körper in die Seele tätowiert.* Wirklich eine Schande, dass es aus Österreich nur einen Punkt dafür gab.

41

Am nächsten Morgen, nachdem Aylin und ich die täglichen Frühstücksfotos und -videos von Aylins Mutter angeschaut und mit roten Herzen kommentiert haben, sitzen wir zu viert am großen Esstisch im Wohnzimmer und frühstücken crosskulturell: türkische Knoblauchwurst, griechischer Schafskäse, holländischer Gouda, bayrische Brezeln, französische Croissants, ostfriesischer Tee, kenianischer Kaffee und englische Marmelade.

Im Hintergrund läuft das Radio, und der Moderator flutet den Raum mit einem Schwall aufgesetzter Fröhlichkeit:

»... also, ihr wisst ja: Der frühe Vogel fängt den Wurm, aber der frühe Wurm stirbt zuerst, hahaha ... So, der nächste Song ist für alle Würmer, die noch ein bisschen weiterkuscheln wollen, ein Liebeslied, das beweist, dass auch ein mehrfach verurteilter Intensivtäter ein romantisches Herz haben kann, hier ist *MC Deathbringer* im Duett mit einer Frau, deren Werbeplakate für das Duschgel *Blue Shower* schon für mehrere Verkehrsunfälle in ganz Deutschland gesorgt haben: Helena Prinz ... Hier kommt die brandneue Nummer eins in den deutschen Charts: *Du bist der Engel meiner Träume.*«

Der Song startet mit einer Maschinengewehrsalve, die in einen Beat übergeht. Dann ertönt eine sehr tiefe Männerstimme, die mit einem Höchstmaß an »Street Credibility« rappt:

weil isch alle coolen Posen und das Männlischsein beherrsche
hatte isch schon tausend Frauen, tausend Titten,
tausend Ärsche

doch jetzt gibt es nur noch eine, die misch so elektrisiert
und wenn sie mal nisch da ist, bin isch total paralysiert

Es folgt ein musikalischer Break zu einer Bridge, die sehr viel mehr Schlager ist als Hip-Hop, dazu eine weibliche Stimme, bei der auch mehrfache Dopplung und die Anwendung sämtlicher elektronischer Tricks nicht über ihr Hauptmerkmal hinwegtäuschen: dünn.

Als ich dich sah, war mir sofort klar
Es raubt mir den Schlaf, wenn ich nicht zu dir darf ...

Rudolf steht auf und schaltet das Radio ab. Şahika hebt entschuldigend die Arme:

»Tut mir leid, wir haben den Text um drei Uhr nachts von ›ekelerregend‹ auf ›romantisch‹ umgeschrieben, und nicht jeder Kompromiss ist gelungen.«

Rudolf ergänzt:

»Trinken wir auf einen weiteren Meilenstein auf dem Weg zum Ende der Zivilisation.«

Wir lachen und prosten uns mit unseren Tee- und Kaffeetassen zu. Aylin sitzt mir gegenüber, und zum ersten Mal seit langer Zeit stört mich jeder einzelne Zentimeter Distanz. Ich will ihren Körper spüren und ihren Duft einatmen. Unter dem Tisch berühre ich ihren Fuß, und sie schaut mich neckisch an. Şahika gießt Kaffee nach:

»Na, ihr hattet ja Spaß gestern Abend, ihr beiden ...«

Ich schaue Aylin ertappt an. Sie lächelt schuldbewusst:

»Oh, habt ihr ... habt ihr uns gehört?«

Rudolf grinst:

»Kein Problem. Wellen, Möwen, Ehepaare beim Liebesspiel – wir genießen die Klänge der Natur.«

Şahika legt sich eine Scheibe Knoblauchwurst auf eine Brezel und beißt herzhaft hinein:

»Die Netzers saßen auf dem Sofa und waren auch sehr beeindruckt ...«

Aylin und ich grinsen uns peinlich berührt an.

»... Günter hätte sogar fast ein Andenken an euch mitgenommen, aber ich konnte das schwarze Spitzenhöschen bei der Verabschiedung unbemerkt entfernen, das sich im Knopf seiner hinteren Hosentasche verhakt hatte.«

Aylin wird knallrot: »Ups!«

Dann müssen wir alle vier herzhaft lachen, und Şahika ergänzt:

»Sehr gute Qualität übrigens ... Ich habe für Helena gerade einen Werbedeal mit der Firma abgeschlossen ...«

Rudolf lächelt:

»Ich kriege sicher auch bald eine Anfrage – für Inkontinenz-Windeln.«

Wieder lachen wir alle vier, und Şahika schaut ihren Mann erstaunt an:

»Kann es sein, dass du gerade freiwillig auf dein Alter angespielt hast?«

Rudolf scheint selbst überrascht:

»Das stimmt. Was ist los mit mir? Dabei werde ich bald ... siebzig. So, jetzt ist es raus, haha. Ich werde siebzig.«

Şahika drückt ihm einen Kuss auf die Wange:

»Ich bin stolz auf dich ... Dann können wir uns ja endlich einen gemeinsamen Grabstein aussuchen.«

»Also, wenn wir ein Doppelgrab nehmen, will ich oben liegen.«

»Dafür müsste ich zuerst sterben, Prenscim. Sorry, aber das wird nicht passieren.«

»Wieso das denn? Ich saufe viel mehr als du, und Alkohol konserviert.«

»Ja klar, *nach* dem Tod. Aber mach dir keine Sorgen, bei deiner Beisetzung schütten wir keine Erde ins Grab, sondern *Dom Pérignon*.«

»Das würde mir gefallen. Und Helena soll bitte ein Video von meiner Leiche posten, dann habe ich wenigstens posthum einen Hit auf Instagram.«

Alle lachen, und ich traue meinen Ohren kaum: Seit ich die Prinzens kenne, reden sie zum ersten Mal nicht aneinander vorbei. Ich räuspere mich:

»Ihr hattet aber auch Spaß heute Nacht, nicht wahr?!«

Jetzt schauen sich die Prinzens ertappt an und fangen an zu kichern. Şahika nimmt einen Schluck Tee und heuchelt Unschuld:

»Das muss die Nachbarskatze gewesen sein. Wenn die rollig wird, gibt sie immer ganz komische Laute von sich ...«

Rudolf nimmt ihre Hand und küsst sie, während Şahika sich an Aylin und mich wendet:

»... Wir müssen uns bei euch bedanken. Es hat uns gutgetan, dass ihr hier seid ... ihr seid so ein tolles Paar, so liebevoll. Ihr habt uns inspiriert.«

»Hanım, das stimmt zwar. Aber der Hauptgrund war natürlich: Unsere Gäste können nicht mehr Spaß haben als wir, das konnten wir so nicht stehen lassen.«

Şahika rollt ironisch mit den Augen:

»Prenscim, wie redest du?«

»Ist doch so. Jetzt steht es eins zu eins, damit können wir leben.«

Alle lachen, und wir wenden uns wieder dem Frühstück zu. Nach einer Weile fragt Aylin:

»Wie steht's eigentlich mit eurem Buch?«

Prinz denkt ein paar Sekunden nach, dann hebt er den Brotkorb hoch:

»Noch jemand ein Croissant?«

Eine halbe Stunde später schwimmen Aylin und Şahika in der Nordsee, und ich klappe mal wieder meinen Laptop auf. Prinz nimmt einen Schluck Kaffee und geht im Zimmer auf und ab:

»Weißt du, Daniel, wir sind nicht wirklich weitergekommen in den vergangenen Tagen, und das ist einzig und allein meine Schuld. Du wärst wahrscheinlich längst fertig, aber ich ... weißt du, es ist viel passiert in letzter Zeit. Ich habe einen Nackenschlag nach dem anderen eingesteckt, und jetzt habe ich das Gefühl ... Kannst du noch mal vorlesen, was ich dir in der Garderobe von Markus Lanz diktiert habe?«

Ich öffne das Dokument *Lanz:*

»Heute wird Rudolf Prinz dem Publikum zum ersten Mal Einblicke in die Tiefe seiner Seele geben: die Seele eines nachdenklichen, sensiblen Mannes, der Frauen respektiert und sich viele Gedanken um die Zukunft unseres Planeten macht ...«

»Stopp. Den ganzen Mist kannst du wieder löschen.«

»Sicher?«

»Ja klar, ich bin doch nicht Robert Habeck. Şahika hatte recht: Es gibt keinen neuen Rudolf Prinz. Ich bin, wie ich bin ...«

Er schaut melancholisch in Richtung Meer.

»... Weißt du, ich war in Panik ... Ich hatte Angst, dass mich alle hassen werden und keiner mehr einen Film mit mir drehen will.«

»Und jetzt?«

»Jetzt hassen mich alle, und keiner dreht mehr einen Film mit mir.«

Er steht auf und geht gestikulierend im Zimmer umher:

»Auf alles, was ich sage, folgt ein Shitstorm; wenn ich nichts sage, gibt es trotzdem einen Shitstorm, weil irgendwer ein altes Interview herauskramt; Kerstin Herzog will nie wieder mit mir arbeiten, und meine beiden Projekte für nächstes Jahr wurden abgesagt ... Ist das nicht irre? Helena verdient sich mit diesem furchtbaren Lied einen goldenen Hintern, und ich kann mich für Hartz IV anmelden.«

»Lustig, gerade, als du *Hartz IV* gesagt hast, bist du an dem Original von Claude Monet vorbeigegangen.«

»Zum Glück werfen meine Wertpapiere und Immobilienfonds ein paar Millionen ab, sonst müsste ich glatt die Bilder verkaufen.«

»Puh, da bist du ja gerade mal so an der Armut vorbeigeschliddert.«

»Mach dich nur lustig, Daniel ... Du glaubst mir das jetzt vielleicht nicht, aber das Geld hat mir nie viel bedeutet. Vielleicht hatte ich einfach immer zu viel davon. Was mir dagegen immer viel bedeutet hat, das war der Ruhm. Ich war wie besessen davon. Aber vor exakt drei Tagen habe ich meinen Frieden damit geschlossen.«

»Vor drei Tagen? Was war denn da?«

»Da haben wir deine Oma besucht ...«

Prinz wollte zur Stauvermeidung nachts fahren, und der Chauffeur hatte Aylin und mich wie verabredet um 18 Uhr an unserem Reihenhaus in Köln-Weiß abgeholt, kurz nachdem Lara und der neue Hamster von Aylins Eltern nach Köln-Ehrenfeld verfrachtet worden waren.

Der Prinz'sche Rolls-Royce fuhr ausgerechnet in dem Moment vor, als die Nachbarinnen-Yoga-Gruppe das Training beendet hatte. Die Blicke der Damen waren ähnlich fassungslos wie damals, als ich mit Donald-Duck-Geschnatter gegen die Tür gelaufen war.

Ich genoss die herabsinkenden Kinnladen und den vergeblichen Versuch, die über zehn Meter lange Luxuskarosse in die *Ford-Focus*-Schublade zu pressen, in die sie Aylin und mich seit Jahren einsortiert hatten. Als dann noch zwei Bodyguards ausstiegen, die Damen skeptisch taxierten und schließlich die Tür für Şahika und Rudolf Prinz öffneten, die uns mit Wangenküsschen begrüßten, war die spirituelle Harmonie des Yoga-Trainings endgültig verflogen, und die bewusst aufgerichteten Wirbelsäulen sackten ein paar Zentimeter in sich zusammen. Zum Glück schaffte ich es, gegen meinen Winkimpuls anzukämpfen, denn das hätte den Moment ruiniert; so nickte ich nur kurz majestätisch, als ich einstieg.

Bald darauf fuhren wir über die Rheinuferstraße in Richtung Südstadt. Als wir uns dem Ubierring näherten, hatte ich eine spontane Eingebung:

»Rudolf, hättest du Lust, deinen vielleicht größten Fan kennenzulernen?«

Prinz, der vom Desaster bei den Dreharbeiten und von der erneut schlechten Presse immer noch geknickt war, zuckte mit den Schultern:

»Pfff ... die erste Fähre geht um 5:15 Uhr ... also Zeit genug hätten wir.«

Ich erklärte dem Fahrer, Herrn Şemtürk, den Weg zum Clara-Elisen-Stift, und fünf Minuten später standen Rudolf Prinz und ich an der Rezeption, während draußen der Rolls-Royce mit Şahika und Aylin nicht weniger als vier Besucherparkplätze beanspruchte. Ich wandte mich an den gut sechzigjährigen Mitarbeiter, der gerade herzhaft in ein Mettbrötchen biss:

»Ich weiß, die Besuchszeit ist vorbei, aber wir würden gerne kurz meiner Oma hallo sagen.«

Der Mitarbeiter erblickte Prinz und schaute höchst überrascht, kaute aber noch in aller Ruhe zu Ende, bevor er in breitem Rheinisch loslegte:

»Ja leck misch am Arsch, der Prinz kütt! Haha, dat jibt et doch jar nit. Also, dat glaub isch jetzt nit. Könnense misch mal kneifen, bitte? Haha, wat machen Sie denn hier? Wollense sisch zur

Ruhe setzen, jetzt, wo Sie beim Film rausjeflogen sind? Ja, wat is da überhaupt passiert bei den Dreharbeiten? Der Express hat jeschrieben, Sie konnten sisch den Text nit mehr merken, also dat tut mir leid, ehrlisch. Aber so is dat, wemmer alt wird – isch weiß morjen früh auch nit mehr, wat isch heute Abend alles jetrunken hab, hahaha ... und wat war dat mit der Notbremse? Habense die mit dem Türgriff verwechselt oder wolltense einfach mal die Landschaft jenießen?! Isch meine, bei dreihundert km/h, da siehst du keinen Schmetterling und kein Eischhörnschen, dat saust alles an dir vorbei, zack, weg isset, und du weißt noch nit mal, wat dat war ... Also isch jehe viel lieber in den Volksjarten, als wie nach Berlin zu fahren, aber jut, im Volksjarten finden natürlisch selten Dreharbeiten statt.«

Während ich darüber nachdachte, ob ungebremster Redefluss Einstellungsbedingung für Empfangspersonal in Kölner Kranken- und Pflegeeinrichtungen ist, leitete ich den gequält lächelnden Rudolf in Richtung Treppenhaus. Der Mitarbeiter rief uns hinterher:

»Gucken se sisch ruhisch um, Herr Prinz. Und wenn et Ihnen jefällt, nehmen wir Sie sofort auf ... natürlisch nur wenn einer stirbt, hahaha ... Also, dat is natürlisch nit komisch, wenn einer stirbt. Isch habe nur jelacht, weil äh ... also da hab isch momentan keine konkrete Erklärung für. Aber dat Leben is ja ernst jenug. Da musst du auch mal lachen, sonst wirst du krank ...«

Kurz darauf klopfte ich an Oma Berthas Tür und betrat das Zimmer. Sie saß in ihrem Sessel und schaute aus dem Fenster.

»Oma Bertha? Ich bin's, Daniel.«

»Gut, dass du kommst, Rigobert. Du musst mich unbedingt zum Wahllokal fahren. Obwohl ich gar nicht weiß, was ich ankreuzen soll. Die CDU will, dass die Mittagspause nur noch an der Berliner Mauer stattfindet, die SPD will drei Millionen Weihnachtsmänner einfach in den Rhein schmeißen, und das ZDF kannst du auch nicht mehr wählen ...«

»Oma Bertha, guck mal, wen ich mitgebracht habe!«

Ich gab Rudolf ein Zeichen, und er betrat das Zimmer. Oma Bertha schlug vor Freude die Hände vors Gesicht:

»Rudolf Prinz!«

Prinz ging auf sie zu und streckte ihr die Hand entgegen:

»Freut mich, Sie kennenzulernen, Bertha. Daniel hat mir erzählt, Sie mögen meine Filme ...«

Bertha nimmt die Hand und schüttelt sie euphorisch:

»Mögen ist zu schwach. Ich liebe Ihre Filme. Sie sind der beste Schauspieler, den Deutschland je hervorgebracht hat.«

»Jetzt übertreiben Sie aber schamlos.«

»Nein, das ist die reine Wahrheit! Also, ich kann das gar nicht glauben: Rudolf Prinz steht in meinem Hotelzimmer ... Aber was machen Sie denn in New York?«

»Ich, äh, na ja ...«

»Ich war bei der Weltpremiere von *Kalle räumt auf* dabei, in Dortmund. Wissen Sie noch? Sie haben mit Ihrer Limousine vor dem Seiteneingang des *Alhambra*-Kinos geparkt; ich stand vor Ihnen und habe geweint, weil ich keine Karte mehr bekommen habe ...«

»Dann habe ich mein Taschentuch genommen und Ihre Tränen weggewischt ... Ich erinnere mich.«

Bertha lächelte mich beseelt an:

»Daniel, er erinnert sich an mich.«

Ich hatte Prinz die Geschichte kurz zuvor erzählt. Er konnte sich weder an Bertha noch an die Premiere erinnern, spielte aber sehr gerne mit:

»Natürlich, wie hätte ich eine so attraktive Dame vergessen können?«

Meine Oma hielt sich schelmisch die Hand vor den Mund und kicherte wie ein Mädchen der Fünfzigerjahre:

»Wissen Sie, dass ich meinen Mann belogen habe, um zur Premiere zu fahren?«

Prinz spielte ironisch Empörung:

»Also Bertha, was soll ich dazu sagen? Sie sind eine ungezogene Frau.«

Jetzt wurde Bertha tatsächlich rot und schaute ertappt zu Boden:

»Na ja, wenn Sie versucht hätten, mich zu küssen, hätte ich Ihnen eine Ohrfeige verpasst, so viel steht fest ... Obwohl, vielleicht hätte ich es auch geschehen lassen, ich bin auch nur aus Fleisch und Blut. Aber Sie waren natürlich ein hundertprozentiger Gentleman, anders hätte ich das auch nicht erwartet ...«

»Ich wollte Sie schon küssen, Bertha, aber meine Frau hätte mich umgebracht ...«

»Und dann, als der Film zu Ende war, sind Sie auf die Bühne gegangen. Ich saß in der dritten Reihe und bin aufgestanden. Es hat mich einfach aus dem Sitz gerissen ...«

»Das freut mich sehr.«

»... und um mich herum: Einer nach dem anderen sind sie aufgestanden, noch einer und noch einer. Irgendwann hat keiner mehr gesessen. Und wir haben uns die Hände wundgeklatscht und gejohlt. Sie standen auf der Bühne und haben immer wieder Zeichen gegeben, dass wir aufhören sollen. Aber keiner hat aufgehört. Alle wollten Ihnen Respekt und Ehre erweisen. Weil Sie es verdienen, Herr Prinz. Sie sind ein großer Künstler und Sie machen die Menschen glücklich.«

»Das ist sehr nett von Ihnen, Bertha. Es ist ...«

Unvermittelt musste Prinz schlucken, und er sprach mit brüchiger Stimme weiter:

»... schön, so etwas zu hören.«

»Ach kommen Sie, das hören Sie doch sicher ununterbrochen.«

»Ehrlich gesagt: So etwas habe ich schon sehr lange nicht mehr gehört.«

»Wieso? Das ist doch gerade mal zwei Wochen her.«

Prinz ließ einen tiefen Seufzer vernehmen, dann brach er gegen seinen Willen in Tränen aus. Diesmal war es umgekehrt, und Bertha zog ein Taschentuch aus der Hosentasche, um ihrem Idol die Tränen aus dem Gesicht zu wischen. Auch ich war sehr gerührt, denn ich hatte meine Oma noch nie so glücklich und Prinz noch nie so verwundbar erlebt. Es war eine ergreifende Szene – so ergreifend, dass selbst der getrocknete Schnodder an Berthas Taschentuch die Magie nicht zerstören konnte.

Prinz fing sich wieder und fasste Oma Bertha an beiden Oberarmen:

»Ich danke Ihnen, Bertha. Sie wissen gar nicht, was Sie mir für eine Freude gemacht haben.«

»Nein, ich danke Ihnen, Herr Prinz. Dass Sie extra hierher nach Ahlen gekommen sind, um mich zu besuchen ... Das ist der schönste Tag in meinem Leben.«

»Darf ich Sie auf die Wange küssen, Bertha? Ich glaube, meine Frau würde mir das verzeihen.«

Oma Bertha wurde erneut rot, nickte und schaute verschämt zu Boden. Prinz drückte ihr zärtlich einen Kuss auf die Wange, streichelte ihr über den Rücken und ging. Ich wollte mich von meiner Oma verabschieden, aber sie nahm mich gar nicht mehr wahr. Ich blieb trotzdem noch eine Weile im Zimmer, weil ich mich von diesem Anblick einfach nicht losreißen konnte: Oma Bertha, die beseelt vor dem Fenster saß und zuschaute, wie ein ebenfalls beseelter Rudolf Prinz mit leicht melancholischem Lächeln in den Rolls-Royce stieg.

»*Ich ließ das Fenster meines Wagens herab und winkte der Hundertjährigen zum Abschied noch einmal zu.* Sie ist zwar hundertdrei, aber *Hundertjährige* klingt griffiger, oder was meinst du, Rudolf?«

Ich habe einen Flow, als ich den Besuch bei Oma Bertha zu einem Teil des Buches mache. Rudolf scheint abwesend:

»Jaja. Wenn du meinst ...«

»Absolut. Und ich glaube, dann können wir ein bisschen pathetisch werden, so was wie ... *Tief in mir spürte ich, dass ich mich nicht nur von einer alten Dame verabschiedet hatte, sondern von einer ganzen Epoche.*«

»Genauso war es.«

»Du, Rudolf, ich hab da gerade eine Idee: Wie wär's denn, wenn wir das Kapitel als Prolog nehmen? Dann könntest du den Lesern jetzt sagen, warum du dieses Buch eigentlich schreibst. Also: ... *Es war das letzte Nachglühen des furiosen Feuerwerks, das sich mein Lebenswerk nennt. Mit diesem Buch möchte ich* ... Was möchtest du? Warum schreiben wir dieses Buch?«

Prinz schweigt. Ich halte inne und sehe gespannt dabei zu, wie er sich auf einen der goldverzierten Barockstühle setzt und von seinen eigenen Worten überrascht zu werden scheint, während er sagt:

»Mit diesem Buch möchte ich den ebenso selbstgefälligen wie sinnlosen Versuch unternehmen, das Zerbröseln meines Denkmals mit nostalgischem Schmalz zu übertünchen.«

»... *das Zerbröseln meines Denkmals* ...«

Ich halte mit dem Schreiben inne und schaue Rudolf irritiert an. Der zögert einen Moment, dann sagt er ohne Bitterkeit:

»Weißt du was, Daniel? Dieses permanente Lechzen nach Anerkennung, diese verzweifelte Suche nach dem Kick des Ruhms, das alles kommt mir plötzlich so sinnlos vor. Genau wie dieses Buch ... Ich muss mir kein Denkmal mehr setzen. Gott hat mir so vieles gegeben, in den ganzen Jahren, und das ist alles hier drin …«

Er klopft sich auf sein Herz. *Die schönsten Momente werden im Herzen gespeichert.* Dr. Matuscheck wäre stolz auf Rudolf.

»… ich will dir nicht deinen Job wegnehmen, Daniel, aber dieses Buch … ich will das alles nicht.«

Na toll. Gut gemacht, Oma Bertha. Vielen lieben Dank auch.

42

Ich stehe mit Aylin vor dem Haus, in dem ihre Eltern eine Wohnung im zweiten Stock besitzen, und drücke auf die Klingel. Was für ein Kontrast: aus der Luxuswelt der Prinzens in den zweiten Stock eines sanierungsbedürftigen Altbaus in Köln-Ehrenfeld.

In den vergangenen drei Tagen auf Sylt habe ich zwar beeindruckend auf dem Golfplatz des Budersand Hotels versagt – beim Abschlag flog mein Schläger weiter als der Ball –, dafür haben wir insgesamt 24 Gänge Sterneküche mit derselben Anzahl edelster Weine gekostet, Günther Jauch, Nena und Jürgen Klopp kennengelernt und sind mit Rudolfs Luxusyacht nach Kopenhagen gefahren, wo Şahika Aylin ein Kleid für 3.000 € geschenkt hat.

Als ein Summen ertönt und ich die Tür aufdrücke, kann ich es kaum erwarten, endlich Lara wiederzusehen. Eine Woche ohne sie – obwohl inzwischen mein gesamter Handyspeicher mit Lara-Videos belegt ist, habe ich sie so sehr vermisst, dass es körperlich wehtut. In meiner Vorstellung kam sie uns freudig entgegengelaufen und fiel uns mit Tränen der Wiedersehensfreude in die Arme. Stattdessen dringt Musik in unsere Ohren, die mit jeder Stufe lauter wird. Feiern die Nachbarn eine Party? Am Sonntag?

Als wir im zweiten Stock ankommen, wird klar: Der Lärm dringt durch die geöffnete Tür aus der Wohnung der Denizoğlus. Als wir eintreten, sind da nicht nur jede Menge Verwandte von Aylin, sondern auch meine Eltern. Im Hintergrund sehe ich den Rücken meiner Tochter, die mit ihrem Onkel Cem tanzt. Aylins Mutter kommt uns aufgeregt entgegen:

»Aylin! Daniel! Vallaha. Ihr müsst meinen Su Böreği* probieren! Und Emine hat Mantı** gemacht. Schmeckt zwar nicht so gut wie meine Su Böreği, aber wenn sie fragt euch, ihr müsst sagen, ist beste Mantı aller Zeiten. Sie war sehr beleidigt, weil Ayşe hat nur gesagt, schmeckt lecker, hat nicht mal gekreischt oder *Ay Ay Ay Ay Ay* gesagt. Oh wie ich mich freue, euch zu sehen, vallaha, ich freue mich ...«

Frau Denizoğlu packt gerne zu viel Text in einen Atemzug, sodass sie die letzten Worte jeweils mit einem Minimum an Luft nach draußen presst – wie ein Ertrinkender, der kurz vor dem Ableben noch schnell seine Memoiren diktieren will. Aylin umarmt ihre Mutter:

»Was ist denn los? Gibt es was zu feiern?«

»Deine Cousin Kenan hat Geburtstag, das weißt du doch, aber in seine Wohnung ist gerade Handwerker und Wohnung von seine Mutter viel zu klein, da hat er gefragt Ayşe, die hat angerufen Emine, aber dann Ozan hat Cem Bescheid gegeben, und der hat gefragt deine Vater.«

Ihr Atem war schon bei *viel zu klein* zu Ende; es ist erstaunlich, dass sie den Satz trotzdem ins Ziel gebracht hat. Respekt! Im Wohnzimmer ertönt jetzt *Şımarık* von Tarkan, das laut mitgesungen wird. Aylin schließt besorgt die Wohnungstür:

»Ihr könnt doch nicht am Sonntagabend so viel Lärm machen! Was denken die Nachbarn?«

»Aylin, vallaha, du bist so deutsch geworden ... Die Nachbarn ich habe alle eingeladen. Los, Essen ist in Küche.«

»Das geht nicht, Anne, wir fahren jetzt nach Hause. Lara muss morgen früh zur Schule.«

* *eine Art Lasagne aus Wasserteig und Fetakäse*

** *türkische Tortellini*

»Vallaha, so deutsch bist du geworden. Schläft sie halt in erste Stunde. Hat sie Mathematik, braucht sie sowieso nicht, gibt es Taschenrechner in jedes Handy.«

»Selbst wenn wir bleiben wollten, das geht nicht. Die Prinzens warten unten im Auto.«

»Sie sind hier?!«

Ohne eine Antwort abzuwarten, reißt Frau Denizoğlu die Wohnungstür wieder auf und rennt die Treppe nach unten. Böses ahnend, eile ich hinterher, und Aylin folgt mir:

»Anne dur! Anne yapma! Lütfen! *(Mutter, halt! Mutter, tu das nicht! Bitte!)*«

Kapp zehn Sekunden später reißt Frau Denizoğlu die Tür des Rolls-Royce auf und kreischt:

»Allah Allah! Vallaha inanmıyorum! *(Bei Gott, ich glaube das nicht)* Vallaha inanm ... «

Weiter kommt sie nicht, denn einer der Bodyguards hat sie überwältigt und presst sie gegen die Limousine, während er gleichzeitig ihre Hände festhält. Aylin ruft:

»Alles okay, Herr Popow, das ist meine Mutter.«

Augenblicklich lässt der Bodyguard Frau Denizoğlu los:

»Seeehr erfreut. Sie chaben eine reeiizende Tooochter.«

Rudolf Prinz steigt aus und reicht Frau Denizoğlu die Hand:

»Freut mich sehr, Sie kennenzulernen. Und entschuldigen Sie Herrn Popow. Er macht nur seinen Job.«

»Ist keine Problem. Vallaha, Sie müsse kommen zu unsere Party.«

Jetzt brüllt sie euphorisch türkische Sätze in den Rolls-Royce. Ich verstehe die Worte *Sultan, große Ehre, Su Böreği, Mantı, sehr lecker* und *Emine*. Durch die Verdreifachung ihrer Sprechlautstärke war der Sauerstoff diesmal schneller verbraucht, und sie musste zwischendurch Luft holen, was eher nach Waterboarding klang als nach Atmen.

Şahika Prinz steigt aus dem Auto, in einem Hosenanzug aus türkisem Brokat mit goldenem orientalischem Muster, dazu wie immer reichlich Goldschmuck. Frau Denizoğlu schlägt die Hand vor den Mund und macht unwillkürlich eine Verbeugung. Dann kommen ihr die Tränen:

»Vallaha, Sie sind schönste Frau, die ich habe jemals gesehen, ich habe Gänsehaut überall ... dass eine Nachfahre von osmanische Sultan kommt in unsere Wohnung, das ist größte Moment in meine ganze Lebe, ich schwöre.«

Şahika Prinz lächelt ein wenig verlegen, dann nimmt sie Frau Denizoğlu in die Arme und gibt ihr Wangenküsschen. Frau Denizoğlu wischt sich die Tränen weg und lacht aus vollstem Herzen.

»Hahahaha, vallaha inanmıyorum! Hahahaha!«

Dann ruft sie einer jungen Frau, die auf der anderen Straßenseite in Richtung Innenstadt geht und auf ihr Handy starrt, in größtmöglicher Lautstärke zu:

»Şahika kommt zu mir nach Hause! Habe Sie gehört? Şahika kommt zu mir nach Hause!«

Die junge Frau schaut irritiert und läuft fast gegen eine Laterne. Aylin macht eine beschwichtigende Geste in Richtung ihrer Mutter:

»Anne, alles gut. Du musst nicht das ganze Viertel informieren.«

»Vallaha, du bist deutsch geworden.«

Zwei Minuten später betreten wir mit den Prinzens, dem Fahrer und einem der Bodyguards die Wohnung. Frau Denizoğlu war zwar beleidigt, dass der zweite Bodyguard nicht mitkommen wollte, aber nach einer kurzen Diskussion musste sie einsehen, dass es unklug wäre, eine zehn Meter lange Rolls-Royce-Stretch-Limousine in Köln-Ehrenfeld unbewacht sich selbst zu überlassen – vom Parken in der zweiten Reihe mal ganz abgesehen. Lara kommt uns aus dem Wohnzimmer entgegengerannt:

»Papa! Mama!«

Wir umarmen uns lange. Dann drücke ich ihr einen dicken Schmatzer auf die Wange:

»Und, wie ...«

Weiter komme ich nicht, denn als Reaktion auf das Eintreffen der Prinzens setzt ein lautes Gekreische ein, vor allem von Aylins Tanten Emine und Ayşe, ihren Töchtern Ayşe und Emine sowie deren Töchtern Emine und Ayşe – wobei Letztere (fünfzehn bzw. achtzehn Monate alt) nicht wegen der Prinzens kreischen, sondern wegen des Gekreisches. Um Şahika bildet sich sofort eine große Traube, und alle reden auf sie ein, wild durcheinander, auf Türkisch. Dann spricht Aylins Mutter ein lautes Machtwort:

»Kendinize gelin! Bu hanım asilzade. *(Kommt zu euch! Diese Frau ist eine Adelige.)*«

Alle verstummen, und Frau Denizoğlu führt die neuen Gäste in die Küche, sodass ich endlich mit Lara sprechen kann:

»Also: Wie war's bei Anane und Dede? Hast du dich gut amüsiert?«

»Und wie! Gestern habe ich Friedrich Wilhelm unter meine Bettdecke genommen und mit ihm geschmust.«

Mein Herz setzt einen Schlag aus, und ich schaue Aylin entsetzt an, die kopfschüttelnd eine Hand auf meine Schulter legt:

»Sie meint den Hamster.«

»Natürlich. Das ... äh ... das wusste ich.«

In dem Moment kommt uns meine Mutter entgegen:

»Meinst du, ich sollte Herrn Prinz noch einmal auf meine erotische Fantasie ansprechen? Oder macht es das noch peinlicher?«

»Ja, das würde es in der Tat noch peinlicher machen. Aber tu dir keinen Zwang an.«

Aylin ist irritiert:

»Was für eine erotische Fantasie?«

Ich gehe schnell dazwischen:

»Nicht so wichtig ... Erika, wie geht es Oma Bertha?«

»Seit einer Woche kichert sie wie ein verliebter Teenager und erzählt allen, dass Rudolf Prinz sie geküsst hat ... Ich glaube, du hast sie auf ihre alten Tage noch einmal sehr, sehr glücklich gemacht.«

Aylin nimmt mich lächelnd in den Arm und drückt mich fest an sich. Meine Mutter ergänzt:

»Wobei ich fürchte, dass sie sich tatsächlich für einen Teenager hält.«

»Inwiefern?«

»Gestern hat sie einen Pfleger Papa genannt und ihn gefragt, ob er seine Zustimmung geben würde, falls Prinz ihr einen Heiratsantrag macht.«

Ich seufze, dann bemerke ich eine Frau neben mir, die mir bekannt vorkommt:

»Entschuldigung, woher kenne ich Sie?«

Sie antwortet in breitem Kölsch:

»Isch wohne eine Etage tiefer, vielleischt daher?«

»Kann sein.«

»Ach nee, jetzt weiß isch, Sie sind doch der Schwiejersohn von den Denitzokklus.«

»Ja, aber ...«

»Sie kamen doch zu spät zur Jeburt von Ihrer Tochter, und isch dachte, Sie haben einen Asthmaanfall, hahaha ...«

»Stimmt. Sie arbeiten am Empfang in der Geburtsklinik.«

»Hörensemal, Ihre Tochter is ja jiajntisch jeworden, ehrlisch, isch kann dat kaum jlauben, dat dat schon sechs Jahre her is ... so is dat mit der Zeit, da jehst du einmal kurz aufs Klo, und wenn du wieder rauskommst, hat die dat Abitur in der Tasche ... Wartensemal, isch stell Sie meinem Mann vor ... Hannes, komm mal her, dat is der Schwiejersohn von den Denitzokklus.«

Zu meiner Verwunderung kommt mir der Mann vom Empfang des Clara-Elisen-Stifts entgegen:

»Dat jibbet ja jar nit – jetzt treffe isch Sie und Rudolf Prinz zum zweiten Mal in einer Woche, also beim dritten Mal müssense mir einen ausjeben, haha ...«

»Wie viele Leute waren eijentlisch damals in der Jeburtsstation, dat waren doch mindestens fünfzisch oder seschzisch ...«

»... also wissense, als Sie da mit dem Prinz zu uns ins Altenheim kamen, da hab isch zuerst jedacht: Nee, ne? Wat will denn der Prinz hier?«

»... Isch hab am Abend mit einer der Hebammen jesprochen, die Uschi, die hat jesagt, sie wär dat ja jewohnt, dat die Mütter schreien bei der Jeburt. Aber dat die Tanten und Omas noch lauter schreien, dat hat sie auch noch nit erlebt ...«

»Wissense, der Chef holt manschmal Clowns ins Heim oder Pantomimen, um den Alten 'ne Freude zu machen, deshalb kenne isch schon einije aus dem darstellenden Jewerbe ...«

»... und dat sisch vier Männer um die Nabelschnur streiten, dat war auch zum ersten Mal ...«

»... *Schlabber und Latz* zum Beispiel, die kennt man aus dem Karneval ...«

»... aber die Denitzokklus haben so viel Essen anjeschleppt, davon hat sisch unser Personal noch zwei Wochen ernährt ...«

»... Die sind bei *Blötschkopp und die Rampensäue* zur ›Rampensau des Abends‹ jewählt worden. Aber dat wir uns hier treffen ...«

»... aber dat wir uns hier treffen ...«

»... Kölle is wirklisch ein Dorf.«

»... Kölle is wirklisch ein Dorf.«

Warum muss ich gerade an das Ehepaar Prinz denken?

Herr Denizoğlu nimmt mich zur Seite:

»Eine Frage, meine Sohn: Lara hat erzählt, sie will heiraten Junge, der heißt wie Hamster. Wer gibt seine Sohn Name von eine Hamster? Was ist das für ein Familie?«

»Nein, es war umgekehrt: Lara hat dem Hamster einen Jungennamen gegeben. Friedrich Wilhelm kommt eigentlich aus Kenia, aber seine Adoptivmütter sind beide total lieb.«

Herr Donizoğlu kriegt große Augen:

»Kenia? Zwei Mütter? Allah Allah ... Na ja, wenigstens keine Grieche.«

Ich denke darüber nach, ob ich ihn darauf hinweisen soll, dass Aylin kürzlich einen DNA-Test machen ließ, bei dem sich herausstellte, dass ihre Gene zu 32 % griechisch sind. Aber ich möchte nicht schuld an einem Herzinfarkt sein, deshalb sage ich:

»Tja.«

Aylins Vater kratzt sich am Kinn wie Marlon Brando in *Der Pate:*

»Aber hoffe ich, sie wird einmal eine Mann heiraten, der ist stolze Türke, so wie ihre Vater.«

»Aber ich bin Deutscher.«

»Für mich du bist Türke. Ende der Diskussion.«

Lara zupft ihren Opa am Pullover und hält ihm ihr Matheheft unter die Nase:

»Dede, ich hab vergessen: Was ist fünf mal drei?«

»Einundfünfzehn.«

»Danke, Dede.«

Herr Denizoğlu verschwindet im Wohnzimmer, und Lara schreibt: *115*. Ich korrigiere:

»Nur eine Eins, Krümeline.«

»Aber Dede hat gesagt: einundfünfzehn.«

»Er hat türkisch gedacht, da kommt die eins zuerst. Aber das richtige Ergebnis ist: Fünfzehn.«

»Okay, ich frage Mama.«

»Das musst du nicht, ich ...«

Schon ist sie weg. Kenan kommt mir entgegen, und ich begrüße ihn mit Wangenküsschen:

»Hey, herzlichen Glückwunsch! Tolle Feier ...«

Kenan legt einen Arm um mich:

»Enişte *(Schwager)*, sag mal, warum habt ihr Lara den Hamster gekauft? Ein Hamster ist für mich kein Tier, das ist ein Insekt mit Fell.«

»Okay ...«

»Aber ich kann dir einen 1-a-Kangal besorgen.«

»Sind das nicht diese riesigen anatolischen Hirtenhunde, die dir mit einem Biss das Bein abtrennen können?«

»Ja genau. Geil, ne?«

»Nun ja ...«

»Oder willst du lieber einen Golden Retriever? Ich besorge dir den süßesten Welpen aller Zeiten, aus einer Weltsiegerzucht; der hat eine Ahnentafel, dagegen wirken die Windsors wie eine Patchworkfamilie.«

Weltsiegerzucht? Damit könnte ich Eriks Zigarrenfresser aber so was von in den Schatten stellen – und hätte meinen Bester-Papa-Status auf ewig zementiert. Hmmm ... Kenan spürt, dass er mich ins Grübeln gebracht hat:

»Der kostet normal über tausendfünfhundert Euro, aber du kriegst natürlich Familienrabatt: Sagen wir achthundertneunundneunzig.«

Im Kopf beichte ich den Hundekauf bereits Dr. Matuscheck, und sie fragt mich: ›Wollten Sie Ihr schlechtes Gewissen kompensieren, dass Sie Ihre Tochter eine Woche allein gelassen haben?‹ Ich seufze, dann lächle ich:

»Ehrlich gesagt, sind wir mit dem Hamster sehr zufrieden.«

Rudolf kommt mit einem sehr großen Teller aus der Küche, auf dem sich genügend Essen für zwei Staffeln *Grill den Henssler* befindet. Er schaut mich ratlos an:

»Ich habe deiner Schwiegermutter gesagt, dass ich keinen Hunger habe – aber sie wollte einfach nicht aufhören ... Was mache ich denn jetzt?«

Bevor ich antworten kann, mischt sich Kenan ein:

»Das ist so nett, dass Sie zu meinem Geburtstag kommen, Enişte. Dabei haben wir uns erst einmal getroffen, neulich am Hauptbahnhof.«

»Stimmt, Sie haben mir Ihren sagenhaften Gangsterblick gezeigt ... Na, jedenfalls: herzlichen Glückwunsch.«

»Danke, danke. Jetzt hab ich gelesen, dass Sie rausgeflogen sind aus diesem Film. Tut mir leid, Mann, echt. Aber keine Sorge, ich kann Ihnen eine Superrolle vermitteln, wissen Sie, ein Buddy von mir dreht einen Film, da mache ich Kamera, Ton und Catering.«

»Tatsächlich? Was für einen?«

»Das ist für eine Firma, die stellen lustige Klobrillen her, zum Beispiel mit Stacheldraht in der Sitzfläche oder mit Sprüchen auf dem Deckel wie ›Ich bin für jeden Scheiß zu haben‹ ... Auf jeden Fall feiern die zehn Jahre Jubiläum und wollen einen Film, wo alle Mitarbeiter was sagen.«

»Aber ich bin kein Mitarbeiter.«

»Das stimmt natürlich. Aber Sie können ja einen spielen, Sie sind doch Schauspieler.«

Aus dem Wohnzimmer dringen Jubel und Applaus. Wir begeben uns zur Quelle des Lärms und sehen Herrn Denizoğlu, der ein seltsames geigenähnliches Instrument in der Hand hält, das ich noch nie gesehen habe:

»Liebe Şahika, liebe Herr Prinz … für mein Familie ist großes Ehre, dass Sie sind unsere Gast, und deshalb, ich möchte spielen auf mein Kemençe, das ich habe geerbt von meine Vater. Habe ich dreißig Jahre nix gespielt, deshalb klingt vielleicht wie Hund, der hat eingeklemmt seine Schwanz in Ventilator …«

Aylins Vater zupft ein paarmal an den Saiten, dann nimmt er den Bogen und lässt ihn, ein wenig unsicher, langsam über die Saiten gleiten. Dann setzt er noch einmal ab:

»Diese Lied, meine Vater hat nur eine einzige Mal gespielt: 1968, bevor er gefragt hat meine Mutter, ob sie will werden sein Frau … Ach ja, und 1976, als Trabzonspor wurde zum erste Mal türkische Meister.«

Gespannte Stille. Selbst Friedrich Wilhelm in seinem Hamsterkäfig hält in seinem Rad inne und schaut gebannt in Richtung von Aylins Vater, der nun mit zunehmender Selbstsicherheit den Bogen führt. Es klingt sehr emotional und sehr orientalisch. Nach einer Weile fängt er an zu singen, und ich bin von der Veränderung in seiner Stimme erstaunt, die normalerweise recht herb daherkommt und nun nicht nur eine glatte Oktave höher, sondern auch sehr viel verletzlicher klingt:

Kırmızı gülün alı var aman aman
Her gün ağlasam da yeri var
(Die rote Rose ist noch roter geworden, oje, oje
Wenn ich jeden Tag weinen würde, wäre das angemessen)

Zur Überraschung aller stimmt Şahika bei der nächsten Zeile mit ein. Auch ihre Singstimme ist anders, als ich sie vom Sprechen gewohnt bin: sinnlicher, leidenschaftlicher.

Bugün benim efkarım var aman aman
Ah bu gönül arz eder seni seni yar seni seni
(Ich habe heute Kummer, oje oje
Oh, dieses Herz begehrt dich, dich, Geliebte, dich, dich)

Rudolf Prinz schaut seine Frau völlig begeistert an, als hätte er sich in diesem Moment noch einmal in sie verliebt. Kurzzeitig treffen sich unsere Blicke. Er hebt seine Arme fragend, in einer Mischung aus Fassungslosigkeit und Euphorie.

Als Herr Denizoğlu wenige Minuten später den letzten Ton spielt, möchte ich ihn fragen, warum er dieses tieftraurige Lied zur Meisterfeier von Trabzonspor gesungen hat. Dann brandet tosender Jubel auf, und Rudolf applaudiert frenetisch. Drei von Aylins Tanten singen einfach heulend weiter, während Frau Denizoğlu ihren Mann schluchzend umarmt und Geburtstagskind Kenan mit Cem, Chrístos und zwei von Aylins Onkeln einen bekannten Schwarzmeertanz mit langsamen Schritten vollführt. Als Herr Denizoğlu das sieht, schnappt er sich erneut sein Instrument und erhöht nach einigen langsamen Takten sukzessive das Tempo, bis alle mitklatschen und im Kreis tanzen, sich an den kleinen Fingern haltend, während sich Şahika und Rudolf in der Mitte des Kreises antanzen: Şahika lässt ihre Hüften und Hände elegant kreisen, und Rudolf klatscht mit russisch anmutenden Bewegungen im Takt – fast könnte man meinen, Bond-Bösewicht Borislav Ratzjev sei zurück. Meine Mutter hält meinem Vater ihr Smartphone unter die Nase:

»Ich hab's gefunden.«

»Was?«

»Hier, bei Wikipedia: *Karadeniz Kemençe ist eine schlanke bootsförmige Laute.*«

»Ach was?!«

»Sie besteht aus einem charakteristischen tropfenförmigen Wirbelkasten und wird in der Volksmusik der östlichen türkischen Schwarzmeerküste gespielt.«

»Aha ... Oh, da steht: *In Griechenland ist dasselbe dreisaitige Instrument als pontische Lyra bekannt.* Das muss ich Aylins Vater erzählen.«

»Lernst du eigentlich nie dazu?«

»Äh ... nun ja, vielleicht finde ich auch ein anderes Thema.«

43

»Na los, Krümeline, pack deinen Koffer, wir müssen los.«

Kurz darauf stehe ich in Aylins früherem Zimmer, und Lara schmeißt ihre Klamotten ungeordnet in den Koffer, dann ihre gesammelten Barbie-Puppen, und muss sich schließlich auf den chaotischen Haufen setzen, damit der Reißverschluss zugeht. Sie hat alles eingepackt, nur die Hermine-Puppe, die ich ihr zum ersten Schultag geschenkt habe, liegt einsam auf dem Nachttisch. Freud'sches Vergessen, na klar. Sie hat sie sich nie gewünscht, und sie will sie auch nicht behalten. Seufz! Ich stecke Hermine in die Innentasche meines Jacketts. Soll ich sie zu *Humana* geben oder neben die Buchreihe ins Regal meines Büros stellen? Hmmm ... Lara schafft es mit letzter Kraft, den Koffer zu verschließen. Dann geht sie suchend durchs Zimmer.

»Wo ist Hermine?«

Ich glaube, mich verhört zu haben:

»Wie bitte?«

»Hermine. Sie war gerade noch da auf dem Tisch.«

Ich hole verdutzt die Puppe aus meinem Jackett. Lara nimmt sie strahlend entgegen und gibt ihr einen Kuss.

»Hermine bleibt bei mir. Sie ist meine beste Freundin.«

»Deine beste Freundin? Echt? Aber ... wie ... «

»Gestern nach der Schule war ich bei Onkel Cem und Chrístos, und im Fernsehen lief *Harry Potter und der Stein der Weisen* ... Ein paar Stellen waren gruselig, da hat mir Cem die Augen zugehalten. Aber Hermine ist sooo cool. Ich liebe sie.«

Ich bin so perplex, dass ich unfähig bin zu reagieren. Dann durchströmt mich ein unbeschreibliches Glücksgefühl: Dieses Mädchen hat tatsächlich ihre Barbies gegen Hermine eingetauscht. Mit sechs Jahren! Das ist meine Tochter!!!

Innerlich vollführe ich einen Jubelsprint wie Jürgen Klopp nach dem 4:0 von Liverpool gegen Barcelona. Nach außen versuche ich aber, cool zu bleiben, um nicht zu viel Druck aufzubauen – was natürlich misslingt, dann aus meinem tiefsten Inneren kommt ein euphorisches Lachen an die Oberfläche:

»Hahaha, das ist ja super. Das ist ... toll.«

Okay, daran arbeite ich noch mit Dr. Matuscheck.

Aylin kommt mit dem Hamsterkäfig herein:

»So, dann lasst uns fahren – es ist spät geworden. Lara, verabschiede dich von Anane und Dede.«

Lara geht zur Tür:

»Von den anderen nicht?«

»Doch, natürlich.«

»Das dauert aber mindestens zwei Stunden.«

Ich hole mein Handy heraus und aktiviere die Stoppuhr:

»Wenn du's in fünf Minuten schaffst, spendiere ich dir morgen ein Eis.«

Lara kriegt große Augen und eilt in den Flur:

»Tschüss, Onkel Cem, tschüss, Chrístos, tschüss, Emine, tschüss, Emine, tschüss, Ayşe, tschüss, Ayşe ...«

Aylin stellt den Hamsterkäfig aufs Bett und nimmt mich in den Arm:

»Das meinte ich auf Sylt, als ich gesagt habe: ›Du bist der beste Papa, den Lara sich wünschen könnte‹ ...«

»Was meinst du, werden wir die Prinzens wiedersehen?«

»Ich weiß es nicht ... Wahrscheinlich nicht. Sie leben in einer anderen Welt als wir.«

»Tja …«

»Sei nicht traurig, dass das mit dem Buch nichts wird. Bestimmt kommt bald ein besseres Projekt.«

»Besser? Das war die Chance meines Lebens. Oder halt, bestimmt ruft morgen früh George Clooney an und sagt: ›Hey, Sie sind doch der Autor, der sich den Satz *Süffels Kölsch – echt typisch Kölsch* ausgedacht hat. Wollen Sie meine Biografie schreiben? Ach, und wo wir gerade dabei sind: Brad Pitt sucht auch noch einen Biografen!‹«

Aylin lächelt melancholisch. Mein Blick fällt auf die Wand, wo immer noch das erste Foto von Aylin und mir hängt, aus Antalya, als ich Tourist war und Aylin Kinderanimateurin im Hotel *Rixa Diva*. Damals hätte ich jeden für verrückt erklärt, der mir prophezeit hätte, dass ich diese Traumfrau einmal heiraten und so eine wunderbare Tochter mit ihr haben würde. Vielleicht leben wir in einer anderen Welt. Vielleicht habe ich keinen Palast im Hahnwald, keine Yacht, keine Luxusvilla, keinen Rolls-Royce und verkehre nicht in Luxuslokalen mit Siebengangmenüs. Aber ich habe Aylin und Lara. Und eine riesige durchgeknallte deutsch-türkische Familie. Reicher kann ein Mensch nicht sein. Und Frau Denizoğlu kocht definitiv mehr als sieben Gänge.

Eine gute halbe Stunde später steht der Rolls-Royce vor unserem Einfamilienhaus in Köln-Weiß. Die Bodyguards sichern die Umgebung, und für Aylin, Lara und mich heißt es Abschied nehmen von der Welt der Reichen und Schönen.

Şahika legt Aylin die Hände auf die Schultern:

»Das war wunderbar mit euch. Und deine Familie ist fantastisch, Aylin.«

»Vielen Dank für alles. Es war eine traumhafte Woche. Wir werden das nie vergessen … Und ihr habt meine Eltern so glücklich gemacht. Danke, danke, danke!«

Şahika nimmt Aylin in den Arm. Rudolf will mir die Hand reichen, aber dann umarmt er mich ebenfalls. Aylin nimmt den Hamsterkäfig und geht mit Lara in Richtung Tür. Als ich den beiden folgen will, hält Rudolf mich an der Schulter fest:

»Daniel, kann ich dich kurz unter vier Augen sprechen?«

»Was gibt's?«

»Moment ... Şahika, setz dich doch schon mal in den Wagen, ich komme gleich.«

Prinz nimmt mich in den Arm und dreht mich von seiner Frau weg:

»Ich habe die Idee für ein Buch, aber mir fehlt das Schreibtalent ...«

»Was für eine Idee?«

»Eine ganz tolle Geschichte über eine Ur-Ur-Urenkelin des letzten Sultans.«

»Şahika?«

»Wusstest du, dass sie den Heiratsantrag eines arabischen Prinzen abgelehnt hat?«

»Ist nicht wahr!«

»Stattdessen heiratet sie einen deutschen Schauspieler, der in einer schmutzigen WG mit einem alkoholkranken Songwriter wohnt ...«

»Lars Sulzenburg?«

»Exakt. Und dann macht sie aus ihrem Mann den erfolgreichsten deutschen Schauspieler aller Zeiten.«

»Ich dachte, das war das Werk deines verstorbenen Agenten?!«

»Ja. Klar. Aber wer hat Klaus Uhlmann tagelang mit Rotwein abgefüllt und von meinen Starqualitäten überzeugt?«

»Şahika?!«

»So ist es. Wusstest du, dass sie den Hund meines ersten Produzenten entführt und erst wieder freigelassen hat, nachdem ich die Hauptrolle in der Tasche hatte?«

»Nein, das wusste ich auch nicht.«

»Also was denkst du? Ist das eine gute Geschichte?«

»Aber hallo!«

»Und das Beste ist: Diese ganzen Storys habe ich nicht schon in tausend Talkshows zum Besten gegeben. Şahika wollte das nie; sie war immer viel zu bescheiden ... Wobei, wahrscheinlich ist ihr Ego schlicht weniger bedürftig als meins ... Aber weißt du, als sie vorhin gesungen hat ... und Aylins Familie hat sie angeschaut wie eine Heilige ... da hat es irgendwie *klick* gemacht bei mir: Ich stand lange genug im Rampenlicht. Dabei ist Şahikas Leben genauso interessant wie meins. Mindestens.«

Erst jetzt merkt Rudolf, dass seine Frau mit feuchten Augen hinter ihm steht und alles mitgehört hat.

»Oh Prenscim ...«

Nach einer langen und innigen Umarmung dreht sich Rudolf wieder zu mir:

»Also, was meinst du? Hättest du Lust, dieses Buch zu schreiben? Ich zahle dir einen besseren Vorschuss als der Verlag, so viel ist klar.«

»Es wäre mir eine große Ehre.«

Prinz legt den Finger auf seine Lippen.

»Aber pssscht! Das ist ein Geheimnis und wir sagen das nicht einmal dem Verlag. Das muss unter uns bleiben.«

In diesem Moment beweist Lara, die seit einer halben Minute an meinem Pullover zupft, dass sie die DNA ihrer Anane geerbt hat, indem sie laut über die Straße zum geöffneten Fenster unserer Nachbarn ruft:

»Mein Papa schreibt ein Buch über Şahika!«

Dank

Zuallererst möchte ich mich beim Universum für die Erschaffung des Menschen bedanken – vor allem für die Vielfalt saukomischer Macken, die mir eine nimmer versiegende Inspirationsquelle sind.

Ich danke dem besten Papa, der besten Mama und der besten Tante der Welt: Egon, Doris, Ilse.

Dietmar Jacobs danke ich für die Formulierung »maximaler Bewegungsdrang bei minimalem Verstand«. Bei Roger Schmelzer möchte ich mich für seine lebhafte Schilderung einer Fahrt mit der Deutschen Bahn bedanken, die mich zu der Szene im Zug inspirierte. Thomas Lienenlüke sei gedankt für die Idee, dass es sich beim männlichen Genital um eine Waffe handelt, die ein Deutscher nur im Verteidigungsfall einsetzen darf. Christoph Maria Herbst verdient ein herzliches Dankeschön dafür, dass er so viele Titelideen vor Live-Publikum getestet hat.

Außerdem danke ich allen an diesem Buch Beteiligten von Kiwi. Julia Krumhauer und Rosa Baumgartner sind verantwortlich für das tolle Cover mit der witzigen Zeichnung von Mark Long. Danke dafür!

Ich danke Anke Berger von Oesen, ohne deren langjährige Betreuung es wohl keine Dr. Matuschek im Roman geben würde.

Ganz besonderer Dank gilt meinen beiden Patentöchtern Elara und Elisa, ohne die ich den Roman niemals hätte schreiben können. Ihre Begeisterungsfähigkeit, ihr Optimismus und ihre Fantasie haben mich inspiriert und beflügelt. Weil sie einen großen Platz in meinem Herzen haben, ist mir das Gefühl der

Kinderlosigkeit fremd. Ich danke auch ihren Eltern für das Vertrauen.

Großer Dank und ein Riesenlob geht wie immer an meinen Lektor Martin Breitfeld. Seine Anmerkungen hatten erneut die perfekte Mischung aus Fachverstand und Empathie mit den Figuren des Romans. Ich kenne niemanden, der so einfühlsam kritisieren kann. Er schafft es, dass man Dinge gerne hört, die man eigentlich nicht hören will. Deshalb sollte er spätestens 2029 Bundeskanzler werden.

Wie immer war meine Frau Hülya die Erste, der ich neue Texte präsentierte. Ihr Lachen ist nicht nur wunderschön, sondern auch unbestechlich – und damit ein sehr wichtiger Kompass für meine Arbeit. Ein weiteres Mal habe ich nicht nur von ihrem profunden Wissen als ausgebildete Dramaturgin profitiert, sondern auch von ihrem riesengroßen Herz. Sie spürt sofort, wenn etwas emotional nicht stimmt, und gibt immer dann wertvolle Impulse, wenn ich verunsichert bin. Ich danke ihr von ganzem Herzen und bin mir der Tatsache sehr bewusst, dass es ein großes Glück ist, mit ihr verheiratet zu sein.